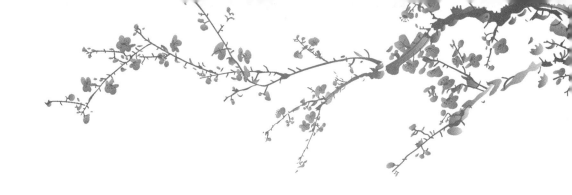

患者安全学

主　编　颜巧元　莫蓓蓉

北京大学医学出版社

HUANZHE ANQUANXUE

图书在版编目（CIP）数据

患者安全学 / 颜巧元，莫蓓蓉主编 . —北京：北京大学医
学出版社，2023.8
ISBN 978-7-5659-2868-0

Ⅰ.①患…　Ⅱ.①颜…②莫…　Ⅲ.①病人 – 安全管理 – 研究
Ⅳ.① R197.323.2

中国国家版本馆 CIP 数据核字（2023）第 049651 号

患者安全学

主　　编：颜巧元　莫蓓蓉
出版发行：北京大学医学出版社
地　　址：（100191）北京市海淀区学院路 38 号　北京大学医学部院内
电　　话：发行部 010-82802230；图书邮购 010-82802495
网　　址：http://www.pumpress.com.cn
E-mail：booksale@bjmu.edu.cn
印　　刷：北京瑞达方舟印务有限公司
经　　销：新华书店
责任编辑：袁朝阳　责任校对：靳新强　责任印制：李　啸
开　　本：787 mm×1092 mm　1/16　印张：19.5　字数：495 千字
版　　次：2023 年 8 月第 1 版　2023 年 8 月第 1 次印刷
书　　号：ISBN 978-7-5659-2868-0
定　　价：68.00 元

编者名单

主　　编　颜巧元　莫蓓蓉

副 主 编　郭淑娟　颜国祥　张珺珺

编 委 会（按姓氏笔画排序）

　　　　　王冰寒　邓先锋　朱　琴　刘　雪　刘贤亮　刘要伟
　　　　　刘璞聘　江斓燕　肖淑烽　何小东　邹艳辉　沈　婷
　　　　　张　野　张汉卿　张珺珺　张海萍　武晓茹　罗会舟
　　　　　周幺玲　郭淑娟　程　鑫　鲁　莹　蒙好好　蒙斯雅
　　　　　颜巧元　颜国祥　潘路晨　魏硕华

编写秘书　刘　雪　鲁　莹

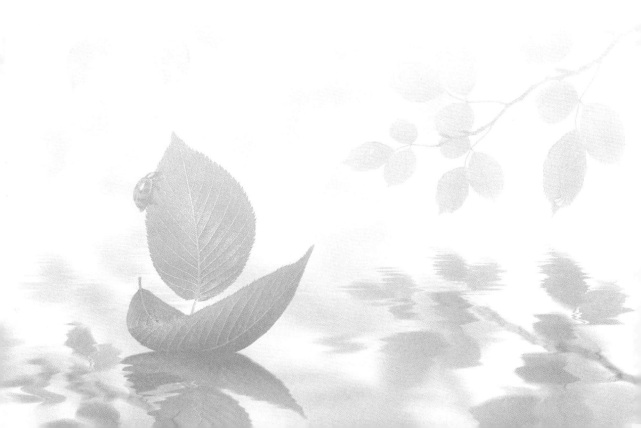

前　言

人生病就要治疗，有治疗就会有伤害。将伤害降低到没有或者最小，这是医疗的终极目标。世界卫生组织（WHO）指出，患者安全是医疗卫生领域的一门新兴学科，随着医疗系统日益复杂和医疗机构中患者伤害的增加而出现，旨在预防和减少医疗护理过程中给患者造成的风险、错误和伤害。该学科的基石是从错误和不良事件中学习以便不断改进。同时，患者安全也是医疗卫生领域的一门交叉学科，涉及临床医学、护理学、医学工程学、管理学、心理学等多个学科，侧重于医疗护理差错（不良事件）的报告、分析和预防，以达到在医疗护理过程中采取必要措施来避免、预防或减轻给患者带来的不良后果或伤害的目的。患者安全是提供医疗护理服务的基础，其包含3个方面的考量：第一，过度使用不必要的医疗护理服务会导致患者安全问题；第二，对所需要的医疗护理服务使用不足；第三，医疗护理服务中的差错。

不良事件的发生不仅包括操作中的技术失误，还有很多与低效的患者照护流程相关。在许多医疗机构中，医疗护理服务提供者关注的首要问题总避不开患者的利益和安全。患者安全问题是医疗护理流程各环节的综合体现，事关医患关系的和谐，甚至影响着医务群体的安全。在医疗机构中导致患者受到伤害的潜在危险因素不可能完全避免，患者安全与医疗质量改善工作是医疗行业持续关注的重点话题，也是质量改进和学术研究的焦点。

WHO的一项研究发现，每年七种类型的不良事件导致4300万人受到伤害，这种可预防的伤害成为全球第二十大常见发病和死亡的原因。在高收入国家，每10名住院患者中就有1名经历过严重的、本来可以避免的不良事件。现阶段，患者安全涉及很重要的两大问题，一个是人口老龄化，另一个是人类平均寿命延长过程中慢性病的延伸。这些使得医疗资源的花费日益增加，对医务人员的需求增加，对医疗护理服务的需求增加。然而，我们的医疗护理人员资源有限，在这种情况下，患者安全就往往会被忽略——如果你与患者只有3分钟的交流时间，显而易见，你不可能建立一个良好的互动关系，因而就容易产生危机。

近年来，世界上很多国家都在不断地进行一轮又一轮的医改，摸索不同的路径，迎接一个又一个新的挑战。我国通过采取医院分级管理和医院评审、医院服务社会评价、开展大型医院定点定期检查、颁布医疗质量和患者安全的指标、吸收和运用先进的管理思想及技术五项措施，保证提高医疗质量，增强患者安全意识和目标的实现。由此可见，人们已经意识到医疗护理差错对患者造成的伤害是可以避免的，但关键的预防安全问题的能力没发生改变。

医学教育常被认为是关于生理问题的纯科学学科，我们常常仅仅关注疾病的发生、发展和治疗，注重临床技能，如疾病的诊断、治疗、护理和预后随访等培训，而未涉及其他能力的培养，如学科间的沟通、临床实践中鉴别、预防和处理不良事件及接近过失事件，安全有效的团队协作等，这些正是医务人员以后在临床工作中必备的意识和技能。

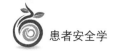

世界医学教育联合会主席 Stefan Lindgren 指出："患者安全是一种核心态度，因此需要在医学教育中尽早引入，然后在研究生教育和继续医学教育过程中得以加强。"越来越多的证据表明，教育可以帮助改善患者安全和提升医疗护理质量，从而有利于在照护过程中的持续改进。尽管临床医生和护士的培训非常强调其个人执业的安全性，但他们或任何在健康服务体系中工作的人很少接受过正规的安全管理教育，也很少有机会在创建安全系统时应用这些原则、工具和技术。目前，医务人员有关患者安全知识的在校教育和执业后继续教育滞后，整体素质包括人文素养、技能、沟通能力等有待提高，亟需将患者安全转化为安全实践，进行医学教育课程改革，将患者安全纳入专业学校和培训计划的课程，学校和医疗机构将学生的注意力由单纯知识的获取转向技能的培养和行为的改变。

患者安全已成为职业医学护理教育的新基础科学，绝大多数医学生对医疗护理安全防范等相关知识有着迫切的学习需求；而目前国内基本无系统的患者安全方面的课程，医学生接受的患者安全及执业安全的教育远远不够。如何促进将优质且丰富的临床教学资源延伸到课堂，助力医学生培养是一个亟待解决的问题。实际中，我们也时常收到医疗机构特别是基层医院医生护士来电来函，提出"系统学习患者安全知识与技能"的强烈愿望。因此，编撰《患者安全学》成为我们的一种责任、一项任务、一个夙愿，我们想为患者安全纳入医学教育体系尽绵薄之力，以实现为患者建立安全体系、降低系统和实践带来的风险、培养真正的患者安全文化之目的。

全书共 13 章，包括绪论、患者身份识别、手术安全、用药安全、医院感染、新发突发传染性疾病的医院感染防控策略、危急值管理、医患沟通、患者意外伤害的防范、患者参与患者安全、患者安全事件报告、医学装备及信息系统安全管理和患者安全展望等内容。本书遵循科学性、实践性、先进性、拓展性等编写原则，力求体现"新、实、活、宽"的特点。本书适用于高等医药院校临床、护理、预防、基础、口腔、麻醉、药学、检验等专业的研究生、本科生及专科生，同时也可作为临床各科医生、护士、卫生保健工作者等的参考用书。

由于时间仓促，水平有限，书中不妥及疏漏之处在所难免，竭诚欢迎广大读者和同行批评指正。

颜巧元

2022 年 11 月

目 录

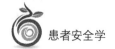

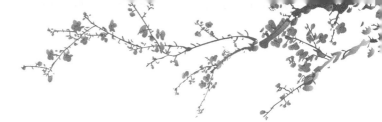

第一章 绪 论

知识目标

　　掌握患者安全的概念，以及患者安全的影响因素。

能力目标

　　预防、识别并处理相关患者安全事件的方法，减少患者安全事件的发生。

素质目标

　　通过学习患者安全相关知识，了解患者安全文化、患者安全法律规制、患者安全教育，探索解决患者安全问题的有效路径。

　　患者安全（patient safety）是一个亘古的话题。就人类生命活动的规律而言，对疾病病因的探索及治疗常有不可知、不成熟的领域，危险性、不可确定问题一直存在于医疗护理环境中。鉴于人类身体的生理特质或器官组织奥秘的复杂，医疗护理行为具有深厚的"实验性格"，往往呈现出某种程度的"偶然性"或"不可预测性"。千百年来，良医们秉承科学精神，融精湛医术、慈悲心怀、敬佑生命于一身，铸就的"首要不要伤害患者"（first do no harm）之训诫渐变成当代医学的核心戒律。患者伤害不可避免，而保障患者安全是医护执业范围制度构建的首要原则，是医护工作的核心。

第一节　患者安全概述

框 1-1

患者安全警示寓言故事：明天还有时间

　　有一种小鸟叫寒号鸟。秋天到了，鸟儿们都各自忙开了，有的结伴飞到南边越冬；有的留下来，整天辛勤忙碌，积聚食物，修理窝巢，做好过冬的准备。只有寒号鸟，既没有飞到南方去的本领，又不愿劳动。

　　冬天终于来了，鸟儿们都回到自己温暖的窝巢里。到了夜间，寒号鸟只有躲在石缝里，冻得浑身直哆嗦，它不停地叫着："好冷啊，好冷啊，等天亮了我一定造个窝。"等到天亮后，太阳出来了，温暖的阳光一照，它又忘记了昨夜的寒冷。最后，它没能度过寒冷的冬天，最终冻死在岩石缝里。

　　安全警示：不能好了伤疤忘了痛。安全生产一定要牢记"安全第一，预防为主"的方针，决不能敷衍了事，得过且过。

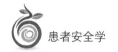

一、患者安全源起

希波克拉底（公元前 460—前 377 年）是古希腊著名医生，欧洲医学的奠基人，被称为"医学之父"。希波克拉底（图 1-1）早就认识到治病者的善意行为有造成伤害的可能。公元前 4 世纪，希腊的医生们起草了希波克拉底誓词（Hippocratic Oath），发誓"余愿尽余之能力与判断力之所及，遵守为病家谋福之信条，并检束一切堕落及害人之败行，余必不得将危害药品给予他人"。

孙思邈（581—682 年）（图 1-2）是我国历史上著名的医药学家和养生学家，是隋唐时期养生学和医学相结合的集大成者。《大医精诚》出自孙思邈所著《备急千金要方》第一卷，是中医学典籍中的一篇极为重要的文献，广为流传，影响深远，被誉为"东方的希波克拉底誓词"，其中所述即深含"患者安全"之内容："学者必须博极医源，精勤不倦，不得道听途说，而言医道已了。深自误哉！凡大医治病，必当安神定志，无欲无求，先发大慈恻隐之心，誓愿普救含灵之苦……夫大医之体，欲得澄神内视，望之俨然，宽裕汪汪，不皎不昧。省病诊疾，至意深心，详察形候，纤毫勿失，处判针药，无得参差。"阐述了医者需谨慎，患者才安全，纤毫之间，也许就是生死一线。

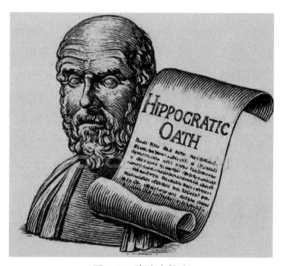

图 1-1 希波克拉底

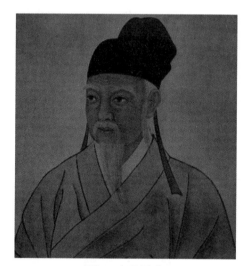

图 1-2 孙思邈

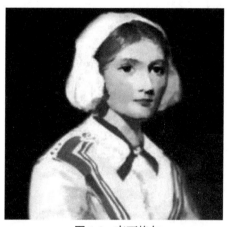

图 1-3 南丁格尔

近代护理学和护士教育的创始者是弗洛伦斯·南丁格尔（1820—1910 年）（图 1-3），出生于意大利佛罗伦萨市，在德国学习护理后，曾在英国伦敦医院工作。19 世纪 50 年代，英国、法国、土耳其与俄国发生克里米亚战争。南丁格尔主动请缨，自愿担任战地护士。1854 年 10 月 21 日，她带领 38 名护士到克里米亚野战医院工作，成为该院的护士长，被称为"克里米亚的天使"，又称"提灯天使"。当时的医院卫生条件极差，伤员死亡率高达 42%。南丁格尔通过认真分析堆积如山的军事档案，指出在克里米亚战争中，英军死亡的主要原因是在战场外感染疾病及在战场上受伤后没有得到适当的护理而伤重，真正战死在战场上的人反而不多。她建议政府改善战地医院的条件以挽救更多年轻的生命，并极力向英国军方争取在战地开设医院，为士兵提供医疗护理服务。特别值得一提的是，她绘制出"南丁格尔玫瑰图"（Nightingale Rose Diagram），见图 1-4。该图清晰地表明，士兵死于疾病的概率高于战伤，通过改善患者照护状况可以降低患病率及死亡率，这受到英国政府的高度重视。1855 年，卫生委员会来到医院改善了整体的卫生环境后，死亡率戏剧性地降至 2.5%。南丁格尔在 1859 年就说过，医院首先必须具备的条件，就是不伤害生病的人，这是非常重要的一个原则。南丁格尔不仅是一名护士，更是一名伟大的统计学家。时至今日，"南丁格尔玫瑰图"在数据可视化领域仍得到广泛应用。

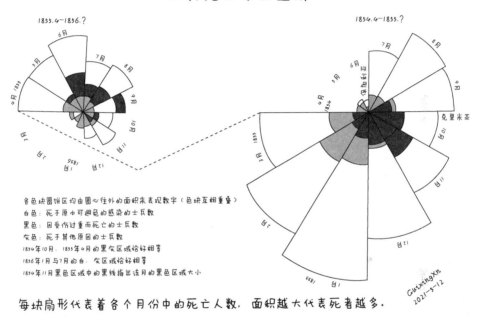

图 1-4 南丁格尔玫瑰图

二、患者安全行动

（一）漂白粉溶液消毒双手

以患者安全为主题的第一个行动发生在 1847 年，匈牙利产科医生伊格纳兹·塞麦尔维斯（Ignaz Semmelweis）建议产科医生用漂白粉溶液消毒双手以清除能带给产妇死亡的尸体颗粒（cadaverous particles）。从此以后，产科门诊的死亡率从 18% 下降至 1%。

（二）一名改变美国医院质量管理的医生

欧内斯特·阿莫里·科德曼（Ernest Amory Codman）毕业于哈佛大学和哈佛医学院，作为医生，他在很年轻的时候就已经成名，并且是著名脑外科奠基人哈维·库生（Harvey Cushing）的好友。科德曼早年一直在麻省总医院行医，1902 年，年仅 33 岁就成为麻省总医院助理教授，并在 1903 年被选举为当时的临床外科协会的创始成员。临床外科协会是

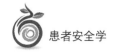
美国外科学会（American College of Surgeons，ACS）的前身。

1910年，科德曼提出了"医院最终结果的标准"（end-result system of hospital standardization）。通过这项制度，医院能追踪每一位患者，获知他们是否得到了有效的治疗；如果无效，医院应该要有能力（competency）知道治疗无效的原因，使未来相似的患者能够得到有效的治疗。1912年，美国外科学会正式成立，科德曼被任命为医院标准化委员会主席。医院标准化委员会就是现在的联合委员会（Joint Commission）的前身。科德曼医生的主张在1913年被ACS采用，作为ACS的主张（stated objective）。科德曼在麻省总医院行医期间提倡使用"最终医疗结果"方法跟踪每名患者，并根据患者的结果评判诊疗是否成功，以跟踪的记录作为依据，避免未来发生相同的错误。

1914年，科德曼为了抗议麻省总医院依靠年资晋升的系统而宣布从医院辞职，并立即写信给医院董事会，建议董事会聘任他为外科主任，因为他比其他医生的医疗质量更好。麻省总医院董事会认为此行为不可理喻，科德曼不可信任。

科德曼正式成为麻省总医院和哈佛医学院，乃至当时整个美国医疗界"敌人"的导火索是其在1916年的一次演讲。1915年1月6日，作为沙福克郡医疗协会主席的科德曼召集会议，讨论如何评估医疗质量，并确保患者为医疗服务付出的费用"物有所值"。在会议上，他用了一副卡通画（图1-5）来阐明自己的观点。卡通画中，一只鸵鸟把头藏在土里，将自己产的"金蛋"发往象征着医院的哈佛医学院和麻省总医院的建筑。

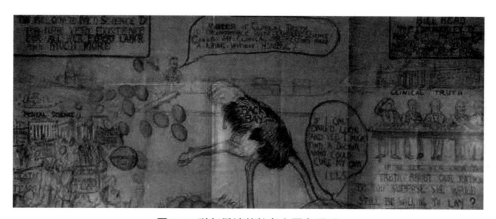

图1-5 引起风波的鸵鸟金蛋卡通画

这幅漫画以及科德曼的言论引起了轩然大波。哈佛医学院和麻省总医院的大佬们对于科德曼提出严厉的指责和批评。科德曼从麻省总医院离职以后，为了坚持自己对于医疗质量以及利用医疗结果提高医疗质量的理想，自己创办了一所只有12张病床的小医院。他在自己建立的医院中，坚持使用自己的"最终医疗结果"的理念。1911—1916年，从他的医院出院337名患者，他累计发现并公布了123个医疗错误。在当时的人看来，科德曼的行为是荒诞的，违反医生职业道德，对医疗同行不尊重。不得不说，如果一所如此重视质量安全的医院都有这么多的医疗错误，那其他医院呢？1917年，ACS正式提出医院最低标准（minimal standard for hospitals）作为审查医院质量的参考。比较正式的医院现场评审（on-site inspections）始于1918年，那时通过评审的医院仅有89家（参加评审的医院共692家）。科德曼于1940年去世，时隔56年（半个多世纪后），科德曼对于医疗质量的追求和理念终于被后人认可。联合委员会以他的名字命名了利用医疗结果提高医疗质量的最高奖项：科德曼奖，被授予利用医疗结果评估并提高医疗质量和患者安全的医院。2014 年，科德曼去世 74 年后，他的墓碑上才被刻上他那句当时被世人耻笑的话：可能需要 100 年才能让我的想法被其他人接受（It may take a hundred years for my ideas to be accepted）。这是对科德曼最大的褒奖。

三、患者安全的相关概念

有关患者安全的工作发展缓慢，直到 20 世纪后期才引入患者安全一词。很明显在这个时期缺乏患者安全的相关资讯。

（一）患者安全

患者安全又称病患安全，是医疗保健领域的一门新兴学科，侧重于医疗事故的报告、分析和预防。迄今为止，患者安全尚无统一定义。简单而言，患者安全是指将卫生保健相关的不必要伤害减少到可接受的最低程度的风险控制过程。具体来讲，患者安全是指在患者接受诊疗的过程中，通过采取系统性、预防性的措施，降低医疗过程中以及医院环境中的各类风险，尽可能减少患者在医院期间受到不必要的伤害，维护患者及整个医疗环境的安全状态。目前，患者安全学已经成为一门新兴而又独特的医疗保健学科，侧重于医疗事故的报告、分析和预防，并已得到虽不成熟但正在发展中的科学框架的支持。

（二）近似差错

近似差错（nearmiss）又称迹近错失、迹近错误、几近错误、几近错失，甚至称为未遂过失、未遂事故、虚惊事件或险失。在医学领域，近似差错是指在医疗保健服务的过程中，意外发生了错误或不良事件，通过有意或无意的干预，并没有对患者造成损害、疾病或其他损失，但是事实上却存在这种可能。在航空界，观察员对于近似差错的报告乃是一项成熟的差错减少技术。目前，这项技术已经拓展到了私营行业、交通安全以及火灾救援服务部门，并且减少了事故和伤亡。作为美国围术期注册护师的一家专业组织，手术室护士协会（Association of Operating Room Nurses，AORN）已经采用了一个自愿性近似差错报告系统。该系统涵盖的问题包括药物或输液（输血）反应、沟通或知情同意问题、患者或操作专案错误、通信故障或技术故障。对于各种意外伤害和事故的分析，使 AORN 能够向其会员发送安全警示资讯。

（三）护理差错

护理差错是指诊疗护理工作中，因为医务人员在诊疗护理中的过失，给患者的身体健康造成一定的伤害，延长了治疗时间，但尚未造成患者死亡、残疾、组织器官损伤。对导致功能障碍的不良后果称严重差错。护理差错事故的管理对患者安全至关重要。如何减少或控制护理差错事故是护理管理的重要内容和目标，也是护理管理者和研究者应该积极探讨和解决的问题。对差错事故如何进行管理，取决于人们对差错原因的认识方法。

护理工作是整个医疗工作的重要组成部分。护理工作范围广，工作环节多，操作具体，可能发生差错事故的机会较多，任何护理差错都会影响治疗工作的进行或给患者带来不应有的痛苦和不良后果。因此，积极防止护理差错是提高护理质量的重要内容。常见护

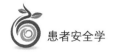

理差错包括以下内容：

1. 错抄、漏抄医嘱，影响对患者的治疗。

2. 错服、多服、漏服药物（包括未服药到口），按给药时间拖后或提前超过 2 小时。

3. 漏做药物过敏试验，或做过药敏试验后未及时观察结果又重做。错做或漏做滴眼药、滴鼻药，冷、热敷等临床处置。

4. 发生Ⅱ度压力性损伤、Ⅱ度烫伤，经短期治疗痊愈，未造成不良后果。

5. 误发或漏发各种治疗饮食，对病情有一定影响；手术患者应禁食而未禁食，以致拖延手术时间。

6. 各种检查、手术因漏做皮肤准备或备皮时多处划破而影响手术及检查。

7. 抢救时执行医嘱不及时，以致影响治疗而未造成不良后果。

8. 损坏血液、脑脊液、胸腔积液、腹水等重要标本，或未按要求留取、及时送检，以致影响检查结果。

9. 由于手术器械、敷料等准备不全，以致延误手术时间，但未造成不良后果。手术标本丢失或未及时送检，增加患者痛苦，影响诊断。

10. 供应室发错器械包或包内遗漏主要器械，影响检查、治疗；发放灭菌已过期的器械，或器械清洗、灭菌不彻底，培养有细菌生长，但未造成严重后果。

（四）患者参与患者安全

世界卫生组织（World Health Organization，WHO）世界患者安全联盟强调，患者是医疗护理服务工作的中心，提倡患者要主动参与患者安全维护，即患者为患者安全（patients for patient safety，PFPS）行动计划。该计划的理论基础包括 Orem 的自护理论和照护性参与理论。参与的策略包括有问题或疑问时大声说出来，关注正在进行的治疗，自学与自己相关的诊断和治疗检查计划，以及寻求可靠的家庭成员或朋友作为支持者，了解使用的药物名称及使用原因，选择质量和安全性一流的药物，选择经过严格现场评估的医院、诊所等医疗机构就诊，参与有关治疗的所有决策等。该联盟同时强调，患者参与患者安全项目的参与对象包括患者及其家属、患者安全的倡导者。患者参与合作将有利于督促和推动 WHO 世界患者安全联盟项目的具体实施，监督和协助医疗服务提供者尽可能避免医疗过失，真正实现医疗服务以患者为中心的目标。目前国内外普遍缺乏 PFPS 的认知度，但 PFPS 的意愿较为强烈。PFPS 的影响因素包括特征、疾病、情感等。PFPS 能有效促进医务人员规范操作，预防不安全事件发生，减少伤害。

（五）循证医学

循证医学（evidence-based medicine，EBM）又称基于证据的医学、实证医学、证据医学，是指遵循证据的医学，其核心思想是医疗决策（即患者的处理、治疗指南和医疗政策的制订等）应在现有的临床研究基础上做出，同时结合个人的临床经验，实施条件包括最佳的科研证据、高素质的临床医生等。创始人之一是 David Sackett。循证医学旨在将具体的某位医生对于某个特定患者的检查和诊断技能，与现有的最佳的医学研究证据结合起来。医生的专业知识和经验不但包括诊断技能以及对于具体患者的权利的考虑，还包括针对其诊疗活动做出决策的偏好情况。临床医生利用合适的、关于各种诊断试验的准确性以及治疗、康复和预防手段的效能和安全性的临床研究成果，来制订具体的诊疗计划。

在过去的几年中，适合于特定疾病的循证建议（evidence-based recommendations），即所谓的临床执业指南（medical guideline，clinical practice guidelines）或者说最佳方法（best practices），已经出现了加速发展。在美国，已经制订了1700多项诊疗指南作为医护人员应用于具体患者的一种资源。在英国，国家健康与临床卓越研究院（National Institute for Health and Clinical Excellence，NICE）针对具体的疾病，为医疗保健专业人员以及公众提供了详尽的临床指南（clinical guidance）。

1. 优点

（1）循证医学可以减少不良事件，尤其是涉及错误诊断、过时或带有风险的试验项目或操作项目，或者药物滥用的不良事件。

（2）临床诊疗指南为改善临床医生与护士、患者以及医疗保健服务非医疗（机构）购方之间的沟通交流提供了一种共同框架。

（3）协调一致的诊疗计划将会减少与换班（班次更迭）或多位专科医护（多专业）协作相关的差错。

（4）有关治疗处理和服务活动之临床效率的资讯有助于医疗保健服务的提供方、消费者和购买方更好地利用有限的资源。

（5）在医学取得进展时，随着诊疗指南的改进，医生和护士可以获知新的试验项目和治疗手段。

2. 缺点

（1）为了削减医疗保健服务的成本费用，受控诊疗计划（managed care plans）可能会试图限制那些看似没有必要的服务，尽管诊疗指南显然并不是为一般筛查而设计的，而是具体的执业医生在评估特定患者时使用的一种决策制订工具。

（2）医学文献在不断发展演变，且常会存在争议；诊疗指南的制订需要达成共识。

（3）诊疗指南的实施以及对整个医疗服务体系内的全体医疗保健服务人员进行教育培训，将会耗费大量的时间和资源（将来效能的提升和差错的减少可能会对此有所补偿）。

（4）临床医生可能会抵制循证医学，将其视为对患者、医生及其他医疗服务专业人员之间传统关系的一种威胁，因为任何的参与者都可能会影响决策。

（5）如果没有遵循诊疗指南，可能会增加责任或者增加管理机构采取惩戒措施的风险。

（六）健康素质

健康素质（health literacy）又称健康素养、健康知能，是一个普通而又严重的安全问题。有研究对两家医院的2600名患者进行的调查结果表明，26%～60%的患者并不能理解用药医嘱、标准的知情同意书或者基本的医疗保健资料。临床医生沟通水平与患者理解能力之间的这种不相匹配有可能造成用药差错和不良后果。美国医学科学院（Institute of Medicine，IOM）2004年的报告显示，低水准的健康素质会对医疗保健结局造成负面影响，特别是这些患者的住院风险更高且住院时间更长，更可能不太配合治疗处理，更有可能在用药方面造成差错，并且当他们寻求就医时病情会更为严重。

四、患者安全的相关数据

许多医疗实践和与医疗相关的风险正在成为患者安全的主要挑战，并大大加重了不安

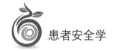

全医疗造成的伤害负担。以下是最令人关切的一些患者安全情况：

1. 用药错误是医疗卫生系统中损伤和可避免伤害的主要原因　全球每年与用药错误相关的费用估计为 420 亿美元。

2. 住院患者中发生医源性感染的比例在高收入国家为 7%，在低收入和中等收入国家为 10%。

3. 不安全外科手术程序导致多达 25% 的患者出现并发症；每年有近 700 万手术患者出现严重并发症，其中 100 万患者在术中或术后立即死亡。

4. 医疗卫生机构中的不安全注射操作可传播感染性疾病，包括艾滋病、乙型肝炎和丙型肝炎，并对患者和医护人员构成直接危险，由此导致的全球伤害负担估计为 920 万伤残调整生命年。

5. 门诊出现诊断错误约占成年就诊人数的 5%，其中一半以上可能造成严重伤害，且大多数人一生都会忍受由误诊造成的伤害。

6. 不安全的输血操作使患者面临发生输血不良反应和感染传播的风险。一组 21 国输血不良反应的数据显示，每 10 万份成分输血的平均严重不良反应发生率为 8.7%。

7. 放射错误涉及射线过度暴露、患者和部位错误。根据对 30 年来发表的放疗安全性数据的回顾估计，每 1 万个疗程的错误发生率约为 15。

8. 败血症往往得不到及早诊断。由于引起败血症的病原体常对抗生素耐药，感染可迅速导致临床状况恶化。每年全球约 3100 万人受到影响，造成 500 多万人死亡。

9. 静脉血栓栓塞是导致患者伤害的最常见和可预防的因素之一，占住院治疗患者发生并发症的 1/3；每年在高收入国家估计有 390 万例，在低收入和中等收入国家有 600 万例。

五、患者安全的影响因素

一个成熟的卫生系统会考虑到，医疗卫生环境日益复杂会令人类更容易犯错。例如，一名住院患者可能因为药物包装类似而收到错误的药物。在这种情况中，处方须经过不同的医疗级别人员，从病房医生开始到药房配药，最后到给患者服用错误药物的护士。如果经过这些不同的医疗级别人员时都有安全防范程序，则这个错误本可以迅速得到识别和纠正。在此，缺乏用于储存外观相似药物的标准程序、不同提供者之间沟通不良、给药前不加核对，及患者未参与自己的医疗等，都可能是导致错误发生的潜在因素。为这种事件承担责任并可能因此受到惩罚的历来是实际犯下错误（切实错误）的提供者个人。不幸的是，这没有考虑到前面所述的卫生系统中导致错误（潜在错误）发生的因素。当多个潜在错误连在一起，便会带来切实错误。

患者安全的影响因素多种多样，但归纳起来大致可分为以下几种：

1. 患者自身疾病因素　如低血压、低血糖、精神疾病、躁动不安。

2. 医务人员因素　包括医护人员素质不够、责任心不足以及人力资源不足等；医务人员培训和经验方面的差异、疲劳、抑郁和过于劳累。主要原因：①形形色色的患者、陌生的环境设施、时间上的压力；②没有认识到医疗差错的普遍性和严重性。

3. 医院环境因素　防护设施存在缺陷或不足、地面有积水、物品摆放凌乱等。

4. 诊疗方法因素　由于医学的复杂性，往往采用一些精密复杂的技术方法、效力强的药物；密集的医疗护理工作、住院时间的延长。

5. 患者和家属因素 患者、家属期望值过高；患者不配合，家属不协作，医疗常识缺乏，医护之间沟通不畅，治疗不积极等。需要说明的是，医疗保健服务提供者之间，或者服务提供者与患者及其家属之间沟通交流缺乏或不足，是导致医院半数以上严重不良事件发生的根本原因。

6. 系统故障 / 失效因素 此类因素较多，大致包括：①沟通交流不良；医生、护士及其他照护服务提供者的权限模糊不清；②并发症：随着护患比的升高而增多；③同一家医院内部的不同报告系统之间彼此互不相连：在这些条块分割、支离破碎的系统之中，造成众多患者的交接工作缺乏协调和差错的发生；④药物的外观相似或药物名称的发音相仿；⑤以为本机构内的其他团队正在采取行动；⑥为预防差错的发生而一味地信赖自动化系统；⑦共用的有关差错预防分析（分析促进因素和改进策略）的资讯系统不充分；⑧医院针对费用偿付的减少而采取的成本削减措施；⑨环境和设计因素：在急救工作中，可能会在非常不适于安全监控的区域开展对患者的医疗护理工作。《卫生保健设施设计与建造指南》〔The American Institute of Architects（AIA）. Guidelines for design and construction of health care facilities〔S〕. 2006.〕已经确定了有关医疗保健设施安全设计与建造的若干问题；⑩基础设施不足：在发展中国家，有 50% 的医疗设备因为缺乏技术娴熟的操作人员或缺少零配件，仅仅发挥部分作用，结果也就无法进行相应的诊断操作、治疗或处理，导致治疗处理工作不合乎标准。

第二节 患者安全实践

框1-2

案例描述：一位白血病患者的结局

一位患白血病的中年男子在一所医院化疗了几个月。有一天他感到非常虚弱，医生给他使用了呼吸机。在完成最后一个周期化疗后，医生告诉他检查结果还好，可以准备回家。但在离院前一天，他开始出现肺水肿的症状。医护人员发现是使用呼吸机引起的呼吸机相关性肺炎。由于他的免疫力太差，无法对抗肺炎，最终导致死亡。

发生原因：呼吸机相关性肺炎是一种很常见的医院获得性感染（hospital-acquired infection，HAI）。但是，如果医务人员遵从 HAI 预防原则，死亡是可以预防的。呼吸机相关性肺炎的发生是由于细菌通过呼吸机管道进入患者的鼻腔或口腔，进而进入患者肺部。如果此时患者的免疫力低下，就会导致患者死亡。

解决办法：如果医务人员在进行呼吸机插管、重置管道以及在检查呼吸机时能够保持手卫生，就会使细菌进入呼吸机的概率下降，患者的结局将不一样；或者在使用前对管道进行充分消毒，则细菌进入患者肺部的概率会小得多。虽然这些操作看似简单，却生死攸关。

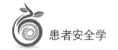

一、倡导患者安全的组织机构

美国国立医学研究院（Institute of Medicine，IOM）1999 年发布报告《人非圣贤，孰能无过：建立更加安全的卫生体系》（*To Err is Human：Building a Safer Health System*）；五年之后，该报告的几位作者再次重新回顾了他们的建议和患者安全的状况。他们发现，患者安全已经成为新闻记者、医疗保健专家以及公众的一个热门话题，但国家层面上的总体改善状况难以言说，其中值得关注的是对于态度和组织机构的影响。如今，很少再有医疗保健专业人员怀疑可预防型医疗损伤是不是一个严重的问题。该报告的核心思想，即导致大多数差错的因素是糟糕的系统而不是差劲的人员，在患者安全工作中已经确立了地位。现在，一系列的组织机构正在推动着患者安全事业的发展。

据不完全统计，相关患者安全的政府机构有：世界卫生组织；澳大利亚药品管理局（Therapeutic Goods Administration，TGA）、澳大利亚患者安全基金会（Australian Patient Safety Foundation，APSF）；澳大利亚新西兰治疗产品管理局（Australia New Zealand Therapeutic Products Authority，ANZTPA）；英国的全国患者安全管理署（国家患者安全署，国家患者安全机构，National Patient Safety Agency，NPSA）、国家健康与临床卓越研究院（National Institute for Health and Clinical Excellence）、健康基金会（Health Foundation）；荷兰的 VMSZorg；美国医疗保健研究与质量管理署（Agency for Healthcare Research and Quality，AHRQ）、AHRQ 患者安全网（AHRQ Patient Safety Network）、美国食品药品监督管理局：用药差错（US Food and Drug Administration：Medication Errors）、美国乔治亚州患者安全同盟（Georgian Alliance for Patient Safety）、全国质量论坛（National Quality Forum）、医疗保健组织认可联合委员会（Joint Commission on Accreditation of Healthcare Organizations，JCAHO）、Leapfrog 工作组（Leapfrog Group）、全国患者安全基金会（National Patient Safety Foundation）；美国药典（United States Pharmacopeia，USP）：患者安全与用药差错报告（Patient Safety and Medication Error Reporting）、美国安全用药规范研究院（Institute for Safe Medication Practices）；加拿大患者安全研究所（Canadian Patient Safety Institute，CPSI）、加拿大医药行为安全协会（加拿大安全用药规范研究所，Institute for Safe Medication Practices Canada，ISMPCanada）；中国患者安全网——由中华人民共和国国家卫生健康委员会、世界卫生组织"加强患者安全管理和教育项目（Strengthen Patient Safety Management and Education Project）"支持。

二、患者安全实践活动

（一）WHO 的患者安全实践

2002 年，WHO 首次把医疗质量和患者安全全球需求提交给世界卫生大会（World Health Assembly，WHA）。WHA 55.18 号决议"保健质量：患者安全"敦促会员国对患者安全问题给予最密切关注。自 2002 年以来，区域委员会各项决议要求改善患者安全工作，WHO 在多方面发挥了重要作用，包括制订全球患者安全议程、提供领导、确定优先事项、召集专家、促进合作、建立网络、发布指导、促进变革、建设能力和监测趋势等。

WHO 关于患者安全的工作始于 2004 年世界患者安全联盟的启动，该项目随着时间推移而不断发展，并与该组织不断变化的任务和重点保持一致。WHO 改善会员国医疗卫生安全的具体方法之一是：利用全球患者安全挑战的概念。患者安全挑战的确定关系到会带来重大风险的患者安全负担。2004 年 WHO 发起全球患者安全联盟，让全球范围内的医务人员学习、分享安全方面研究成果（http://www.who.int/patientsafety/en）。此后因政策关注、科技进步，在患者安全方面的研究大幅增加。

第一项 WHO 全球患者安全挑战项目——"清洁卫生更安全"于 2005 年启动，旨在通过改善手部卫生来减少医源性感染，并将每年的 5 月 5 日定为全球手卫生日。WHO 注意到全世界每年开展 2 亿多台手术，故而决心实现减少发生危险性手术错误的宏伟目标。2008 年启动了第二项 WHO 全球患者安全挑战项目——"安全手术拯救生命"，WHO 推出《手术安全核查表》，旨在采取措施降低手术相关风险；安全手术、拯救生命全球挑战组织汇集了来自世界各地的专家和患者，以确定外科手术关注的核心问题，该组织决定将重点放在手术部位感染、安全麻醉、安全手术团队和外科服务量化方面。WHO 和哈佛大学公共卫生学院的医学博士、患者安全专家阿图·葛文德领导的团队共同制订了手术安全核查表，该核查表有 19 种语言版本，提醒医生确认患者姓名、手术过程和切口位置等关键信息。2009 年，发表在《新英格兰医学杂志》上的一项研究报告称，在实施核查表后，手术患者的死亡率下降了近一半。2017 年 WHO 总干事发起了第三项 WHO 全球者挑战——"避免用药伤害"，旨在 5 年内在全球将可避免的严重用药伤害水平降低 50%。

自 2016 年以来，德国和各国政府与 WHO 合作，共同领导召开了每年的全球安全部长级峰会，寻求政治承诺和领导力，以便在全球范围内把患者安全作为重点问题。该峰会旨在促进各成员之间的对话，从错误中不断学习，并为全球，特别是中低收入国家和地区提供帮助。该网络拥有一个资源库，包括低成本的患者安全干预策略、最佳实践。目前，已有超过 125 个国家和主要的国际组织加入了该网络。各国卫生部长、高级别代表、专家和国际组织代表在政治领导层面推进患者安全议程，每年在一个国家举办一次峰会。2017 年会议主题是患者安全前排就座；2018 年峰会在日本举行，发布了《患者安全东京宣言》（*Tokyo Declaration on Patient Safety*）；2019 年峰会在沙特阿拉伯举行，发布了《吉达患者安全宣言》（*Jeddah Declaration on Patient Safety*）。

WHO 和英国政府共同努力落实了一项新的战略合作举措，于 2018 年建立了全球患者安全协作机制，主要目标是确保和扩大全球患者安全行动，并与低收入和中等收入国家密切合作，努力降低可避免的患者伤害风险，提高国家卫生保健系统的安全性。全球患者安全协作机制的范围涵盖三个战略领域：提供领导以注重患者安全，促进患者安全文化并动员患者及其家属参与；开展教育和培训，就患者安全问题进行跨职业教育和培训，建设合格、熟练和富有同情心的卫生人才队伍；开展研究，包括研究能力建设，以促进患者安全方面的循证决策程序。

2019 年 5 月 20 日，第 72 届世界卫生大会在瑞士日内瓦开幕。会议的主题是全民健康覆盖：不让任何人掉队。甲委员会在（Committee A）第八次和第九次会议上，讨论审议《全球患者安全行动报告》和《全球患者安全行动决议》。此次大会通过了关于全球患者安全行动的 WHA72.6 号决议，决定将每年的 9 月 17 日设立为世界患者安全日，以传播患者安全理念，推动全球协同合作，共同增进患者安全。设立世界患者安全日的目标是加强对患者安全的认识，增加公众对卫生保健安全的参与程度，并促进全球行动，以预防和减少医疗保健中可避免的伤害。每年都会选择一个新的主题，以阐明一个优先的患者安全领域。

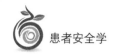
在这个领域中，需要采取行动以减少卫生保健中可避免的伤害，并实现全民医疗健康覆盖。

2019 年患者安全日的活动口号确定为人人参与患者安全，目的是动员医院各个岗位的工作人员、患者及其家属、社会各界共同关注患者安全，人人参与患者安全，由点到面，形成合力，共同编织一个紧密的安全网，提升医院安全水平，保障患者健康权益。

考虑到妇女和新生儿因不安全医疗照护而遭受的巨大伤害，2021 年的世界患者安全日致力于优先考虑和解决产妇和新生儿医疗照护的安全问题，特别是在分娩期间伤害发生最多的时候。在新型冠状病毒感染大流行导致卫生服务中断的背景下，这一点尤其重要，疫情进一步加剧了局势的复杂化。由于妇女在分娩期间的经历也受到性别平等和暴力问题的影响，世界患者安全日也强调了富有尊严的医疗照护的重要概念及其与安全的联系。

WHO 一直与主要国际合作伙伴合作，并与若干国家合作推动改善患者安全。建立了全球患者安全网络，把行动者与利益攸关方联系起来。目前，逾 125 个国家和主要国际组织参加该网络。我国始终支持 WHO 建立的患者安全网络，以促进患者及家属的参与。

WHO 出版了《跨专业患者安全课程指南》（WHO. Multi-professional Patient Safety Curriculum Guide［M］. World Health Organization：2012.），以协助口腔科学、临床医学、助产学、护理学和药剂学等学科领域的大学、学院和专业机构进行患者安全教育。WHO 推出的《安全的初级卫生保健技术系列丛书》是一套与患者、卫生工作者、护理流程、工具及技术等有关的专著（共 9 部），探讨初级卫生保健中患者安全危害的程度和性质，并提供可能的解决方案和实际步骤，以提高初级保健的安全性。WHO 发表了《安全分娩核对表》，以降低分娩相关风险；发表了《手术安全核查表》以降低手术相关风险。WHO 开发了最小的患者安全信息模型和用户指南，以促进从不良事件中收集、分析信息，并进行全面学习。WHO 发布了患者安全解决方案和用药安全的 5 个时刻（有印刷版和应用程序），以作为标准化工具和安全临床实践的 5S 高标准操作程序。为了促进全球团结，WHO 还鼓励建立网络和开展协作举措，例如建立了全球患者安全网络和全球患者安全协作机制。WHO 认识到患者在治理、政策、卫生系统改善和自身医疗方面积极参与的重要性，因此还建立了患者为患者安全规划，以促进患者及其家属的参与。为了加强患者安全的科学基础，WHO 积极促进研究工作，并确立了患者安全研究的全球优先事项，对全球不安全医疗负担进行了估算，并设立了研究资助计划。

（二）美国的患者安全运动

在美国，人们一直未认识到医疗保健领域中各种差错的数量和影响，直到 20 世纪 90 年代，几份报告才引起了人们对这一问题的关注。1991 年，哈佛大学医学实践研究记录了惊人的医疗错误发生率，发现 3% ~ 4% 是与住院有关的不良事件。公众真正认识患者安全的重要性始于 1999 年美国 IOM 发布的一份报告《人非圣贤，孰能无过：构建更加安全的卫生体系》，这是医疗保健体系的分水岭。该报告估计医疗引起的不良事件是导致美国公民死亡的第三位原因，揭露了美国死于医疗差错的患者多于交通事故，强调患者安全的重要性。其他研究验证了哈佛的结论，这使患者安全成为焦点。

IOM 呼吁广泛开展一项全国性的工作，包括建立一个患者安全中心，扩大对于不良事件的报告范围，在医疗保健组织内建立安全计划，以及获得管理者、医疗保健服务购买方和专业协会的关注。然而，媒体的大多数注意力侧重的是那些惊人的统计数字：每年因为医疗差错造成了 44 000 ～ 98 000 人的可预防性死亡。IOM 的《跨越质量鸿沟：二十一世纪崭新的卫生体系》(*Crossing the Quality Chasm：A New Health System for the 21st Century*)《卫生保健人员教育：通往质量之桥》(2003 年) [*Health Professions Education：A Bridge to Quality (2003)*] 都是非常重要的患者安全著作。

2001 年，IOM 提出了服务质量框架，包括：安全性、有效性、以患者为中心、及时性、效率性和公平性。

2003 年 IOM 提出的卫生保健人员的 5 项核心能力包括：

①尊重患者的个体性、价值观、爱好及个人需求；

②合作、协调、沟通能力及运用多学科知识体系为患者服务的能力；

③了解并期望获得循证医学实践知识；

④在护理过程中促进质量和安全的能力；

⑤在医疗保健中重视并运用信息的能力，减少差错、知识信息管理能力及决策能力。

2004 年，一个主要的医疗保健服务等级评定组织健康等级 (health grades) 公布了 "美国医院中的患者安全"(Patient Safety in American Hospitals) 的情况。研究认为，2000—2002 年发生了超过 100 万个与医疗活动相关的不良事件，从而使美国医院中每年出现多达 195 000 例意外死亡。

2004 年，致力于改善患者照护的非营利性组织医疗保健改善研究所 (The Institute for Healthcare Improvement，IHI) 发起了由 Donald Berwial 领导的拯救 10 万人生命的运动，目标是在 18 个月内大幅度减少可预防的死亡；鼓励医院和医疗服务提供者采取六个关键步骤来减少患者伤害，包括在患者出现伤害的最初迹象时部署快速反应小组。2006 年，IHI 牵头发起了一项更加重要的倡议：为期两年的还数万人生命的运动。这项工作纳入了 4000 多所医院，并提供了额外的建议，如使用循证指南预防压力性损伤。在这项运动的成功案例中，有 65 所医院在一年或更长的时间里没有出现一例呼吸机相关性肺炎，这是一种一旦发生致死率接近一半的疾病。

2004 年，新增加的现场调查方法之一追踪方法学 (tracer methodology，TM) 产生。从 2006 年开始，该方法被广泛用于美国医疗机构评审国际联合委员会 (Joint Commission International，JCI) 医院评审过程中。2011 年 9 月，我国卫生部发布了《医院评审暂行办法》，陆续出台了《等级医院评审标准》，并在评审工作中尝试引入追踪方法学作为评价方法之一。

2005 年，美国国会通过《患者安全与质量改进法案 (2005 年版)》，建立联邦医疗差错报告数据库，成立患者安全组织 (Patient Safety Organizations，PSO)，共同致力于医疗风险的管理，保护和促进患者安全信息的报告、收集、分析与共享。

2008 年，美国卫生部发布 "*Patient Safety Regulations of 2009*"，即《患者安全法规 (2009 年版)》，建立医院、医生与其他卫生机构向 PSO 自愿报告系统。美国医疗保健研究与质量局 (The Agency for Healthcare Research and Quality，AHRQ) 开始纳入 PSO，发布 "*Patient Safety and Quality Improvement Final Rule*"，简称 "Patient Safety Rule"，即《患者安全条例》，于 2009 年 1 月 19 日生效。

2008 年，美国医学院协会 (American Association of Medical Colleges，AAMC) 发起了整合质量倡议，帮助成员医学院和教学医院实现更安全、质量更高和价值更高的照

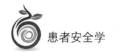

护，以持续的质量改进为基础，并通过跨专业教育和实践来实施。为了实现这一目标，AAMC 率先开展了一项认证计划，从提高教学质量和患者安全角度来培训临床师资。此外，AAMC 也颁发奖项，表扬及支持教学医院在加强临床照护安全方面的工作。

（三）英国的患者安全实践

2000 年，英国首席医疗官呼吁要更加关注患者安全。

2004 年英国国家卫生服务系统（National Health Service，NHS）修订的《七个步骤来构建患者安全体系》至今仍然有很好的借鉴意义，其要求 NHS 组织应采取改善患者安全的措施。该体系方法提供了一个简单的清单步骤，帮助计划在患者安全方面应采取的活动和措施。步骤 1：建立安全文化；步骤 2：领导及支持您的员工；步骤 3：整合风险管理活动；步骤 4：推动事件报告系统；步骤 5：患者和公众的参与及沟通；步骤 6：学习与分享；步骤 7：实施伤害预防策略。

First，do no harm 是医学领域的基本原则，同时也是高质量医疗服务的基础。然而，仅仅在英国，平均每 35 秒就有一个患者伤害事件的报告。世界各国的医疗机构已将不良事件报告的改进和患者安全改进措施纳入重要事项的议程之中了。然而，同英国报告的情况一样，一些统计数据清楚地表明，实现患者安全还须付出更多努力。

（四）日本的患者安全实践

2001 年，日本政府成立了隶属于厚生劳动省（Ministry of Health，Labour and Welfare，MHLW）的患者安全促进办公室，随后与各专家举行"国家患者安全委员会会议"。

2002 年，日本理事会协调了"患者安全促进综合措施"报告。报告描述了以下内容：医疗机构的患者安全措施、用药和医疗设备的安全性改进、患者安全教育和培训、促进患者安全的系统改进，如发展患者咨询服务，提供患者安全信息和患者安全科学研究。随后，根据本报告执行了各种患者安全措施，并于同年 10 月出台要求有住院设施的医疗单位建立患者安全管理制度的部级法令。

2006 年，在日本的《医疗服务法》修正案中，患者安全被纳入该法，所有医疗机构都要建立患者安全管理体系；所有州也有义务建立患者安全支持中心，为患者和居民提供咨询，并在医疗机构支持患者安全活动。

2015 年，日本成立了医疗事故调查和支持中心（Internation Stroke Conference，ISC），由日本医学安全研究组织运营。这种新系统旨在防止导致所有医疗机构（包括小型诊所）患者意外死亡的严重事件，而不是追究个人责任或起诉医护人员。"医疗事故"的最终决定是由有关医疗机构的主任根据"专业自主和自我监管"的概念做出的。截至 2019 年 2 月 5 日，提交给 ISC 的"院内研究"报告共计超过 900 例。基于这些报告，ISC 出版了一些小册子，以预防医疗事故的发生，包括"中心静脉导管插入术""急性肺血栓栓塞"和"注射引起药物过敏"。

2018 年，厚生劳动省启动了新的财务激励措施，以促进当地医院之间的相互学习和支持。如果医院能够建立当地网络来改善患者的安全状况，那么他们就能获得更好的资源。该措施要求医院定期组织会议和现场参观，相互学习患者安全活动。

（五）中国的患者安全实践

国家卫生健康委员会（简称卫健委）历来高度重视医疗质量与患者安全，近年来出台多项政策性文件，建立并完善医疗质量管理的长效机制，不断完善临床诊疗相关规范和标准体系，明确在诊疗活动中医疗机构和医务人员应当遵守的一系列制度，对保障医疗质量和患者安全发挥了重要的作用。医疗质量管理办法、十八项医疗核心制度、十项医院感染控制基本制度、2021年国家医疗质量安全改进目标等，将患者安全管理融入现代医院管理的各个环节，通过完善顶层设计更好地保障患者安全。

从2005年开始，国家卫健委先后在全国范围内组织开展了医院管理年、医疗质量万里行、大型医院巡查及改善医疗服务行动等活动，通过改善医疗服务流程、加强单病种质量控制、构建医院感染防控体系、提升临床用血保障水平、加强抗菌药物合理使用管理、开展优质护理等服务，不断加强医疗规范化管理，提升质量，完善服务，保障安全。

2018年，国家卫健委印发了《关于进一步加强患者安全管理工作的通知》，专门就患者安全工作做出部署，明确提出五项主要任务和十项工作措施。在政府主导、行业推动，特别是医疗机构和医务人员的不懈努力下，我国医疗质量和安全水平显著提升。住院患者死亡率、压力性损伤发生率、输血反应率等患者安全类指标持续下降，患者在医院期间的获得感、幸福感和安全感显著提升。

中国医院协会是我国医院的行业组织，多年来在国家卫健委指导下，秉承服务会员、服务行业、服务政府、服务社会的宗旨，积极致力于我国医院患者的安全体系建设工作，具体如下。

一是连续发布七版《患者安全目标》。从2006年起，中国医院协会按照国际惯例，每2～3年定期发布一版《患者安全目标》。最新版《患者安全目标》于2022年9月正式发布，该版《患者安全目标》是结合当前我国医院质量与安全管理工作实际，遵循"实用性、可行性、可操作性、可测量性、可实现性、国际可比性"的基本原则而制订。在实践层面，《患者安全目标》在国内引入并首倡了手卫生、临床危急值管理等理念和方法，在医院得到较好的落实和执行，为保障患者安全发挥了积极的作用。在创新层面，结合目前我国医院管理的新需求和新特点，《患者安全目标》新增了电子病历系统安全管理、围术期安全管理、管路（导管和通路）安全、医学装备安全与信息系统安全管理等内容，进一步引导医院重视相关领域的质量安全管控工作。为切实推动工作迈上新台阶，下一步中国医院协会将围绕《患者安全目标》开展基于循证的、量化的指标性监测和反馈，并将编写出版《患者安全目标实践指南》。

二是以医院为核心，组建患者安全协作网。教育与研究是推动患者安全工作的基石。中国医院协会积极为行业搭建患者安全交流平台，在国家卫健委指导下，于2014年9月组织成立了患者安全教育与研究协作网，成员涵盖全国14个省的100余所医院，定期组织开展患者安全案例分享会和系统改进分析。2012年，中国医院协会获世界卫生组织授权，编译出版《患者安全教程指南：多学科综合版》中文版。使用分门别类的患者安全培训体系，已培训超过数万名业务骨干。中国医院协会还联合相关医院积极开展患者安全重点专项研究工作。从2016年起开展患者安全目标实践典型案例的征集工作，基于循证开展患者安全系统分析和改进工作。2019年5月，协会配合国家卫健委医政医管局在《患者安全简报》学术期刊上，设立了患者安全专栏。2018年，中国医院协会首发了《医疗安全的患者安全文化》，这也印证了以往患者安全日的主题——人人参与患者安全。

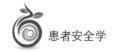

三、全球患者安全战略目标

2021年5月24日～6月1日，第74届世界卫生大会（World Health Assembly，WHA）在日内瓦召开，会议通过了首个《2021—2030年全球患者安全行动计划》，以消除卫生保健中可避免的伤害。该行动计划提出了愿景、使命、目标、指导原则、行动伙伴、行动框架和战略目标。以下是其中的行动框架，有7个战略目标，可通过35个具体战略来实现。

（一）战略目标1：制定政策以消除卫生保健中可避免的伤害

世界各地在规划和提供卫生保健服务时，将对患者的可避免性零伤害作为工作态度并纳入规章制度，从而实现以下目标：

1. 为国家卫生系统及所有相关部门制订全面的患者安全政策、战略、体制框架和行动计划，作为实现全民健康覆盖的关键优先事项。

2. 在各级医疗卫生系统中充分调动、分配资源，以开展患者安全行动计划。

3. 利用相应的法律法规，促进提供安全的患者医疗照护服务，保护患者和卫生工作者免受可避免伤害。

4. 使医疗卫生的监管、检查和认证活动与改善患者安全的目标保持一致。

5. 尽量加大世界患者安全日和全球患者安全挑战的宣传力度，保持良好的患者安全公众形象和政治形象。

（二）战略目标2：高可靠性卫生体系

建立高可靠性卫生系统和机构，时刻保护患者免受伤害，从而实现以下目标：

1. 在为患者提供医疗照护的机构中，建设和维护开放、透明的安全文化，促进学习，而不是责备和惩罚。

2. 在医疗卫生体系的每一层级，每一部门制订、运行有效的管理制度。

3. 培养各层级临床领导能力和管理领导能力，重点消除医疗卫生可避免伤害。

4. 提供强有力的人因工程学支持，加强相关投入，提高卫生机构和临床实践的复原力（韧性）。

5. 在紧急情况、疾病暴发和极端恶劣的环境中，也要注重患者安全要素。

（三）战略目标3：临床流程的安全性

确保临床工作流程安全可靠，从而实现以下目标：

1. 考虑到患者安全问题是国家和地方的优先解决事项，要确定所有易发生风险的临床操作流程并降低其风险。

2. 根据WHO第三个全球患者安全挑战"药无伤害"的要求，实施药物管理和药物安全使用方案。

3. 实施严格的、循证的感染预防和控制措施，尽量减少卫生保健相关感染，降低抗生素耐药性。

4. 确保医疗装备、药品、血液和血液制品、疫苗等医疗产品的安全。

5. 保障各级各类医疗机构的患者安全，包括精神卫生机构和护理院，重点关注初级保健和过渡期医疗照护的患者安全。

（四）战略目标 4：患者及家属参与

鼓励、授权患者和家属参与，共同营造更安全的医疗照护，从而实现以下目标：

1. 动员患者、家属及社会组织共同参与制定患者安全政策、计划、战略、方案、指南，提高卫生保健服务的安全性。

2. 从患者和家属经历的不安全医疗照护事件中吸取经验，提高对伤害的认识水平，推动制订更有效的解决措施。

3. 提升患者安全倡导者和拥护者的话语权。

4. 在卫生保健领域，确立并秉持公开透明的原则，向患者和家属报告患者安全事件。

5. 为患者及其家属的自我照护能力提供知识指导，并赋予其共同决策的权利。

（五）战略目标 5：卫生工作者教育、技能和安全

激励、教育、培训和保护卫生工作者，为设计、提供安全医疗照护系统做出贡献，从而实现以下目标：

1. 将患者安全纳入医药卫生专业本科及研究生教育课程和职业培训中，并重点关注跨专业学习。

2. 确定并与卓越的患者安全教育和培训中心建立合作关系。

3. 确保患者安全核心能力是卫生专业人员法规要求的一部分。

4. 将患者安全工作表现纳入医务人员和管理人员的评价体系中。

5. 规划医疗机构设置，营造良好的工作环境，规范行医，为所有工作人员提供安全的工作条件。

（六）战略目标 6：信息、研究和风险管理

确保信息畅通、知识更新，降低风险，降低可避免伤害的严重程度，提高医疗照护安全，从而实现以下目标：

1. 建立或加强患者安全事件报告和学习系统。

2. 基于医疗卫生服务固有风险和伤害相关数据源，整合现有卫生管理信息系统，创建患者安全信息系统。

3. 建立、协调并加强患者安全监测系统建设，查明医疗卫生中造成伤害的原因和伤害程度。

4. 积极开展并资助患者安全研究项目，尤其是转化研究。

5. 开发和实施数字化解决方案，提高卫生保健的安全性。

（七）战略目标 7：团结协作的伙伴关系

发展和保持多领域、多国之间团结合作的伙伴关系，提高患者安全和医疗照护质量，从而实现以下目标：

1. 充分动员所有可能对患者安全产生积极影响的利益攸关方成员，使其积极参与进来。

2. 促进所有利益攸关方达成共识并做出共同承诺，以成功开展全球患者安全行动计划。

3. 建立工作网络，召开协商会议，推进患者安全合作和患者安全伙伴关系。

4. 促进开展跨地域和多部门行动，推进患者安全工作。

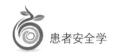

第三节　患者安全文化

框 1-3

患者安全警示寓言故事：我不修总会有人去修

....

　　有两只同住在一个窝里的乌鸦兄弟，有一天，它们住的窝破了一个洞。老大想，老二会去修的；老二想，老大会去修的。结果谁也没有去修。后来洞越来越大，老大想，这次老二一定会去修了，难道窝破了，它还能住吗？老二想，这次老大一定会去修了，难道窝破了，它还能住吗？结果又是谁也没有去修。一直到了寒冷的冬天，北风呼呼地刮，大雪纷纷地飘落。乌鸦兄弟俩蜷缩在破窝里，结果，窝被风吹到地上，两只乌鸦都冻僵了。

　　安全警示：对发现的安全隐患一定要设法及时排除，决不能推诿扯皮，更不能任其发展，以免埋下更大的安全隐患！

一、概述

　　患者安全文化是指医疗机构为实现患者安全而形成的员工共同的态度、信念、价值观及行为方式。

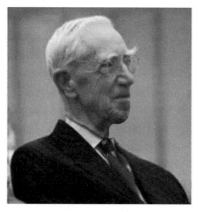

图 1-6　卢西恩·科普

　　患者安全之父卢西恩·科普（Lucian Leape）（图 1-6）是哈佛大学公共卫生学院教授、美国 NPSF Lucian Leape 研究所主席。他说："人们希望医生在工作中不要出现差错，医生们则以为这种期望就是要他们确保所有工作万无一失。这只会导致一个结果，即和飞行员一样，医生也认为犯错是人格上的缺陷。归根结底是你不够小心，不够努力。医疗行业还未将实践的重点放在对事故的预防工作上。如果医院要在减少医疗差错方面取得突破性发展，最根本的改变在于文化上的转变……。我们必须承认，医疗差错的存在是因为系统缺陷，而非人格缺陷，除非这样，也只有这样，我们在减少医疗差错方面才可能取得实质性进展。"

　　犯错难以避免，期望在复杂和高压力环境中工作的人们表现完美是不现实的。假设个人完美是可能的，但不会改善安全状况。只有为人们创造一个能防止犯错的环境，精心设计工作系统、任务和程序，才能保证他们不会犯错误。因此，关注促使伤害发生的系统是改进的开始，而只有在盛行安全文化的开放透明的环境中才能实现改进。安全文化是一种高度重视安全信念、价值观和态度的文化，为工作场所中大多数人所共享。患者安全不能只是一场运动，而要成为根植于医院文化精髓的内核，成为医院质量安全的驱动。只有患者安全了，才有质量。高质量的医疗服务才是患者期盼的。

　　1998 年，瑞典伯根大学的 J.Ovretveit 教授的一项经典研究显示，在所有的医疗事故中，由于个人失误导致的仅占 15%，由于制度或工作流程等的不合理（即系统失误）导致的占 85%。但遗憾的是，在处理这些医疗事故时，却将 98% 的责任归咎于个人，而仅将 2% 的责任归咎于系统。因此，WHO 建议，在开展患者安全干预研究时必须遵循的关键原则之一就是：承认人都会犯错，应将重点放在系统和程序的改进，而非针对个人的责备或惩罚——即非惩罚性原则，鼓励一线医务人员主动报告医疗安全（不良）事件，从系统和程序的根源上找出问题所在并进行根本性的改进。注重对已经发生的医疗差错中存在的问题和经验进行总结，以预防类似事件的再发生。积极的患者安全文化接受差错出现的必然性，主动寻找系统内潜在的危机。积极在医院提倡和推行安全文化，患者安全是医疗品质的基石，只有通过各项安全活动的规划及推动，逐步形成患者安全文化，才能确保"安全的人员"在"安全的环境"中，执行"安全的医疗"，真正让老百姓感受到安全与安心，从而创造高品质的医疗安全环境。

二、基本内容

美国卫生和服务部（US Department of Health and Human Services）下属的卫生保健研究和质量机构（Agency for Healthcare Research and Quality，AHRQ）在其开发的针对组织安全文化的调查问卷中明确定义了患者安全文化应包括的十项内容：①管理者有关促进患者安全的期望和行为；②组织层面的学习；③部门内部的团队合作；④开放性的沟通；⑤有关医疗差错的反馈和沟通；⑥对医疗差错的非惩罚性反应；⑦人员配备；⑧对患者安全的管理支持；⑨跨部门的团队合作；⑩交接班和转诊。

三、基本特征

1. 患者安全文化首先应当是一种知情文化，这表现为医院的各级各类人员在患者的诊疗过程中，能够及时告知、释疑、安抚患者及家属。

2. 患者安全文化还应当是一种公正文化。医院鼓励医务人员报告他们所关切的患者安全问题，提供必要的安全相关信息，在一种相互信任的氛围中，使医疗工作相互协同促进。医疗失误极少是医务人员故意行为，而且医院的系统错误常常构成患者安全事故的诱发因素或根本原因。发生系统错误的原因很多，如医务人员工作时间过长、压力过大；环境因素，如噪声和灯光的干扰，或设施和实践标准的缺乏。因此，对一味谴责和惩罚医务人员的做法应当予以改进。

3. 患者安全文化也应当是一种学习文化。对医院员工进行培训，包括先进的专业知识和诊疗技术以及构建患者安全文化的组织愿景，从各类安全事故及医疗失误中汲取经验教训，建立持续改进的医疗体制。

四、基本要素

1. 以患者安全为中心　医疗机构要构建以患者安全为中心的服务理念，善于聆听患者声音，改进流程，承诺为患者提供安全的诊疗服务，促进早日康复。

2. 医疗机构　要有完整的、综合的、灵活的团队意识，注重相互协作，相互尊重。

3. 管理者　医院管理着是建立安全文化的重要因素，要把保障患者安全放在首位，掌握相关知识，富于创新和学习精神，带领团队不断进步。

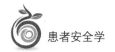

4.充足的员工 保障员工从事合理有序的工作，以及有足够的学习和休息时间。

5.注重循证医学 为患者提供及时、有效的诊疗服务。

6.学习型组织 创建学习型医院，注重员工培训，不断提升为患者服务的能力。

7.有效沟通 加强医务人员之间以及医务人员与患者的沟通，分享信息，共同促进；了解患者的需求，增进相互理解，尽可能为患者服务。

8.公开对待不良事件 从不良事件中总结经验，改进流程，不断进步。

9.建立与患者合作的服务模式 聆听患者意见，使其安心就诊，并让患者积极参与医院管理和改进活动。

10.关爱儿童。

五、日本患者安全文化简介

2001年，日本厚生劳动省（MHLW）下的人为错误委员会确定了患者安全的特别重要问题，首先提到了安全文化。在医疗保健机构中培养安全文化以提供安全照护至关重要。日本2018年患者安全文化调查结果（平均反响率89%）与同年美国的调查结果（54%）相比较，日本需要改善患者安全文化，特别是在以下几个方面：人员配备、开放性沟通和对患者安全的管理支持。

2016年和2017年，英国和德国政府分别主办了前两届全球患者安全部长级峰会。2018年4月，日本作为亚洲第一个东道国在东京组织了第三届峰会，约500人参会，包括来自44个国家的代表团，其中有18名部长/副部长、国际组织代表、患者安全专家和其他利益相关者。此次峰会上发表了《患者安全东京宣言》（*Tokyo Declaration on Patient Safety*），倡导全球性开展患者安全运动，提高医疗服务质量，无论其地区或收入水平如何，均应实现UHC。在峰会上，日本厚生劳动省部长KatsunobuKato先生明确表示："我真诚地希望，各国可以根据国情制订行之有效的政策措施，以携手推进UHC和患者安全的全面发展。"在会议结束时，《患者安全东京宣言》得到了大多数参加国的赞同。该宣言将促进患者安全作为实现UHC的一个组成部分，然后在所有国家（包括中、低收入国家）促进和支持患者安全全球行动。《患者安全东京宣言》声明："我们重申致力于改善患者安全，以便在2030年前降低所有患者在医疗活动中可避免的伤害和风险，无论他们是谁或身居何处。"

六、中国患者安全目标

2022年，中国医院协会发布了《中国医院协会患者安全目标（2022版）》，内容如下：

【目标一】正确识别患者身份

（一）严格执行查对制度，确保对正确的患者实施正确的操作和治疗。识别时应至少使用两种标识确认患者身份，如姓名、出生日期、病案号等，但不包括患者的床号或病房号。

（二）鼓励应用条码扫描、人脸识别等身份信息识别技术，但不得作为识别的唯一依据，且仍需口语化查对。

（三）在实施输血等关键治疗时，应采用双人核对识别患者身份。

（四）对术中患者、精神疾病、意识障碍、语言障碍等特殊患者以及无名患者，应采用双人核对识别患者身份。

（五）加强新生儿身份识别管理。

【目标二】确保用药与用血安全

（一）规范药品遴选、采购、贮存、识别、处方、调配、使用和评价的全流程管理。

（二）严格执行麻醉药品、精神药品、医疗用毒性药品、放射性药品等特殊药品，以及药品类易制毒化学品、抗肿瘤药物的使用与管理规范。加强高风险药物使用风险的文书告知。

（三）规范临床用药医嘱的开具、审核、查对、执行、点评制度及流程，制定并执行药物重整、药品追溯、药物警戒制度及流程。

（四）建立和实施抗菌药物、抗肿瘤药物、质子泵抑制剂、国家重点监控药品管理的诊疗体系和技术规范。

（五）严格执行静脉用药调配中心操作规范、审核、查对、安全配送制度与流程。

（六）严格执行血液预订、接收、入库、储存、出库、库存预警、临床合理用血管理等制度与流程，建立输血信息系统，实施临床用血申请、审核、监测、分析、评估、改进等全闭环管理。

【目标三】强化围术期安全管理

（一）制定并实施择期手术（包括日间手术）必要的术前检查与评估，加强围术期相关学科协作，强化术前、麻醉前病情评估及术后访视等制度的规范落实。

（二）制定并实施统一的手术及有创操作的部位标识流程，由实施手术的医生在患者清醒和知晓的情况下标记手术部位，并将其纳入术前核对流程予以执行。

（三）严格执行手术安全核查及手术风险评估制度和流程，并提供必需的保障与有效的监管措施。

（四）严格执行围术期患者转运与交接制度，明确转运节点、交接内容，规范转运流程，确保患者转运安全。

（五）加强围术期疼痛管理，倡导开展多模式镇痛。

（六）建立完善的标本采集、标识、运输、交接和报告制度，实现标本全流程可追溯管理。

【目标四】预防和减少医院相关性感染

（一）健全医院感染管理组织体系，严格执行感染预防与控制基本制度，落实医院感染监控指标并持续改进。

（二）提高医务人员手卫生依从性，为执行手卫生提供必需的设施和有效的监管。

（三）确保安全注射，提供安全、可负担的注射设备，加强对医务人员的安全注射培训。安全处理医疗废物。

（四）健全抗菌药物分级管理制度，制定并落实多重耐药菌医院控制管理制度。

（五）加强对呼吸机相关性肺炎、血管导管相关感染、导尿管相关尿路感染和手术部位感染的监测和防控。

（六）完善医疗机构内传染病监测、预警、预防和救治机制，强化新发传染病（如新

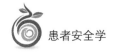

型冠状病毒感染）的应对与处置。

【目标五】加强有效沟通

（一）建立医务人员间有效沟通机制，规范信息交接流程，确保诊疗信息的连续性，保障相关医疗照护措施落实到位。

（二）加强跨专业协作，倡导多学科团队协作模式，为医务人员提供多种沟通方式和渠道，提升团队合作能力。

（三）健全并落实临床"危急值"管理制度，规范并实施操作流程。

（四）建立不良事件自愿报告及强制性报告的制度和流程，倡导从错误中学习，构建公正的患者安全文化。

（五）鼓励患者及其家属参与患者安全。加强诊疗前后全过程的医患沟通，鼓励应用多种方式提高医患沟通效果。

【目标六】防范与减少意外伤害

（一）加强高风险意外伤害人群管理，制定相关风险防范应急预案。

（二）加强跌倒、坠床、压力性损伤、走失等意外伤害的风险评估，确定、警示、重点标识高风险人群，并列入交接班内容。

（三）识别具有自伤和他伤风险的患者及家属，评估自我伤害、拒绝饮食、自杀及暴力倾向等行为，制定相应防范措施和应急处置预案。

（四）评估与识别消防安全隐患，加强消防安全培训与演练，提高防范意识及能力。

（五）完善意外伤害的上报制度及流程，推进闭环管理和持续改进。

（六）加强对医护人员、患者及其照护者等意外伤害防范的教育。

【目标七】提升导管安全

（一）建立并完善导管安全的管理制度和风险评估流程。

（二）加强导管使用的监控，预防并及时处置导管事件，减少对患者的伤害。

（三）建立并完善导管事件的报告流程，加强对导管事件的分析和改进，减少导管事件的发生。

（四）建立多学科协作模式，加强对非计划性拔管、导管相关性感染、导管相关性血栓等高风险患者的管理，降低导管相关并发症。

（五）加强对医务人员导管安全的培训，鼓励和教育患者及其家属主动参与导管安全管理。

【目标八】加强医务人员职业安全与健康管理

（一）建立健全医务人员职业安全与健康管理机制，加强职业安全培训，形成关爱医务人员的文化氛围。

（二）建立职业性有害因素风险评估管理体系，制定风险防控措施。健全完善工作场所安全保卫机制，加强安全防范能力建设。

（三）建立医务人员职业安全事件报告制度及流程，定期进行事件分析。

（四）合理配置人力资源，关注医务人员的劳动强度、心理状态，强化心理援助，关注医务人员职业健康对患者安全的影响。

（五）制定突发公共卫生事件医务人员职业安全与健康防护预案，为医务人员提供系统保障，最大限度减少职业暴露。

【目标九】加强孕产妇及新生儿安全

（一）严格落实母婴安全五项制度，强化生育服务全链条各环节的风险评估及健康教育，持续落实孕产妇及新生儿的安全管理。

（二）强化产科探视制度，完善新生儿出入管理制度和交接流程，严格落实产科及新生儿科医源性感染管理制度。

（三）建立多学科协作团队，完善院内急危重症孕产妇救治协调机制，减少孕产妇和新生儿死亡。

（四）加强孕产妇安全分娩管理，确保分娩过程中的用药安全和输血安全，落实世界卫生组织安全分娩核查表实践指南。

（五）积极开展分娩镇痛服务，促进安全舒适分娩，落实安全分娩中的尊严照护。

【目标十】加强医学装备及医院信息安全管理

（一）完善医学装备安全管理与监管制度，遵从安全操作使用流程，加强对装备警报的管理。

（二）落实医学装备安全使用的培训制度，强化对医务人员的培训，鼓励监测并上报医学装备相关不良事件。

（三）完善信息安全管理制度，建立覆盖患者诊疗信息管理全流程的制度和技术保障体系，强化"互联网＋医疗"信息安全，保护患者隐私。

（四）加强信息系统闭环管理，确保实现患者诊疗信息管理全流程的安全性、真实性、连续性、完整性、稳定性、时效性、溯源性，实行授权管理。

（五）加强医院网络安全培训。切实增强网络安全防范意识和应急处置能力，严格遵守网络安全管理制度，杜绝网络安全事故发生。

附：十大安全目标口诀：

查对制度要严格，
特殊情况需疏导，
手术安全查仔细，
操作洗手要遵照，
用药安全需切记，
急值报告请记牢，
住院患者防跌倒，
压疮预防要及早，
不良事件主动报，
患者参与安全行。

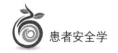

第四节　患者安全法律规制

一、患者安全法律规制的国际经验与启示

（一）完备的法律制度建设

法律制度建设是一切法律实践的基础。一些典型的发达国家在患者安全法律规制方面取得了可资借鉴的成功经验，这些经验无一例外与其各自在患者安全法律制度建设上的建树息息相关。关于患者安全相关的法律规范建构，有的国家或地区采取专门性立法模式，例如：欧盟的《促进欧洲患者权利宣言》（*A Declaration on the Promotion of Patients' Rights in Europe*）、《欧洲患者权利约章》（*The Principles of the Rights of Patients in Europe*）、美国的 1990 年《患者自主决定法》（*Patient Self Determination Act of 1990*）、《2005 年患者安全法》（*Patient Safety and Quality Improvement Act of 2005*）、英国的《苏格兰患者权利法》[*Patient Rights（Scotland）Act 2011*]、德国的《改善患者权利地位法》（*Das Gesetz zur Verbesserung der Rechte von Patientinnen und Patienten*）、芬兰的《患者地位与权利法》（*Act on the Status and Right of Patients*），等等；有的置于民法典之中（如荷兰、立陶宛、爱沙尼亚、乌克兰等国）；有的置于医疗保障法律体系之中（如南非、匈牙利、瑞典、保加利亚等国）；有的则散见于其他关于患者权利的法案之中。由于篇幅所限，本文以美国为例进行简要介绍。

美国采取的是典型的专门性立法模式，其患者安全法律制度主要见于《患者自主决定法》（*Patient Self Determination Act*）和《患者安全法》（*Patient Safety and Quality Improvement Act*）。《患者自主决定法》的立法目的在于防止利益驱动，严密控制在医疗保险 / 医疗救助项目下对患者进行不人道的过度医疗，赋予患者拒绝不当医疗的权利；医院、特殊护理机构、家庭护理机构、临终关怀机构、健康维护组织（Health Maintenance Organization，HMO）与其他医疗机构有向成年住院患者提供预先医疗指示信息的法定义务；还通过医疗保险服务提供人协议、医疗救助计划与评估机制，确保落实患者参与医疗决策的权利。《患者安全法》是美国在患者安全法制建设方面的最新进展，其立法目的在于：专注患者安全，减少对患者安全有负面影响事件的发生；主要规定了患者安全组织准入制度、监督制度与评估制度，患者安全数据库网络建设，收集患者安全信息的联邦法律特免权和保密性规定等。

（二）专门的法律规制机构

法谚有云："法律的生命在于实施。"以英国、德国为代表的国家探索建立了患者安全的专门机构，负责行使法律监督权力，使患者安全的法律实践真正沿着制度设计的初衷展开。

英国的患者安全规制机构是国民患者安全局（National Patient Safety Agency），是在英国《健康法案》（*Health Act*）《卫生服务法案》（*National Health Service Act*）等医疗服务法律框架下于 2001 年成立的与英国卫生部相近的部门性公共机构，主要对报告——《一个有记忆的组织》（*An Organization with a Memory*）的核心条款实践操作情况进行监督，特别强调全国的医生和医疗机构要从不良事件与风险事故中吸取教训。国民患者安全局的一个重要特色是建立了医疗风险报告体制，即国家报告与学习系统（National Reporting and Learning System，NRLS）。这一体制鼓励医生与患者通过互联网对医疗事故进行匿名报告，国民患者安全局对报告线索与调查信息进行归类整理和系统化评估，从而为相关机构和人士提供安全警示。国民患者安全局在加强医疗机构透明度、预防医疗事故的发生、重建公众对医疗机构的信任等方面发挥着积极的作用。

德国较为专业的患者安全机构是患者安全联盟（Aktionsbündnis Patientensicherheit），这不是官方监管机构，而是一个慈善性质的协会，成员涵盖医生、专业机构、医疗保健机构、保险公司与患者组织。由于历史原因，德国并不是通过国家集中控制来实现医疗保障服务的统筹管理，而是通过一个包括联邦政府机构和大量公有或私有机构的复杂网络来实现的。患者安全联盟是在德国法定医疗保险制度的框架下展开工作的，在德国患者安全的行动上发挥着主导性作用，而政府则充当监督者的角色。患者安全的核心问题是对医患事故的信息收集、体系分析及事故防控措施的制订与落实。在信息收集方面，德国患者安全论坛（Frum Patientensicherheit）与患者安全中心联盟已建立两个专业的事件报告体系。目前，医疗保健专业人士能够在专门的网站实现匿名登记未遂事故。患者安全联盟对可预防不良事件进行数据评估，并成立专业工作组制订事故或伤害具体来源的风险管理策略，致力于改变医学专业人员之间的文化，使其更倾向于在过错中吸取教训。

（三）良好的患者安全数据平台

在全球"互联网＋"的大浪潮下，"互联网＋患者安全"成为各个国家在患者安全法律规制过程中非常重要且成功的国际经验。在此背景下，患者安全数据库、专用软件、服务公司、医疗保健器械研发行业、咨询行业、培训行业等蓬勃兴起，遍布英国、美国、德国、澳大利亚等十余个国家和地区，围绕患者安全衍生出一个新兴业态。

在患者安全数据库方面，美国按《患者安全法》的相关规定，创建了患者安全数据网络（the Network of Patient Safety Databases），主要职能是接受来自患者安全组织关于患者安全事件不可辨识的数据，并分析集合信息。患者安全组织会通过"常用模式"在数据库网络中提交医院获取的不良事件相关信息。在患者安全专用软件方面，临床风险管理系统、不良安全事件管理系统等不断出现，为每个利益相关者提供利益优化和结果评估方面的参考，使医疗组织迅速应对患者安全的需求变化。

（四）健全的配套制度

患者安全的法律规制是一套系统性工程，无论是相关法律的落地执行，以及专门的法律规制机构开展工作，还是专业规制数据平台的成功运行，都需要各方通力合作才能实现，其中，规制配套制度建设必不可少。国外患者安全法律规制能够取得良好的效果，同样是因为建构了较为健全的规制配套制度。

一是着力建设现代医疗制度。20 世纪 90 年代开始，英国、美国、德国、新加坡等国家纷纷致力于医疗制度改革，形成了四种医疗卫生体制（按医疗费用的筹措和医疗服务的提供来划分），分别是以英国为代表的"国家医疗全包保障模式"、以德国为代表的"社会医疗半自治保障模式"、以新加坡为代表的"个人储蓄医疗保障模式"、以美国为代表的"混合型医疗保障模式"。这些患者安全规制充分结合本国国情，采取不同的医疗保障模式，为患者安全保障提供了良好的制度依据和宏观背景。

二是着力培养医疗保健人员。以澳大利亚为例，早在 2005 年就发布了全国患者安全教育框架（National Patient Safety Education Framework，APSEF），要求所有医疗保健机构

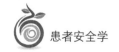

工作者要掌握患者安全相关知识、技能和行为规范；同时，强化各类医学院校关于患者安全的专业课程教育，对学生在 APSEF 方面的学习结果进行认证。

三是着力构建公私合作模式。患者安全规制需要充足的资金支持，新加坡、澳大利亚开创性地引入公私合作机制。新加坡承袭英国国民健康保健体制，包括患者安全规制在内的保健福利主要由公共部门提供并由政府津贴提供资金，使政府不堪重负。1984 年开始，新加坡启动了医疗保险个人账户计划，在中央公积金基础上，由个人工资 40% 的保健储蓄计划（Medisave）、政府补贴但带有保险性质的健保双全计划（Medishield）以及财政支持的医疗救助基金（Medifund）三部分组成。与其类似，澳大利亚在几经改革后，形成了公共医疗保险与私人医疗保险并存的格局，有效缓解了全民医疗保险资金不足的困局。

四是着力开展规制监督问责。对患者安全法律规制的监督集中表现在公开披露机制，并广泛深入到美国、英国、加拿大、澳大利亚的政策中。公开披露机制的核心价值在于：当发生患者安全事件后，尽快对患者进行信息告知。例如，英国英格兰与威尔士的患者安全机构有一个专门的《公开框架》（Being Open Framework），详细规定了事故发生后国民保健服务人员应怎样与患者及其家属、护理人、其他相关机构与公众进行沟通。加拿大强化对患者安全机构的问责制度，自 2010 年开始，安大略省要求所有的医院应用一个涵盖手术关键数据的手术清单并对其进行评估；其他省也建立了相应的事件报告制度，并确保不良患者安全事件的信息能够在机构之外实现开放共享。澳大利亚在 2003 年就专门公布了患者安全公开披露标准与披露流程，此后，各州在国家标准的基础上分别制订了地方细化标准指南。美国也有披露不良医疗事故的制度，最明显的体现是专门颁布了《患者保护与平价医疗法案》（Patient Protection and Affordable Care Act，PPACA），将美国医疗服务中对患者安全的监督管理水平推向了一个新的高度。

二、患者安全法律规制的中国路径

目前，我国医患关系紧张，患者安全的法律规制是我国社会治理工程的一个重要方面。对此，可借鉴典型国家之实践经验，构建我国患者安全法律规制的可能发展路径，以提升患者安全法律规制的实际效力。

（一）完善规范体系，提高规制的法治化水平

完善患者安全规范体系建设，是提高我国患者安全规制法治化水平的基础环节与必由之路。就目前关于患者安全的法律规范状态来看，我国属于分散立法模式，《执业医师法》《精神卫生法》《母婴保健法》《医疗机构管理条例》《护士条例》《人体器官移植条例》《医务人员医德规范及实施办法》《基本医疗卫生与健康促进法》等法律法规皆有涉及患者安全。综观我国患者安全法律规范体系发现，我国患者安全相关法律条款分散，一些规范过于模糊、宽泛，导致实践操作中适用难度大，对医疗服务提供者、患者及第三方在遭遇医患纠纷解决时缺乏明确的指引，难以达到定纷止争的效果。鉴于此，笔者建议，我国可以借鉴专门性立法模式，建构以患者权利为中心的患者安全专项法律，以提高患者安全法律规范适用效力。鉴于我国成文法系的立法传统与惯例，建议先制定"患者安全条例"，包括：患者安全各方主体（医疗保健机构及其工作人员、患者及其家属、第三方机构、政府管理机构等）的具体权利、义务与评价规范，患者安全组织的准入制度、监督评估制度规

范，患者安全信息系统建设规范，患者安全规制配套支持制度规范，患者安全纠纷解决机制规范，等等。

（二）设立规制机构，提高规制的专业化水平

通过专门机构行使患者安全法律监督权力，能够确保患者安全"纸面上的法"真正走向实践，提升患者安全法律规制效力。为此，世界上通行做法是以 WHO 成立的"世界患者安全联盟"为指引和参照，成立本国的"患者安全联盟"。事实上，国家卫计委医管中心和中国医院协会于 2015 年在北京成立了"中国患者安全联盟"，倡议提高医疗服务水平，加强患者参与医疗活动，将患者和家属置于医疗活动的核心位置；加强患者手术安全管理，实施手术患者安全目标管理，落实手术患者核查制度；加强患者用药安全管理，有效控制用药不良事件发生，确保患者用药安全。从目前我国患者联盟的实际运行状况来看，患者安全规制的专业职能尚未得到很好的发挥。为提升我国患者安全法律规制的专业化水平，必须大力促进我国患者安全联盟的成长建设。一方面，应当加大政策、资金、人才等方面的支持，以提高患者安全联盟的硬实力；另一方面，患者安全联盟应继续秉持以患者为中心的服务理念，全面落实患者安全的各项规制职能，积极开展患者安全知识、法律法规制度的宣传教育，尽快建立患者安全监测系统，提升软实力。

（三）打造系统平台，提高规制的智能化水平

顺应大数据时代患者安全规制呈现的新现象、新特点，借鉴国外有益经验，结合我国大数据发展基础良好的优势，建立"互联网＋患者安全"的发展模型，提高我国患者安全法律规制的智能化水平。具体而言，就是要打造一个患者安全规制的信息化系统。从国外的实践探索来看，一个行之有效的系统通常由围绕患者安全事件（或风险信息）设计的安全事件报告系统、安全事件的分析、研判与评估系统、安全事件预警反馈系统三个子系统紧密连接，有机组成。有学者指出，我国患者安全法律规制信息系统建设必须在国家或地方相应的患者安全立法的规范支持下才能有序进行，同时需要做好患者安全文化培育、患者安全风险因素调查等基础性工作。一是充分借助立法推动、司法干预、行政推动和医院自主建设"四措并举"，共同推进我国医院的患者安全文化建设。二是深入调查患者安全风险因素，建议采取回顾性调查策略，将过去 5～10 年国内患者安全风险（因素）状况进行全面摸查，至少对医疗事故、医疗差错、药械及医疗用品临床使用不良事件、医疗机构内其他意外伤害事件的概率和归因因素进行详细统计，全面收集相关的投诉、调查、鉴定、理赔、诉讼资料与病案等数据资料。三是尽快制订临床风险管理指导方针、原则和方法，开发患者安全事件分析-研判-反馈系统，发布医药风险与安全警讯。

（四）夯实制度保障，提高规制的社会化水平

患者安全的法律规制是一个牵动广泛的社会性问题，构建我国患者安全法律规制的有效路径，除了立法基础的完善、专业组织的健全、信息系统的建立外，还需要诸多配套制度加以保障。

一是全面深化医疗卫生体制改革，为我国患者安全的法律规制提供良好的环境基础。

二是强化医疗保健人员对患者安全的知识传授、技能培训和行为约束，将患者安全相关课程纳入大学教育体系中，尤其要加大患者安全文化的调查研究与培训力度，既要根据

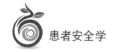

年龄、学历、职称、岗位类别、工作年限等影响因素科学设置课程，又要针对岗位类别分别制订相应的培训课程。

三是鼓励和引导私人医疗保险基金分担部分筹资责任，以克服目前患者安全规制对公共筹资的过度依赖；同时，限制医疗服务及药品定价，降低药品费用支出。概言之，就是通过行政职能外包、政府购买服务等方式建构患者安全规制的"协商-合作"机制。

四是探索建立符合我国国情的患者安全法律规制监督问责制度与实施机构，并引导社会公众积极参与到患者安全规制的法律实践中来，最终形成多元互动、协商共治的患者安全法律规制社会化良好格局。

第五节　患者安全教育

一、概述

世界医学教育联合会（World Federation for Medical Education，WFME）主席 Stefan Lindgren 认为，"患者安全是一种核心态度，因此需要在医学教育中尽早引入，然后在研究生教育和继续医学教育过程中得到加强。"

从 20 世纪 90 年代开始，在对医院安全和质量的研究中，不断呈现关于患者安全和质量的问题。过去 20 年来，人们对这一问题的认识有了明显改观，并且为改善医疗照护安全做出了重大努力。WHO 的一项研究发现，每年七种类型的不良事件导致 4300 万人受到伤害，这种可预防的伤害成为全球第 20 大常见发病和死亡的原因。还有一些人认为，医疗错误可能更为常见。WHO 的一项统计数据令人不寒而栗：在高收入国家，每 10 名住院患者中就有 1 名经历过严重的、本来可以避免的不良事件。自 2000 年以来，人们已经开始普遍理解和接受"患者受到伤害是由医疗保健系统造成的，而不是单纯个体所致"这种情况。然而，公众和医疗管理人员更习惯于一种根深蒂固的观念：将特定的医疗错误完全归咎于个别医务人员。另一方面，个人确实是医疗保健系统不可或缺的组成部分，个人也属于团队成员，并与系统的其他部分相互作用；个人也必须承担他们的责任。如果问责制失衡，只寻求对于系统问题的解决方案，那么个人的行为将无从改变。

无论从个人还是系统角度考虑医疗错误的原因，都需要教育临床医务人员如何提供更安全的医疗服务。因此，患者安全应成为职业医学教育的新基础科学。为实现这一目标，医学教育需要进行重大改革。但目前将患者安全纳入教育和培训课程还存在挑战。

二、探索

目前，医学院校的医学、护理、制药、牙科和其他专业，提供的患者安全教育课程是有限的。在医学教育中，传统的课程重点是基础科学和医学知识。住院医生和其他毕业后教育更关注技能培训。其他卫生专业，包括护理、药学和卫生技术，仍然把知识的获取作为重点。患者安全的实践和质量改进所必需的关键概念、态度和技能没有得到重视。除缺乏患者安全基本知识和技能外，医院和其他医疗机构倡导的文化和工作环境也和安全实践的许多先决条件相悖。在许多组织机构中，围绕医疗错误存在着一种有害的文化，即羞耻、责备和惩罚，以及针对患者和家属的疑问采取否认和辩解的态度。这种文化作为一门

"隐性课程"也不利于患者安全的课堂教育。总之，这些都阻碍了人们对错误的认识、行动和学习。为了解决这些问题，医学院和有关培训项目需要重新调整其培养目标，而不仅仅是知识获取。课程中需要增加患者安全的概念、态度、行为和技能，并为学员提供实践这些课程的机会。越来越多的证据表明，教育可以帮助改善患者安全和提升医疗质量。安全课程中加入了安全和质量改进（QI）概念和知识后，普遍受到受训人员的欢迎，从而有利于在照护过程中的持续改进。

在实践中，研究发现，加强患者安全教育有益于患者的治疗结果。Aiken 及其同事的研究发现，在美国护理教育水平较高的医院患者死亡率较低。1999 年 IOM 的开创性报告《人非圣贤，孰能无过：构建更加安全的卫生体系》以及随后的出版物在世界范围内产生了巨大的影响。这些建议更侧重于能力而不是内容，其最终目的是改变医务人员的行为。该能力包括广泛的实践领域内的患者安全。在 IOM "患者安全实现医疗照护新标准"报告中，确定了所有卫生专业人员都应该具备的 5 项核心能力：提供以患者为中心的照护、跨学科团队中工作的能力、采用循证实践、应用质量改进以及信息学。一些有影响力的团体和权威机构已经开始努力确定对促进更安全的医疗保健实践至关重要的一系列能力。美国研究生医学教育学院和美国医学专业委员会确定了患者照护、医学知识、基于实践的学习和改进、人际关系和沟通技巧、专业素养和基于系统的实践训练。

约翰·霍普金斯大学是美国的一所综合性大学，创建于 1876 年。该校为一年级医学生开设了一门 10 小时的医学教育基础科学课程——患者安全，结果显示丰富了学生的知识，改善了学生的态度，及未来对患者安全的承诺。二年级医学生在从课堂转到临床之前，开设为期三天的课程，包括讲座和实践经验。结果显示，学生的知识、自我效能和系统思维都有进步。值得注意的是，该课程在第二年讲授的所有专题教育中得到了学生的最高评价。再者，患者安全教育项目是约翰·霍普金斯护理学院与约翰·霍普金斯医院护理部合作的革新项目。此项目在减少医疗差错和增加患者安全性方面起到重要的作用，并且远远超过传统的课堂教育。另外，患者安全学会是护士创办的安全护理组织机构，培养对象有护理管理者、护理行政人员、临床护理专家和护理学科带头人。课程教育的目的在于使学生学会识别护理工作中存在的安全隐患，提出可行的计划，掌握护理技术，获得相关的护理知识，成为一名合格的护理人员。

英国为高年级医学生提供了一个 5 小时的课程教学，以了解医疗错误，结果显示提高了学生的患者安全知识水平。

为了在德语国家的医学教育中实施患者安全课程，德国医学教育协会患者安全和错误管理委员会于 2016 年推出了一个学习目标目录，涉及医学教育中的患者安全主题和错误管理。该目录作为深入讨论患者安全问题的基础，同时也是将患者安全教学课程嵌入现有医学课程的学科和内容相关的方向指南。

WHO 的患者安全计划在澳大利亚的患者安全教育框架的基础上，确定了 11 个重要主题。第一个主题涉及患者安全本身的概念和定义，第二个主题是人为因素描述了医疗系统内人员之间的相互作用，以及具体的内部因素（知识、技能）和外部因素（压力、无效沟通、生产压力）与医疗错误和不良事件的关系。系统问题和不良事件可能源于医疗系统内多个层面的因素，包括患者、任务、个人、团队、工具、管理和组织。沟通和团队合作包括患者及其医疗照护人员以及跨学科协作，以确保高质量的医疗照护。

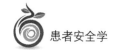

从医疗系统角度分析不良事件和沟通，对于从错误中学习至关重要。质量改进工具可以保障其良性循环。与患者及其医疗照护人员沟通交流对于优化患者安全非常重要，这涉及在临床风险管理方面的伦理和行为、向患者公开有关医疗错误的信息。感染控制包括潜在危害，特别是通过采用预防措施防止与医疗相关的感染。侵入性操作作为医疗保健中高风险的部分，通过使用核查表和标准操作流程可以减少相关伤害。药物安全涉及药物使用的所有阶段相关的普遍存在的风险，尤其是不同年龄组患者、高危药物和护理交接班等。现在关于患者安全的课程以及评论和挑战越来越多。WHO制订了一份课程指南，为医学生提供必要的患者安全课程，便于他们能够安全地进行实施。它包括一个教师指南，和一套以各主题为基础的相对全面的幻灯片。鉴于其他医疗相关专业人员为患者提供了大部分的照护工作，紧随医学生患者安全课程之后的是多学科版患者安全课程指南，旨在帮助助产、护理、药学、牙科和医技领域人员实施患者安全培训。

近年来，我国重庆医科大学护理学院、上海交通大学护理学院等纷纷开设了《患者安全》相关本科选修课程，对患者安全教育模式进行了有益的探索，获得了良好的初期效果。

三、挑战

医学教育中最难做的就是在医学院课程中增加一门新课程。众所周知，大学以其专业的组织机构和对变革的抵制而闻名，即使其结构很明显已无法适应现在的医疗目标。改变医学高等教育的障碍主要与态度、组织结构和资源有关。研究表明，将患者安全引入卫生专业学校也是一项挑战。一般来说，改变高等教育的人为因素障碍包括：①缺乏意识；②缺乏认同，包括隐性课程教育；③缺乏参与；④缺乏领导力；⑤基于医学和健康照护的学科结构；⑥抵抗变革；⑦课程过多；⑧着重内容学习；⑨缺少对于教育工作者支持的专业知识以及资金；⑩工作压力和缺乏时间；⑪理论与实践的差距。

意识和认同的缺乏是阻碍医生遵循相关指南和作出行为改变的障碍，课程主管不愿意接受患者安全学科的必要性。应该相信患者安全如同解剖学、生理学和生物化学等基础科学一样重要。

现实中，"隐性课程"根植于医疗文化中，导致了等级制度和不专业的行为出现，不利于团队合作，并强化了对患者的家长式态度。学生和学员见到比他们更有经验的同事的表现与他们在课堂上学到的可能不同。这些因素导致人们不愿参与患者安全工作，并加剧有远见和有能力推进患者安全议程的领导意识的缺乏。此外，医学院校的专业学科结构本身就是一个障碍，各个部门的教师可能不愿意放弃课程空间及其代表的地位。实际中，由于各个学校的日程不同，对于医学生和护理学生关于患者安全课程教育的尝试未能实现。卫生职业学校已经安排了密集的课程，导致临床时间有限，这可能会减少学生接触常见患者安全问题的机会。在实践环境中进行跨学科培训的机会更加有限。此外，教师习惯于提供基于内容而非基于能力的教学，并且没有足够数量的教师在这个领域进行教学，现有的教师可能不熟悉自己学科和专业知识之外的课程。因此，医学院校和学术医疗中心的高层领导在课程变革方面发挥着重要作用，这需要创造一个可以接受和制造变革的环境。时间、融资和指导方面缺乏足够的支持是改革难以执行的重要障碍。

四、展望

在世界范围内都有必要训练医务人员以提供更安全的医疗照护。患者安全应被视为医疗教育的新的基础学科。我们更需要将患者安全转化为安全实践，进行医学教育课程改革，将患者安全纳入专业学校和培训计划的课程，医疗机构和学校将学生的注意力由单纯知识的获取转向技能的培养和行为的改变。

新课程应包括提供以患者为中心的医疗照护，跨学科团队工作，使用循证实践和应用质量改进概念相关的能力。这些能力涉及转变学生的态度并提高技能。我们希望学生能够从系统的角度看待患者安全问题，并能够识别和检验潜在的解决方案。将患者安全纳入教育和培训方面存在一些挑战，主要的障碍是对医疗错误的普遍耻感、责备和否认文化，"隐性课程"也阻碍了创建安全文化和实现最佳学习的氛围。医学教育和医疗机构均需要采取行动。整个过程需要高层领导的沟通和整个组织的透明。多方协调使得学生有机会在现实环境中练习他们的患者安全新技能。

目前，已有足够的工具为任何一个组织提供良好的开端，但是也还有很多需要学习之处。例如在临床环境和多学科背景下训练学员的有效策略，以及如何调整以适应当地环境。创新也是必要的，以便在早期工作中建立研究和评估机制，以更快地实现患者安全目标。

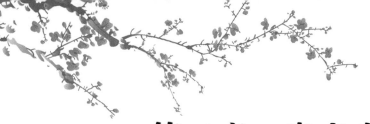

第二章　患者身份识别

·········· 学习目标 ··········

知识目标

　　掌握患者身份识别的制度与程序；输血安全的制度与程序；输液安全的制度与程序。

能力目标

　　能在临床工作中正确识别患者身份，减少身份识别错误的发生。

素质目标

　　通过学习患者身份识别，能够强化身份识别重要性的意识，营造一个安全的医疗环境。

　　医疗卫生保健服务的根本宗旨是向患者提供安全有效的卫生保健服务。患者身份识别是患者安全管理的重要环节，身份识别错误可引发医疗诊断、治疗、护理等差错。目前，患者安全问题在全球范围内面临着严峻挑战。在整个医疗行业中，由于未能正确识别患者，导致用药错误、检验检查错误、手术患者手术部位错误、婴儿错抱等安全事件时有发生。随着医院管理理念的进步和患者自主意识的增强，患者安全问题已经引起社会各界的高度关注。近年来，WHO 世界患者安全联盟启动了诸多促进患者安全和实践的举措，其中正确识别患者身份一直被纳入患者安全目标。中国医院协会患者安全目标（2019版）将正确识别患者身份作为第一目标，我国《三级综合医院评审标准实施细则（2011年版）》第三章患者安全部分将"确立查对制度，识别患者身份"纳入评审标准。患者身份识别是诊疗活动的重要步骤，是确保各项检查、治疗安全、准确执行的基础。

第一节　患者身份识别的目标要求与实施要点

导入情景与思考

　　地点：妇产科，患者年龄：28 岁，诊断：先兆流产。护士例行查房发药时，未核对姓名和病床号，即将 2 粒药片放在床头柜上，嘱咐患者准时服药。患者按医嘱服药后出现手掌瘙痒、恶心、颜面部和胸部发热等不适。医护人员获知后立即对患者采取措施进行治疗。经过 3 天的治疗，患者情况好转。在调查过程中，患者说："医院此次事件的原因是 11 号床的患者要堕胎，护士粗心地将给她的药错拿给了我。"

思考题：

1. 事情发生的原因是什么？

2. 为预防和控制此类情况，护士应当做哪些工作？

患者身份识别是指医疗机构工作人员在执行诊疗活动期间核实、查对患者的身份信息，为正确实施检查、治疗活动提供保障的重要制度，为正确的患者实施正确的检查、治疗、手术等医疗行为提供保障。医务人员是否能够准确辨认患者的身份，与医疗护理活动的安全性具有非常密切的关系；有效识别患者的身份，可保障医疗的安全性。

一、目标要求

1. 对就诊患者实施唯一标识（病历号、医保卡、身份证号码、登记号等）管理。

2. 在诊疗活动中，严格执行"查对"制度，至少同时使用姓名、ID 号两项内容核对患者身份，确保对正确的患者实施正确的操作。

3. 完善关键流程［急诊、病房、手术室、重症监护室（intensive care unit，ICU）、产房、新生儿室之间的流程］的患者识别措施，健全转科交接登记制度。

4. 住院患者使用"腕带"作为识别患者身份的标识。重点科室如 ICU、新生儿科、手术室、急诊科、产房等部门以及意识障碍、精神疾病、有语言交流障碍患者可使用双手腕带；传染病、药物过敏、跌倒高危、多重耐药菌感染等特殊患者有相应的警示标志（腕带与床头卡）。

5. 应用移动护理信息系统后，患者在办理入院时入院处会给患者打印带有条形码的腕带。腕带上有患者的基本信息，包括患者的姓名、性别、年龄、住院号等。患者到病区办理入科手续后责任护士会用移动护理（personal digital assistant，PDA）扫描患者腕带上的条形码，从而确定患者的身份并帮助其佩戴。在住院期间，护士在完成所有治疗、检查等项目时也会扫描患者腕带的条形码，以确保患者身份识别的唯一性。通过扫描腕带条形码大大提高了对患者身份识别的准确性。

二、实施要点

1. 在同一所医疗机构使用唯一身份识别号进行管理，如病历号或就诊的卡号。

2. 鼓励使用至少两种标识符（如姓名、病历号等），以便在入院、转科以及在实施治疗前核实患者的身份。两种标识符都不得是患者的病房号或者床号。有暂时无识别标记的患者的标准流程，有区分同名患者的标准方案、关注昏迷或神志不清患者的非语言识别方式。

3. 强调医务工作者的首要职责是在进行治疗前查验患者身份，确保对正确的患者实施正确的诊疗护理。

4. 鼓励患者参与诊疗程序的所有阶段，如在患者在场的情况下核对需要输注的血液标本或者对抽取的血液标本外贴识别标签。鼓励患者参与，使患者了解有关患者识别错误带来的风险；要求患者或家属核实身份资料是否准确；要求清醒无沟通障碍患者在接受任何药物前及在任何诊断或治疗干预前确认自己的身份；对昏迷或沟通障碍患者由家属帮助核实。鼓励患者及其家属或代理人积极参与身份识别，表达对安全和潜在错误的关注，以及

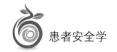

询问对其治疗的正确性。

5. 在出具检验报告、输血科（或血库）发放血制品等环节，严格执行科室内部查对制度，当质疑患者检验检查结果与患者病史不相符时，有明确的查对方案。

6. 对电脑输入结果进行反复检查和审查，以防止输入错误。

7. 把查证/验证患者身份程序的培训纳入医务人员的到岗培训与持续专业发展中。

8. 以积极的方式教育患者正确识别患者身份的重要性和意义，并且尊重隐私顾虑。

9. 完善信息系统，鼓励应用 PDA 条码扫描、人脸识别等信息化进行身份识别，但仍需口头查对。

10. 主管职能部门对查对制度、身份识别等的执行情况要有监督。

第二节　患者身份识别制度与程序

一、正确识别患者制度

医护人员必须以患者姓名、ID 号（病案号或就诊卡号）两种方式作为患者识别标志。性别、年龄、住址、电话号码等可作为患者识别的补充信息。病房号及床号不得作为患者的身份识别的唯一标识。

1. 医务人员为患者进行各项检查、治疗及护理前，需要确认患者身份。

2. 医院对就诊患者实行唯一标识管理。就诊卡号或 ID 号与医保卡、身份证或病历号之间相关联。

3. 患者身份识别的信息资料包括患者的姓名、性别、年龄、出生年月、ID 号或病历号、入住科室、床号、入院日期和时间等。

4. 正确标示手腕带。若以手腕带作为患者身份识别的工具，手腕带上必须记录有识别患者身份的信息资料，包括姓名、性别、年龄、ID 号或病历号、所在科室、床号等。手腕带分为直接书写型、标签黏附型和计算机打印型（条码腕带和无线射频腕带）。手腕带上的信息必须与病历首页一致。录入手腕带时要双人核对。

5. 正确佩戴和使用手腕带。

6. 进行患者身份识别时，应先对患者进行全面评估，根据患者的语言行为能力采取适当的方式，准确获得患者的信息。

7. 正确核对患者身份。识别患者身份时，至少同时使用两种以上患者身份识别标识，如姓名、年龄、出生年月、科室、床号、ID 号或病历号。禁止仅用房间号或床号作为标识的唯一证据。核对患者身份时可以邀请患者及家属主动参与。

8. 住院患者以姓名和腕带上的病案号作为识别标志。当给患者用药，输血或血液制品，采血，采集其他临床检验、检查标本或进行其他任何治疗、操作、处置服务时，都必须核对执行单与患者腕带上的姓名及病案号，无误后方可进行。

9. 在重症监护病房、手术室、急诊抢救室、产房、新生儿室等科室中，对重点患者如手术患者，产妇，新生儿，意识不清、无自主行为能力、语言交流障碍、镇静期间的患者的身份识别和交接流程有明确的制度规定。尽量使用腕带作为身份识别的标记。

10. 对于患者中的特殊人群在特殊场所（如急诊科、中心输液室、产房、高压氧科等人员流动快、风险高的诊疗场所）接受诊疗活动，应严格执行身份识别制度，特殊治疗（如放疗、化疗、手术、拔牙等有创或高危诊疗活动）时，应特别强调有效的身份识别，避免误诊、误治，给患者造成伤害。

11. 在急诊急救过程中，一时无法辨认患者身份时，可先给患者进行临时命名或编号，待病情稳定后再做进一步的身份确认。

12. 有效识别标识（在患者腕带和床头卡上）：

（1）传染病患者以直径为 1 cm 的蓝色圆点标识。

（2）过敏患者以直径为 1 cm 的红色圆点标识。

（3）回族患者以直径为 1 cm 的黄色圆点标识。

13. 核对患者时，采用提问式询问患者姓名，不可直接问患者是不是叫什么名字，待患者或家属回答后，再次确认患者信息。

14. 在治疗前，应有双人核对患者的身份；必要时主动邀请患者及家属参与部位确认。

15. 出科室接受治疗时，应携带患者的 X 线片、CT 或 MR 片等资料，严防患者在进行有创或高危诊疗活动中发生部位及方式的错误。

16. 在辨识过程中，如发现患者的回答与记录资料不符，应停止操作，需要两名以上查对者及时查对，确保二者资料相符后，再予以处置。

17. 使用带有可扫描自动识别的条形码腕带识别患者身份。

18. 及时、准确做好身份识别记录。

19. 监控措施

（1）医务科、护理部、药剂科等职能部门在日常工作中要监控和督导工作人员正确使用患者的识别标志。

（2）质控办每季度抽查员工正确识别患者制度执行情况。

（3）对全体员工进行身份识别技术培训，确保员工充分认识患者身份识别的重要性，熟练掌握身份识别的方法。发现不符合要求的行为及时纠正，避免出现患者识别错误。

二、患者佩戴腕带标识的管理制度及程序

（一）佩戴对象

急救抢救室、急诊留观室、出生婴儿及所有住院患者。

（二）佩戴程序

1. 各相关科室要严格按佩戴对象要求执行腕带佩戴工作，规范打印腕带或按腕带所列项目（病区、床号、姓名、性别、年龄、住院号、登记号、过敏史等信息），逐一用蓝色圆珠笔填写，字迹端正，严禁涂（修）改。

2. 腕带打印或填写完毕进行佩戴时必须 2 人到床边核对，手工书写的腕带由 2 名核对者在腕带正面右下角处用分子分母式样签名。

3. 护理人员对患者执行各项处置操作前、转运交接过程、手术前必须核对患者腕带标识是否与病历相符。

4. 在实施任何介入或其他有创高危诊疗活动前，操作者都要用主动与患者沟通的方式，作为最后查对确认的手段，以确保对正确的患者实施正确的操作。

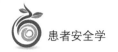

5. 救治群体伤患者应由急诊科负责佩戴腕带，其余情况根据患者病情需要及病情变化由所涉及的科室佩戴。

（三）佩戴要求

1. 腕带原则上佩戴于右手腕（佩戴部位皮肤必须完整），若有异常或特殊情况可佩戴左手腕（特殊残障佩戴于相应的脚腕也可）。腕带松紧以能放入示指为准，多余长度应去掉；对水肿患者及时观察腕带松紧度，发现不适及时更换。

2. 对腕带过敏的患者可将腕带系在上衣的第二枚纽扣处。

3. 各种原因造成腕带破坏，应及时更换并遵循以上规范操作。

4. 向患者及家属讲解腕带使用的重要性和注意事项。

5. 责任护士定期检查佩戴腕带部位的皮肤情况，须保持局部皮肤完整，无擦伤，局部血运良好。

6. 患者出院、转院、死亡时，护理人员要及时取下腕带，每天对出院、转院、死亡患者的数量与所取下的腕带数量进行核对，并记录在"腕带回收处理登记本"中（24 小时统计 1 次）。核对、登记无误后按污染性垃圾进行处理。

三、患者身份识别类别与程序

（一）门诊患者身份确认和核对程序

1. 门诊患者身份确认方法　执行一切医疗护理活动前，输入或扫描医生开具的治疗单／检查单的登记号或二维码，至少同时核对患者姓名和登记号两种标识进行患者身份确认。

2. 急诊留观、昏迷、危重及抢救的患者等在院留观者按照住院患者身份确认方法。

3. 门诊其他患者（未使用腕带标识）

（1）清醒患者：由患者陈述自己的姓名，核对患者姓名、登记号确认患者身份。

（2）昏迷、失语、婴幼儿等无法向医务人员陈述自己姓名的患者：由家属或陪同人员陈述患者姓名，并严格核对患者姓名、登记号确认患者身份。

（3）身份不明门急诊患者身份识别：急诊患者：无名氏＋当天 4 位数日期＋登记号（如无名氏 0928，1234567）。

4. 执行配血标本采集、输血及输血制品、特殊用药、特殊治疗时须双人共同核对患者身份资料，确认患者身份准确无误。

5. 门诊患者身份核对程序见图 2-1。

（二）住院患者身份确认和核对程序

1. 住院患者身份确认方法　执行一切医疗护理活动前必须同时至少以患者姓名和登记号两种标识进行患者身份确认。

2. 清醒患者　由患者陈述自己的姓名，核对患者腕带上的姓名、登记号、床号，确认患者身份。

3. 昏迷、气管插管、气管切开、失语、婴幼儿等无法向医务人员陈述自己姓名的患者由家属或陪同人员陈述患者姓名并严格核对患者腕带的姓名、登记号、床号，确认患者身份。无陪伴者由护士严格核对患者腕带的姓名、登记号、床号，确认患者身份。

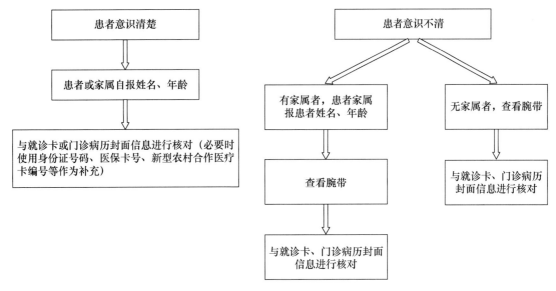

图 2-1　门诊患者身份核对程序

4. 身份不明住院患者　无名氏＋当天 4 位数日期＋登记号（如无名氏 0928，1234567）。

5. 执行配血标本采集、输血及输血制品特殊用药、特殊治疗时须双人共同床边核对患者身份资料，确认患者身份准确无误。

6. 住院患者身份核对程序见图 2-2。

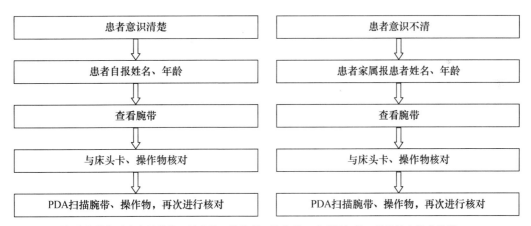

注：操作物指操作时患者的药物及治疗单、检验单、检查单、手术通知单、特殊饮食治疗单等。

图 2-2　住院患者身份核对程序

（三）新生儿腕带佩戴及身份识别

1. 对新生儿按出生常规处理后，助产士立即与产妇确认母亲姓名、住院号、新生儿性别、出生日期和时间。男婴选择蓝色腕带，女婴选择粉红色腕带，填写新生儿双腕带信息（产妇信息），双人核对后，逐一与产妇进行再次核对，确认无误后立即佩戴双腕带。新生儿在没有起名之前，使用其母亲姓名之婴，如张三之婴，若是双胞胎或以上的情况，则

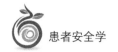

使用母亲姓名＋之婴数字，如张三之婴1、张三之婴2，以此类推。

2. 腕带信息必须保证准确无误，注明产妇姓名、住院号及新生儿性别及出生日期。书写腕带信息时必须字迹清楚，使用不褪色圆珠笔。

3. 新生儿住院期间必须佩戴腕带。腕带松紧适宜，脱落应及时重新固定。若腕带损坏或丢失，仍需要双人按以上方法核对后立即补戴。

4. 新生儿入室时，交接双方严格查对新生儿基本信息与腕带和新生儿出生记录是否一致，并做好交接记录。

5. 每次护理及操作前后，严格核对新生儿腕带、腰牌及床头卡，确保新生儿信息准确无误。

6. 新生儿腕带信息字迹模糊需要更换时，应由两名护士共同核对后完成，并做好记录。

7. 做好产妇及家属的宣教工作，保证腕带常规佩戴，便于新生儿身份识别。

8. 出院新生儿应严格核对腕带所有信息，准确无误后方可摘掉并统一回收处理。

（四）转科交接时身份识别制度和流程

1. 入院手续　对无法识别身份的患者要在病程中注明原因，待明确患者身份后再按书写规范进行补写。

2. 医务人员在各类诊疗操作中，必须严格执行查对制度，应至少同时使用姓名、性别、床号3种信息确认患者身份。

3. 护士在为患者配备腕带时，必须两人核对。腕带记录信息为科室、姓名、性别、年龄、床号、住院号、过敏史。若腕带损坏，更新时同样需要两人核对。

4. 护士在为患者配备床头牌时，必须两人核对。床头牌记录信息为床号、姓名、性别、血型、过敏史、入科时间。若床头牌损坏，更新时同样需要两人核对。床头牌与腕带相关信息要一致。

5. 医务人员在为所有患者进行诊疗操作前，必须同时使用腕带信息核实和床头牌信息核实两种方法进行患者身份确认。为清醒、能沟通的患者进行诊疗操作前，必须亲自进行沟通，以确认患者身份。

（五）特殊人群身份识别

1. 特殊人群身份识别指意识不清、语言交流障碍、感觉器官功能不全、婴幼儿、痴呆、无姓名或镇静期间患者的身份识别。

2. 患者就诊时，护士应通过陪伴者获得患者姓名、年龄、籍贯、出生年月、ID号或住院号、支付方式等信息。患者入院时，应填写腕带，与陪伴者核对无误后，系于患者手腕。

3. 无陪伴的患者，护士可为其暂取名，系腕带。

4. 对感觉器官功能不全如失聪、视力差，或有语言沟通障碍的患者，护士可借助笔、纸、卡片、手语等工具，确认患者身份。

5. 对特殊患者的交接或转科有严格的制度规定。

6. 新生儿入院时，身份识别见新生儿身份识别。

7. 为患者设立醒目的身份识别标志，提醒其他工作人员注意。

8. 及时、准确做好身份识别记录。

四、统一排查辨识工具

医院应当排查全院用来进行患者身份辨识的各种病历单、检查检验表单、操作治疗表单、住院患者腕带等，对于没有病案号的辨识工具立即提出改进措施：将治疗单、检查单等表单及病历上的住院号改为病案号，对缺失病案号的表单予以增补。请计算机中心协助，凡是经过电子病历打印的各种表单必须显示患者的病案号。

门诊护士对门诊患者的病历身份辨识条形码进行排查，一旦发现条形码缺少或破损，应立即更换。护士站在接待入院新患者时，责任护士核对信息后为患者佩戴腕带。护理部在全院范围内推广 PDA 扫描，实现护士对患者身份全程核对。

第三节　输血安全识别

输血是一项宝贵且高危产品的静脉输注，近年来，输血已逐步成为临床抢救、治疗危重患者的一种不可替代的治疗手段。整个输血链环节多、过程繁杂，任何一个环节尤其是身份核查环节的差错都将给患者带来输血安全隐患。血液安全问题成为 WHO 的重点工作之一，加强输血安全管理是所有医务人员的职责。

一、输血安全识别原则

1. 取血时核查　根据输血医嘱，取血护士和血库人员共同核对患者信息、供血者与受血者的姓名、血型、Rh 类型，已备好的血液制品的种类、剂量、血型、血袋号码和失效期，以及交叉配血和相容性检测的记录（有无凝集反应）。检查血液质量，是否有溶血以及肉眼可见的其他异常现象。核对无误后签名取血。

2. 输血前核对　责任护士按静脉输血要求准备用物，与查对者认真核对患者床号、姓名、ID 号、血袋号、血型、交叉配血结果、血制品种类、剂量及采血日期、献血者姓名等，检查血液质量、血袋完整性和输血装置是否完好，必要时邀请患者或家属参与查对血型。

3. 输血时，应床边双人执行输血医嘱。再次核对床号、姓名、血型、剂量，确认与配血报告相符。检查血袋有无破损渗漏，血液颜色是否正常。用符合标准的输血器进行输血，先调慢速度，每分钟 15～20 滴，观察患者反应，20 分钟后患者无不适，可适当调整输血速度。

4. 完成输血后，再次核对医嘱以及患者床号、姓名、血型、剂量、配血报告单，血袋标签的血型、编号、献血者姓名、采血日期。

5. 详细记录患者输血开始和结束时间、患者的反应等，将血袋条形码贴在护理记录单相应栏内并双人签名。

二、血液贮存安全管理

1. 血液出入库的核对、发放均有登记，并保存完整，计算机管理设施用于血液管理，电子文档有安全备份。

2. 不同血型的全血、成分血分型分层存放或在不同冰箱存放，标识明显。

3. 血液发出后，受血者与献血者标本于 2℃～6℃ 保存至少 7 天。

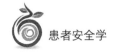
三、输血前安全识别

由输血科发血者和临床科室领血者共同完成，领血者需要具备相应资质。

1. 按规定检查从血库领取的血液对患者安全至关重要，必须核对已和受血者作过交叉配血试验的血袋，并确认受血者是否正确。

2. 血液发出前，必须书面确认用于输血的血液，以及供血者和受血者的血型无误。

3. 血液发出前，血液相容的记录标签必须紧附在血袋上。

4. 标签上需要注明受血者身份的两种标识代码、相容试验的结果，以及供血者的编码。输血结束前，标签和血袋同处存放。

5. 血液发出前，还要检查全血和成分血是否发生溶血，是否有细菌污染迹象，以及其他肉眼可见的任何异常现象。

四、输血查对制度

1. 双人核对交叉配血医嘱。采集血交叉标本时，护士应仔细查对医嘱、输血知情同意书、输血申请单、检验条码；核对床号、姓名、住院号、登记号，以确认受血者。一次只为一人取交叉配血，取配血时，双人床边查对患者的身份。

2. 主班打印输血治疗单前应核对原始血型和临时医嘱，确认无误后方可执行。有原始血型者应写明血型。

3. 护士取血时，与配血者共同核对，做好"三查十对"，即：查血袋标签是否完整清晰、血袋有无破损渗漏、血液有无凝块等异常；核对患者床号、姓名、性别、住院号、血袋号、血型、交叉配血试验结果、血液类型、血量及有效期。

4. 输血前，再次由两名护士或者两名医护人员核对输血医嘱、治疗单、原始血型单，共同携带病历到患者床边核对。如患者神志清楚，让患者自报床号、姓名；如患者神志不清，患者家属报患者床号、姓名。认真核对手腕带，可使用 PDA 扫手腕带上二维码，再次对患者进行身份确认，确认患者的住院号、床号、姓名、性别、血袋号、血型、交叉配血试验结果、血液类型、血量、有效期与交叉配血报告单相符。核对血液后，双人签字，用符合国家标准的一次性输血器进行规范输血，并将上述情况记录在护理记录单上。

5. 输血过程中严密观察生命体征、排尿情况、皮肤黏膜等情况，注意倾听患者的主诉，手术患者注意观察切口渗血情况，同时观察静脉穿刺部位有无血肿或渗血现象，如有上述现象，及时作相应处理。出现输血反应时，及时通知医生和输血科，并配合处理，保留血袋余血及输血器备查。

6. 输血完毕后，再次执行"十对"，并将交叉配血报告单存放于病历中，记录输血完毕的时间及有无输血不良反应，做好输血登记。

7. 血袋送输血科保留 24 小时，以备必要时核查。

第四节　输液安全识别

静脉输液目前已经成为医疗护理工作中主要的治疗手段之一，正确识别患者身份是患者输液管理的重要内容，也是保证输液安全的关键途径。静脉输液是护士必须熟练掌握的一项护理技能，但在实际临床护理工作中，因未严格执行身份识别查对制度，打错针、给错药的现象屡有发生。护理差错最常发生在静脉输液中，严重影响护理质量，而身份识别错误是静脉输液出现问题的主要原因。提高护士对静脉输液患者身份识别的准确性，可确保对正确的患者实施正确的静脉输液操作，有利于切实保障患者及医护人员的利益，保证医疗安全，减少医疗不良事件的发生。

一、静脉输液安全查对制度

1. 输液前必须严格执行"三查八对"。三查：摆药后查；服药、注射、处置前查；服药、注射、处置后查。八对：核对床号、姓名、药名、剂量、浓度、时间、用法、有效期。

2. 备药前要检查药品质量，水剂、片剂注意有无变质，安瓿、注射液瓶有无裂痕；密封铝盖有无松动；输液袋有无漏水；药液有无浑浊和絮状物。过期药品、有效期和批号如不符合要求或标签不清者，不得使用。

3. 备药后必须经第二人核对方可执行。

4. 易致过敏药物，给药前应询问有无过敏史；同时，护理部要协同医院药学室，根据药物说明书，规范及健全皮试药物操作指引及药物配伍禁忌表。使用毒、麻、精神药物时，严格执行《医疗机构麻醉药品、第一类精神药品管理规定》（卫医药〔2005〕438号文件）。护士要反复核对，用后安瓿及时交回药房。使用多种药物时，注意有无配伍禁忌。

5. 发药、注射时，患者如提出疑问，应及时检查，核对无误后方可执行。

6. 输液瓶加药后要留下安瓿，经另一人核对后方可使用。

7. 严格执行床边双人核对制度。

二、静脉输液患者身份识别核查流程图

静脉输液患者身份识别核查流程见图 2-3。

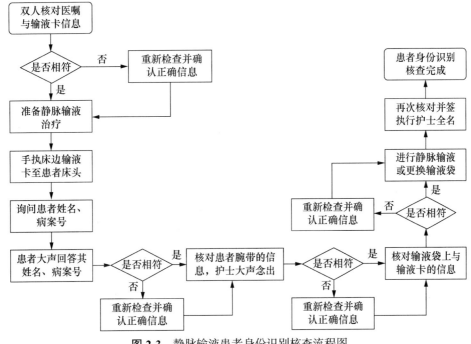

图 2-3　静脉输液患者身份识别核查流程图

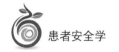

三、PDA 使用提高静脉输液查对安全

随着信息化技术的飞速发展，医疗系统也进入信息化建设。护理工作作为医疗过程中不可或缺的部分，其信息化也得到越来越多专业人士的重视。PDA 移动护理终端是现有的医院信息系统（hospital information system，HIS）在床旁工作的一个手持终端执行系统，它具有方便、快捷、小巧、便于携带、操作性和实用性强等特点。PDA 腕带识别方式用于静脉输液安全核查中，可以减少人为和环境因素造成的输液身份查对错误，提高输液身份识别的准确性。

1. PDA 腕带佩戴 患者入院后，打印以住院号编码的条形码腕带并戴于患者腕部作为身份标识。信息包括患者姓名、性别、年龄、住院号、住院科室及条形码。PDA 系统集成了患者的住院号、床号、姓名、性别、年龄、入科时间、临床科室、诊断情况、主治医生、疾病状态、饮食情况、护理级别、费用等基本信息。护士在床旁为患者进行治疗护理时，用 PDA 扫描腕带进行患者身份识别与确认。扫描患者腕带及输液条码，即可获得患者姓名、输液卡、目前的输液状态等一系列对应信息。

2. 腕带身份识别 责任护士在每次进行静脉输液、更换液体时都必须通过 PDA 系统扫描患者腕带和输液瓶签上的条码进行核对，若信息完全匹配，PDA 同步发出悦耳的"嘀"声，语音提示"执行成功"。如 PDA 扫描的患者手腕信息与输液瓶签条码不相符，会发出刺耳的警报声，并提示"不是该名患者"。

3. PDA 静脉输液配药核对 闭环管理护士核对输液卡、液体瓶签、药品，在瓶签摆药处签字并配置液体，然后登录 PDA 本人工号，在药品核对——"待核对"界面扫描配置好的液体瓶签（注意空安瓿或药瓶勿弃去），PDA 记录护士加药时间及签名；再次核对空安瓿与瓶签，无误后，由另一名护士登录 PDA 本人工号，协助完成配置药液的核对工作。如果核对信息完全匹配，PDA 同步发出悦耳的"嘀"声，语音提示"执行成功"；若核对不匹配，PDA 会显示此液体不是该患者的警示框，以提醒护士纠错。经双人核对配药成功的液体，自动转入"已核对"界面，显示加药者与核对者的姓名及时间。只有完成核对配药成功的液体，方可进行输入，否则护士输液、更换液体，用 PDA 扫描患者腕带上的条码和输液瓶签时，PDA 不仅会发出警告声，而且会同步显示输液单未进行加药核对的警示框。

第五节　手术安全识别

一、手术安全核查制度

1. 术前一日，责任护士遵医嘱查对手术患者的床号、姓名、性别、年龄、手术名称、手术部位及腕带等，并对手术区域进行皮肤准备。手术医生对手术患者进行手术部位标识。

2. 手术当日，患者送入手术室前，病房护士认真检查手术患者术前各项准备完成情况，并再次核对患者腕带及手术部位标识。接患者时，病房责任护士与手术室接手术患者的护士共同按"送接手术护理单"查对患者术前准备落实情况，包括科别、住院号、床号、姓名、腕带、性别、年龄、诊断、手术名称及部位（左、右）及其手术部位术前标识，术前用药、输血前八项结果、药物过敏试验结果与手术通知单是否相符，手术医嘱所带的药品、物品（如 CT、X 线片）。评估患者的整体状况及皮肤情况，询问过敏史。

3. 落实手术时的安全核查，建立手术安全核查记录 由手术医师、麻醉医师和巡回护士三方，在麻醉实施前、手术开始前和患者离室前，共同对患者身份、手术部位、手术方式、麻醉及手术风险、手术使用物品清点等内容进行核对，输血的患者还应核对血型、用血量。应有手术医师、麻醉医师和巡回护士三方核对、确认并签字。

（1）各级各类手术，其他有创操作可参照执行。

（2）患者均应佩戴有患者身份识别的信息以便核查。

（3）有执业资质的手术医师、麻醉医师和手术室护士三方（以下简称三方），分别在麻醉实施前、手术开始前和患者离开手术室前，由手术医师或麻醉医师主持，三方共同对患者身份和手术部位等进行核查，并逐项填写《手术安全核查表》。

4. 术中用药、输血的核查 由麻醉医师或手术医师根据情况下达医嘱并做好相应记录，由手术室护士与麻醉医师共同核查。

5. 住院患者的《手术安全核查表》应归入病历中保管，非住院患者《手术安全核查表》由手术室负责保存 1 年。

6. 手术科室、麻醉科与手术室的负责人是本科室实施手术安全核查制度的第一负责人。

7. 医疗机构相关职能部门应加强对本机构手术安全核查制度实施情况的监督与管理，提出持续改进的措施并加以落实。

二、手术安全核查的内容及流程

1. 麻醉实施前 三方按《手术安全核查表》依次核对患者身份（姓名、性别、年龄、病案号）、手术方式、知情同意情况、手术部位与标识、麻醉安全检查、皮肤是否完整、术野皮肤准备、静脉通道建立情况、患者过敏史、抗菌药物皮试结果、备血情况、假体、体内植入物、影像学资料等内容。

2. 手术开始前 三方共同核查患者身份（姓名、性别、年龄）、手术方式、手术部位与标识，并确认风险预警等内容。手术物品准备情况的核查由手术室护士执行并向手术医师和麻醉医师报告。

3. 患者离开手术室前 三方共同核查患者身份（姓名、性别、年龄）、实际手术方式，术中用药、输血的核查，清点手术用物，确认手术标本，检查皮肤完整性、动静脉通路、引流管，确认患者去向等内容。三方确认后分别在《手术安全核查表》上签名。

4. 手术安全核查必须按照上述步骤依次进行，每一步核查无误后方可进行下一步操作，不得提前填写表格。

第六节 临床借鉴

一、案例描述

某病区护士术前转运交接未严格执行身份识别查对制度，本应送患者 A 手术，错送患者 B 至手术室。手术室护士在术前核查中发现患者身份不符，将 B 患者送回病区另行

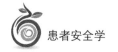

安排，重新接入正确手术患者 A。

二、案例分析

预防不良事件再次发生的有效防范措施是识别导致不良事件发生的原因，应进行根本原因分析（root cause analysis，RCA）。RCA 的应用范围主要有前哨事件，或严重度评估等级矩阵（severity assessment code matrix，SACM）一级或二级的事件以及 SACM 为三级或四级但发生频率高的事件。该案例属于前哨事件，即手术患者识别错误，虽然及时发现未导致不良后果，但仍需要进行根本原因分析，找出系统失误，以避免同类型事件发生。

1. RCA　团队包括护理部主任、护理部质控护士长、科室主任、护士长、专科护士、病区安全员（护士）。团队成员对事件相关资料进行确认，由专科护士主要负责资料的收集。相关资料应在事件发生后尽快收集，美国医疗机构联合评审委员会要求参加评审的医院在 45 天内完成 RCA 报告。

2. 完成事情描述　案例可采用访谈法，在事件发生后的第 2 天开始进行资料收集，以完整呈现事情的经过。事件涉及范围：病区、手术室。相关人员：护士 A、护士 B、工勤人员 C、患者 A、患者 B。事件关系物：手术通知单、患者病历本、患者腕带。事件描述内容如下：①手术室工勤人员 C 按纸质版手术通知单上的信息要求去病区接患者 A 去手术室；②护士 A 放下手中工作，去护士台拿到现床患者 B 的病历后至床旁。核对床号后，护士 B 就此填写了手术核查表和转运单，手术室工勤人员 C 把患者 B 接入手术室；③将患者 B 接入手术室后，手术室医生及护士核对信息后，发现患者身份不符，立即报告了手术室护士长，手术室护士长通知病区护士长，了解事件经过确认出错后，立即安排患者 A 至手术室手术，并上报不良事件。

3. 找出可能原因　从人员、设备、流程、环境 4 方面找出导致本次接错手术患者事件的可能原因，见图 2-4。

4. 剖析根本原因　RCA 团队应用五问法，组长通过反复提问"为什么"的方式启发团队成员解开问题表象，探究问题根本原因。对于每个"为什么"问题的新答案不断再次

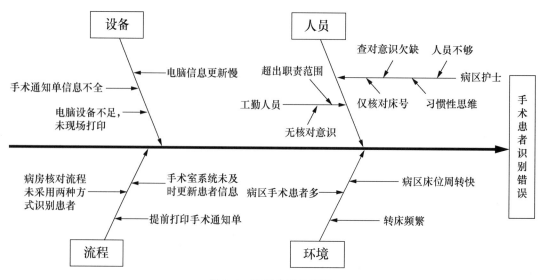

图 2-4　原因分析鱼骨图

提问，直到没有新答案，最后的原因就是问题的根本原因。通过一系列提问，确认本案例中手术患者接错事件的根本原因是：①病房床位变动未按照流程及时告知手术室；②手术通知单提前打印，未能反映最新信息；③流程中缺少（必须核对住院号）屏障；④未严格执行患者身份识别制度流程，培训不足。

5. 制订并执行改进对策　针对本次事件的根本原因制订相应改进对策，同时为了更好地避免错误的发生，对本次事件的人员、制度、流程也制订了相应的改进对策。

（1）制订手术患者病区至手术室转运交接流程：针对外科手术患者，全院制订新的病区至手术室转运交接制度，关注重点环节、重点内容，进行流程的细化。具体流程及内容如下：①护士台：手术工勤人员携带"手术通知单"至病区护士台，护士按"手术通知单"上的住院号查床号，并记录在手术通知单上，与病史首页核对，与患者腕带核对，同时核对手术所需物品。核对内容包括病区床号、姓名、登记号、住院号、年龄、性别、诊断、手术名称、各类同意书、各类报告单、手术带药、手术用物。②患者床旁：护士携带病历，手术带药、手术用物等放于治疗车上推至患者床旁，同时工勤人员将推车推至床旁；与患者及家属宣教解释；护士将病历与患者腕带进行身份核对，同时检查患者皮肤情况，完成术前准备核查，填写"术前准备核查表"和"转运交接单"并签名，术前准备核查内容包括手术部位标记、皮肤准备等；核对手术带药；护士协助工勤人员或家属将患者移至转运床上。③手术室门口：工勤人员护送患者至手术室门口，手术护士根据手术通知单、病史首页、患者腕带对患者进行身份识别与核查，核对内容包括姓名、住院号、手术名称、手术部位标记、手术带药与手术用物。

（2）改良手术通知单信息：①与网络技术中心、医务处沟通，重新设计手术通知单，取消手术通知单上的床号信息，仅呈现患者姓名、住院号、年龄、性别、病区等内容。运用信息化手段设置安全屏障，确保对每名接入手术室的患者进行身份识别时均必须核对与患者身份信息一致的编码（即住院号），避免因床位号变动、信息更新延迟而导致的错误。②培训相关人员，包括病区护士与工勤人员。新流程制订后，由病区护士长和质量小组组长对全病区护士进行培训，培训后进行考核，确保人人学习、人人掌握。督查知识掌握程度，由护士长随机抽查病区护士对流程制度相关理论知识的掌握情况；由病区护士长或质量控制小组组长不定期抽查新流程的执行情况，对不正确之处及时纠正。

三、建议方案

确保患者安全是医院管理以及护理管理的重要内容。正确识别患者身份是任何安全医疗、护理行为的首要前提。进行患者安全管理时，可从核心制度着手，将制度融入日常流程与规范中，在关键环节设置核对、校验、提醒的机制，利用信息化技术减少人为主观的不利因素，形成有效安全屏障，最大程度保障患者安全。

思考题

1. 患者身份识别错误的概念是什么？
2. 常用的患者身份识别的方法有哪些？

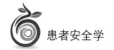

参考文献

1. 中国医院协会. 中国医院协会患者安全目标（2019 版）. https://www.cha.org.cn/site/content/4fd71cec528 07c9ca9d79e182eb4a697.html.

2. Kung JW，Brook OR，Eisenberg RL，*et al*. How-I-Do-It：teaching root cause analysis. *AcadRadiol*，2016，23（7）：881-884.

3. The Joint Commission. Sentinel event policy and procedure.（2019-08-08）https://www.jointcommission.org/ sentinel_event_policy_and_procedures/.

4. 史婷奇，刘莉. 基于 JCI 标准和"三查七对"制度谈患者身份识别. 江苏卫生事业管理，2017，28（6）：150-151，156.

5. 程凤敏，陈海啸，郎云琴，等. 降低病区护理给药前患者身份识别缺陷率的实践与效果. 中华护理杂志，2012，47（1）：52-54.

6. 陈云芳. 手术患者身份识别核查程序的改进. 护理学杂志，2014，29（22）：39-41.

7. 张琦，秦薇，张玉侠. 1 例手术患者身份识别错误的根本原因分析. 中国护理管理，2020，20（1）：54-57.

8. 魏艳芳，邓喜红，黎艳. 双重身份识别在住院患者护理安全管理中的应用. 护理学杂志，2010，25（17）：40-41.

9. 王姗姗，李文芳，孙东晗. 运用追踪方法学减少患者身份识别缺陷. 护理学杂志，2017，32（3）：75-77.

10. 刘义兰，胡璐，陈玲玲，等. 护理人员对患者身份核对的现状与对策. 解放军护理杂志，2010，27（17）：1312-1313，1324.

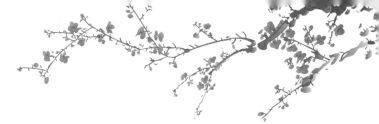

第三章　手术安全

　　据统计，全球每年有总计超过3亿台外科手术，确保手术安全是提高医疗质量的重要环节。"安全手术，挽救生命"是世界卫生组织（World Health Organization，WHO）提出的安全主题之一。国家卫生健康委员会办公厅发布的《2022年国家医疗质量安全改进目标》中的目标八是：降低非计划重返手术室再手术率。2022年中国医院协会发布的《中国医院协会患者安全十大目标（2022版）》中的第三条目标为：强化围术期安全管理。手术安全是患者安全的重要组成部分。

第一节　患者术前安全

　　术前针对患者的检查结果及预期施行的手术方式，采取相应措施，尽可能使患者具有良好的心理准备和身体条件，确保患者术前安全，为手术的顺利实施做好准备。

一、术前系统评估

　　评估患者全身情况。协助做好各项检查，全面筛查患者营养状态、心肺功能及基础疾病，了解患者重要脏器功能（如呼吸系统基础性疾病、心功能不全、糖尿病、肾病等）和全身营养状况，并经相关科室会诊予以纠正及针对性治疗，将患者调整至最佳状态，以降低围术期严重并发症的发生率。

（一）呼吸系统管理

术前根据病情开展必要的肺部评估和肺功能训练。

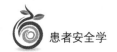

　　术前肺部评估的目的是尽可能减少术后肺部并发症的发生以及其对术后康复与预后产生的不良影响。术后肺部并发症（postoperative pulmonary complications，PPC）主要包括呼吸道感染、呼吸衰竭、胸腔积液、肺不张、气胸、支气管痉挛、吸入性肺炎等，并发症不仅会延长住院患者的住院时间、增加住院费用，还会增加外科患者的术后死亡率。因此，完善术前肺部评估对减少术后肺部并发症的发生十分重要。

　　术前肺部评估可采用加泰罗尼亚外科患者呼吸风险评估（assess respiratory risk in surgical patients in Catalonia，ARISCAT）分级评分系统（表 3-1），主要包括 7 项指标：年龄、术前氧饱和度、近一个月呼吸道感染史、术前贫血、手术部位、手术时间以及是否为急诊手术，PPCs 风险评分＜ 26 分为低风险（＜ 1.6%），26 ～ 44 分为中风险（13.3%），＞ 44 分为高风险（42.1%）。

表 3-1　ARISCAT 分级评分（ARISCAT score）

指标	风险评分	
年龄（岁）	≤ 50	0
	51 ～ 80	3
	＞ 80	16
术前氧饱和度（%）	≥ 96	0
	91 ～ 95	8
	≤ 90	24
近一个月呼吸道感染史	否	0
	是	17
术前贫血（血红蛋白 ≤ 10 g/dl）	否	0
	是	11
手术部位	外周	0
	上腹部	15
	胸腔内	24
手术时长（小时）	≤ 2	0
	2 ～ 3	16
	＞ 3	23
急诊手术	否	0
	是	8
得分		
风险评级	＜ 26 分：低风险（＜ 1.6%）	
	26 ～ 44 分：中风险（13.3%）	
	＞ 44 分：高风险（42.1%）	

　　肺功能训练是为高危患者制订的呼吸锻炼计划，通过指导患者进行有效咳嗽、吹气球以及指导家属及陪护使用胸背部叩击等方法，使患者能够及时清除呼吸道分泌物，保持呼吸道通畅，提高肺功能和手术耐受性，降低术后呼吸系统并发症的发生率。

（二）营养状况评估

营养不良是导致患者术后预后不良的独立危险因素之一。术前营养风险筛查可发现存在营养风险的患者，以针对性地进行营养支持，从而改善患者的临床结局，减少术后感染性并发症的发生率及病死率。术前常采用营养风险筛查2002（nutritional risk screening 2002，NRS 2002）进行营养风险评估，见表3-2。营养风险筛查2002是欧洲肠外肠内营养学会（ESPEN）推荐使用的住院患者营养风险筛查方法，总评分包括三个部分的总和，即疾病严重程度评分＋营养状态评分＋年龄评分。

1. NRS 2002对于营养状况降低的评分及定义

（1）0分：定义——正常营养状态。

（2）轻度（1分）：定义——3个月内体重丢失5%或食物摄入为正常需要量的50%～75%。

（3）中度（2分）：定义——2个月内体重丢失5%或前1周食物摄入为正常需要量的25%～50%。

（4）重度（3分）：定义——1个月内体重丢失5%（3个月内体重下降15%）或体重指数（body mass index，BMI）< 18.5 kg/m^{2}或者前1周食物摄入为正常需要量的0～25%。

注：4项中任一个符合就按其分值计算，几项均有以高分值为准。

2. NRS 2002对于疾病严重程度的评分及定义

（1）1分：慢性疾病患者因出现并发症而住院治疗。患者虚弱但不需要卧床。蛋白质需要量略有增加，但可以通过口服补充剂来补充。

（2）2分：患者需要卧床，如腹部大手术后，蛋白质需要量相应增加，但大多数人仍可以通过肠外或肠内营养支持得到恢复。

（3）3分：患者在加强病房中靠机械通气支持，蛋白质需要量增加而且不能通过肠外或肠内营养支持所弥补，但是通过肠外或肠内营养支持可使蛋白质分解和氮丢失明显减少。

3. 评分结果与营养风险的关系

（1）总评分≥3分（或胸腔积液、腹水、水肿且血清白蛋白< 35 g/L者）：表明患者营养不良或存在营养不良的风险，应该使用营养支持。

（2）总评分< 3分：每周复查营养评定。以后复查的结果如果≥3分，即进入营养支持程序。

（3）如患者计划进行腹部大手术，则在首次评定时按照新的分值（2分）评分，并最终按新总评分决定是否需要营养支持（≥3分）。

表3-2　住院患者营养风险筛查NRS 2002评估表

患者资料	
姓名	住院号
性别	病区
年龄	床号
身高（m）	体重（kg）
体重指数（BMI）	血清白蛋白（g/L）
临床诊断	

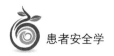

疾病状态		
疾病状态	**分数**	**若"是"请打"✓"**
骨盆骨折或者慢性病患者合并以下疾病：肝硬化、慢性阻塞性肺病、长期血液透析、糖尿病、肿瘤	1	
腹部重大手术、脑卒中、重症肺炎、血液系统肿瘤	2	
颅脑损伤、骨髓移植、加护病患（APACHE＞10分）	3	
合计		

营养状态		
营养状况指标（单选）	**分数**	**若"是"请打"✓"**
正常营养状态	0	
3个月内体重减轻＞5% 或最近1周进食量（与需要量相比）减少20%～50%	1	
2个月内体重减轻＞5% 或 BMI 18.5～20.5 kg/m² 或最近1周进食量（与需要量相比）减少50%～75%	2	
1个月内体重减轻＞5%（或3个月内减轻＞15%）或 BMI＜18.5（或血清白蛋白＜35 g/L）或最近1周进食量（与需要量相比）减少70%～100%	3	
合计		

年龄		
年龄	**分数**	**若"是"请打"✓"**
年龄≥70岁	1	

营养风险筛查评估结果
营养风险筛查总分

处理
□总分≥3.0：患者有营养不良的风险，需营养支持治疗
□总分＜3.0：若患者接受重大手术，则每周重新评估其营养状况
执行者：　　　　　　　　　　　　　　　　　　时间：

（三）心理评估及护理

围术期患者常常产生焦虑、抑郁等情绪，当情绪反应严重时会对麻醉和手术的顺利开展及术后康复产生不良影响。为解除或缓解围术期患者不良情绪，取得患者配合，建立良好的护患关系，术前需对患者心理状况进行评估并掌握患者心理变化的原因，针对性地给予有效的心理支持，以缓解其焦虑、恐惧及紧张情绪。术前常用的患者心理评估工具为焦虑自评量表（Self-Rating Anxiety Scale，SAS），见表3-3。SAS采用4级评分，主要评定项目所定义的症状出现的频度，其标准为：1：没有或很少时间；2：小部分时间；3：相当多的时间；4：绝大部分或全部时间。由患者自评，将各个项目得分的和乘以1.25后取整数部分得到标准分。低于50分者为正常，50～60分者为轻度焦虑，61～70分者为中度焦虑，70分以上者为重度焦虑。

表 3-3 SAS 焦虑自评量表

症状	频度			
我觉得比平时容易紧张和着急（焦虑）	1	2	3	4
我无缘无故地感到害怕（害怕）	1	2	3	4
我容易心里烦乱或觉得惊恐（惊恐）	1	2	3	4
我觉得我可能要发疯（发疯感）	1	2	3	4
我觉得一切都很好，也不会发生什么不幸（不幸预感）	1	2	3	4
我手脚发抖打颤（手足颤抖）	1	2	3	4
我因为头痛、颈痛和背痛而苦恼（躯体疼痛）	1	2	3	4
我感觉容易衰弱和疲乏（乏力）	1	2	3	4
我觉得心平气和，并且容易安静坐着（静坐不能）	1	2	3	4
我觉得心跳得快（心悸）	1	2	3	4
我因为一阵阵头晕而苦恼（头昏）	1	2	3	4
我有过晕倒发作，或觉得要晕倒似的（晕厥感）	1	2	3	4
我呼气、吸气都感到很容易（呼吸困难）	1	2	3	4
我手脚麻木和刺痛（手足刺痛）	1	2	3	4
我因胃痛和消化不良而苦恼（胃痛或消化不良）	1	2	3	4
我常常要小便（尿意频数）	1	2	3	4
我的手常常是干燥温暖的（多汗）	1	2	3	4
我脸红发热（面部潮红）	1	2	3	4
我容易入睡并且一夜睡得很好（睡眠障碍）	1	2	3	4
我做噩梦（噩梦）	1	2	3	4
总分				
标准分（总分 ×1.25 后取整）				

评价标准：
< 50 分：正常
50 ～ 60 分：轻度焦虑
61 ～ 70 分：中度焦虑
> 70 分：重度焦虑

（四）术前访视

术前访视是手术室工作的一个重要项目，其目的在于为患者提供整体服务，提升患者对手术的了解程度，提高患者的依从性。手术安全是一个交互的过程，既需要医护工作者的监管，也需要患者的配合，术前访视能够增强患者对手术的认知，提高其手术的配合度，从而降低风险事件的发生率。

术前访视由麻醉师和手术室护士完成。

1.麻醉师术前访视

（1）访视时间：麻醉师接到手术通知后，于术前 1 ～ 2 天到病房对患者进行访视。

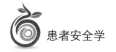

（2）访视内容：病史询问、体格检查、实验室检查等。

（3）访视目的：完善术前准备，制订麻醉计划；指导患者配合麻醉；麻醉医生与外科医生充分沟通，根据个体差异制订麻醉计划，确保手术麻醉顺利展开。

2. 手术室护士术前访视

（1）访视时间：护士在接到手术通知后，于术前1天到病房对患者进行访视。

（2）访视内容：

①了解患者的基本信息、病情及手术内容，麻醉方式；

②参与手术护士进行自我介绍；

③评估：a. 评估患者的皮肤情况：有无压力性损伤、破损、皮疹、瘀斑等，如果有，在术前访视单上注明具体情况；b. 评估患者活动情况：活动时是否需要他人协助，有无偏瘫、截瘫、牵引等，如有，在术前访视单上注明具体情况；c. 手术需要的各种检查、检验项目是否完成；d. 患者心理情况：轻松、紧张、焦虑、抑郁、恐惧等；e. 与患者交流的语言：普通话、方言、外语，根据情况酌情调整合适的护士，便于与患者沟通。

④手术宣教：说明手术的内容、手术室环境、手术体位及具体流程等，减轻患者的心理压力，根据患者的具体情况实施个性化的交流形式，帮助患者树立信心。要详细说明手术的注意事项，强调患者依从性对手术的影响，提高患者的配合度。

（3）访视目的：了解患者情况，制订手术护理计划；指导患者配合手术；确保手术顺利展开。

二、术前会诊制度

很多患者同时患有几种疾病，病情复杂，涉及两个甚至多个学科，为降低手术风险，术前应根据需要，请相关科室会诊，并进行检查与治疗。对于特殊风险患者，应采取多学科讨论的方式，共同商议治疗方案，最大限度降低患者的手术风险，确保患者安全。

三、术前用药安全

（一）术前抗生素的应用

根据《抗菌药物临床应用指导原则》建议，接受清洁手术者，在术前0.5～2 h给药，或麻醉开始时给药。如果手术时间超过3 h，或失血量大（＞1500 ml），可于手术中给予第2剂。抗菌药物的有效覆盖时间应包括整个手术过程。如果是手术时间较短（＜2 h）的清洁手术，术前用药1次即可。

（二）老年患者术前用药安全

随着老龄化社会的到来，老年患者手术数量日益增加，据统计，2016年65～74岁老年人术后死亡率为5%左右，75岁以上为10%左右。老年人也是用药的主要群体。美国的一项统计显示，87%的老年人至少使用1种处方药，36%的老年人使用5种或以上处方药，38%的老年人使用非处方药。我国的一项研究显示，老年住院患者服用两种及以上药物者占81.4%。由于老年人生理功能的改变，其术后死亡病例占总体术后死亡病例的60%以上，且其术后并发症的发生率明显高于年轻人。围术期使用与手术无关的药物可增加患者术后并发症发生的风险，而滥用药物或遗漏药物均能增加药品不良事件的发生。此外，围术期用药差错发生率较高。因此，对于老年患者，在术前获得其完整的用药史并进行评估和分析对其围术期用药安全尤为重要。

根据 2012 年美国外科医师协会全国质量改进项目（American College of Surgeons National Surgical Quality Improvement Program，ACS NSQIP®）联合美国老年医学会（American Geriatrics Society，AGS）共同发布的《老年患者最佳术前评估指南》（*Optimal Preoperative Assessment of the Geriatric Surgical Patient*）及美国老年医学会 2015 年更新的老年人潜在不适当用药 Beer 标准，对老年择期手术患者的术前长期用药进行统计、分析及评价，为临床老年患者围术期用药管理提供参考。术前应避免使用的药物见表 3-4，术前应继续使用的药物见表 3-5。

表 3-4　术前应避免使用的药物

项目	药物名称
可能增加手术风险的药物	非心血管手术术前应用阿司匹林 非心血管手术术前应用氯吡格雷 非心血管手术术前应用华法林 同时使用阿司匹林及氯吡格雷
可能产生麻醉中药物相互作用的药物	血管扩张药如硝普钠和硝酸甘油等 单胺氧化酶抑制药如司来吉兰等
根据 Beer 标准判断老年人应避免使用的药物	潜在不适当用药如地西泮、右佐匹克隆等 应谨慎使用的药物如卡马西平等
术前需暂停的中草药及膳食补充剂成分	含有人参成分的中成药（麝香保心丸、通心络胶囊） 含银杏成分的中成药（银杏叶胶囊 / 片 / 提取物胶囊） 含其他潜在不适当用药的成分（可乐定）

表 3-5　术前应继续使用的药物

项目	药物名称
存在撤药反应的药物	β 受体阻断剂（如美托洛尔、比索洛尔等）
选择性 5- 羟色胺再摄取抑制剂	西酞普兰、舍曲林
苯二氮䓬类药物	地西泮
单胺氧化酶抑制剂	来氟米特

四、术前健康教育

针对不同患者，可采用书面、多媒体、网络等多种形式，做好围术期相关知识的健康教育，使患者及家属对麻醉、手术过程及围术期间配合、饮食要求等有所了解。根据病情需要，给予患者相应的术前适应性训练，如有效咳嗽、床上大小便、体位训练等。

五、术前准备工作

1. 根据手术要求，完成术前各项技术操作　包括手术区域皮肤准备、备血、皮试、胃肠道准备、灌肠、导尿、留置胃管等。

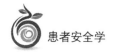

2. 评估患者的睡眠、生命体征、月经情况，如有异常及时汇报给医生。

3. 手术前，检查各项准备工作是否落实到位　患者取下活动性义齿、妥善保管贵重物品、更换手术衣裤、排小便；护士核对手术标识，给予患者术前用药，随带病历和术中用物护送患者进手术室。

4. 护士根据手术及麻醉方式铺麻醉床，准备术后用物，如吸氧装置、吸痰物品、监护设备、引流装置等，确保急救物品处于备用状态。

第二节　患者术中安全

一、正确识别患者身份

严格执行查对制度，确保手术患者、手术部位及手术方式正确。

1. 至少同时采用两种方法核对患者　①腕带法；②反问式核对法：由患者自己或家属说出姓名、手术部位等信息。

2. 至少同时采用两种方法识别患者身份　如姓名、住院号、出生日期等，不得将条码扫描等信息识别技术作为唯一的识别方法。

3. 确保手术通知单信息、手术病历信息与患者本人腕带信息完全一致。

4. 对精神病患者、意识障碍、语言障碍、婴幼儿等特殊手术患者，应有身份识别标识（如腕带、指纹识别等），同时有患者家属或陪同人员参与身份确认。

5. 对重点患者，如产妇、新生儿、无名氏、儿童、意识不清、语言交流障碍、镇静期间患者的身份识别和交接流程需要有明确的制度规定与交接记录。

6. 在输血、标本送检、使用植入物等时，采用双人核对方式来识别患者身份。

二、强化手术安全核查

（一）评估与准备核查

评估患者皮肤、过敏史，查看感染筛查、凝血功能四项、免疫八项等生化检查；检查仪器设备、物品耗材、植入物等准备情况，须完成各项术前准备后方可实施手术。

（二）手术部位标识

术前在病房由实施手术的医生标记手术部位，标记时应在患者清醒和知晓（或患者家属知晓）的情况下进行，标记规范应根据手术部位标识制度与操作流程要求实施。

1. 对涉及双重、多重结构（手指、脚趾、病灶部位）、多平面部位（脊柱）的手术，对手术侧或部位有统一规范的标记。

2. 对标记方法、标记颜色、标记实施者及患者参与有明确的规定。

3. 患者送达手术室前或术前准备时，已标记手术部位。

（三）手术安全核查

由麻醉医生或手术医生主持，根据医院规范，在麻醉开始前、手术开始前、患者离开手术间前由麻醉医生、手术医生和手术室护士根据《手术安全核查表》内容逐项核查。离室前核查结束后，由三方签名确认。

1. 麻醉实施前 三方按《手术安全核查表》依次核对患者身份（姓名、性别、年龄、病案号）、手术方式、知情同意情况、手术部位与标识、麻醉安全检查、皮肤是否完整、术野皮肤准备、静脉通道建立情况、患者过敏史、抗菌药物皮试结果、术前备血情况、假体、体内植入物、影像学资料等内容。

2. 手术开始前 三方共同核查患者身份（姓名、性别、年龄）、手术方式、手术部位与标识，并确认风险预警等内容。手术物品准备情况的核查由手术室护理人员执行并向手术医生和麻醉医生报告。

3. 准备切开皮肤前，手术医生、麻醉医生、巡回护士共同遵照"手术风险评估"制度规定的流程，再次核对患者身份、手术部位、手术名称、麻醉分级等内容，并正确记录。

4. 患者离开手术室前 三方共同核查患者身份（姓名、性别、年龄）、实际手术方式、术中用药、输血的核查，清点手术用物，确认手术标本，检查皮肤完整性、动静脉通路、引流管，确认患者去向等内容。

（四）围术期预防性抗菌药物核查

使用预防性抗菌药物前需要双人核对医嘱，检查核对药物名称、包装、日期、药品质量、剂量、给药时间、给药方式等，给药前需要询问患者药物过敏史、近期饮酒史、服药史等，需要皮试的药物遵医嘱为患者进行皮试并查看皮试结果，要严格遵循"三查八对"制度。

（五）手术物品清点

1. 医疗机构应建立物品清点制度和相关的应急预案，明确规定清点的责任人、要求、方法及注意事项等，所有医务人员遵照执行。

2. 严格把控手术器械、敷料清点与核对的时机。器械护士和巡回护士在手术开始前、关闭体腔前后、缝合皮肤前共同清点器械、敷料、纱布、缝针等并记录，保证器械、敷料的完整性，缝合皮肤前双方再次清点无误后，在《手术清点记录单》上签名确认。

3. 清点手术物品时必须是手术者或器械护士和巡回护士共同核对，完全摊开敷料，及时清点并记录手术中追加的器械、敷料。

4. 手术台上必须使用有 X 线显影的敷料。台上敷料不得裁剪，不能作为术后伤口包扎的敷料使用。

5. 如发现器械、敷料数量与术前不符，立即告知医生，并仔细查找，必要时征求手术医生意见采取适当措施，如借助 X 线查找，并在《手术护理记录单》的"术中特殊记录"栏中记录备案。需要主刀医生、巡回护士和器械护士签字、存档，按清点意外流程报告，填写清点意外报告表，并向上级汇报。

6. 当切口内需要填塞治疗性敷料并带离手术室时，主刀医生、器械护士、巡回护士应共同确认置入敷料的名称和数目，并记录在病历中。

7. 操作前后应监测手术器械及物品灭菌效果，高值耗材、植入物和药品使用等采取双人核查制度。

三、确保用药安全

1. 遵医嘱给药，双人核对，严格执行"三查八对"制度。术前给药由手术医生开具临

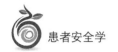

时医嘱，手术室护士执行并签名。术中执行紧急情况下达的口头医嘱，护士执行前必须复述一遍双人核对确认后再执行，并在执行后（术后）30 分钟内补记医嘱。

2. 常用药、急救药品、消毒液、静脉液体必须严格分开放置，标识清晰。规范药品管理程序，对高浓度电解质、易混淆（听似、看似）药品有严格的贮存、识别与使用的相关管理制度。

3. 严格执行麻醉药品、精神药品、放射性药品、化疗药品、医疗用毒性药品及药品类易制毒化学品等特殊药品的使用与管理规范。

4. 规范手术台上的药品管理，严格执行双人核对，标识清楚。手术台上使用的药物必须有明显的标签，标签上应注明药物的名称、浓度、剂量。在手术台上第一种药物未做好标识前，不可加第二种药物上台。手术台下用药必须黏贴标签，标签上应注明药物名称、浓度、剂量、有效期，并准备抽取药物者与核对者的双签名。

5. 消毒液（特别是无色消毒液）现用现倒，不得留在手术台上，避免与药液混淆。

6. 术中输血应严格执行查对制度。由专人负责取血，核对无误双方签字。输血前由麻醉医生与手术室护士共同核对无误后输注。

四、减少医院感染

1. 落实国家感控相关法律法规、《手术室护理实践指南》等，为执行相关规范与指南提供必需的保障和有效的监管措施。

2. 严格遵循无菌操作规范和手术隔离技术，监督手术人员手卫生、穿手术衣、戴手套、消毒、铺单等。

3. 落实术前抗菌药物使用制度，遵照国家卫健委《2015 年抗菌药物临床应用指导原则》，切皮前 0.5～1 小时给予抗菌药物，术中追加抗菌药物应遵循医嘱执行，减少手术相关性感染的发生。

4. 使用合格的无菌医疗器械，手术器械清洗、灭菌与监测应遵循 WS310.1、WS310.2、WS310.3 规范要求，且追溯系统健全。

5. 手术室环境表面清洁消毒应遵循 WS/T512-2016 规范要求。

6. 规范手术间管理，严格控制人员出入，减少开门次数，保持手术间门处于关闭状态，手术间净化系统处于功能状态，回风口不得遮挡，手术安排合理，特殊感染手术标识清楚，落实标准预防。

7. 严格执行各种医疗废弃物规范处理流程，生活垃圾与医疗垃圾需要分类处理，标识清楚，密闭转运。

8. 落实手术室感染监测指标体系并持续改进。

9. 规范人员培训，各级各类人员均要进行医院感染相关培训，如人员着装、工作制度、工作流程、标准预防等。

五、落实临床危急值管理制度

1. 明确临床危急值报告制度，规范并落实操作流程，定期监测评估危急值报告执行情况。

2. 明确危急值报告项目与范围及相关报告流程，如手术室冰冻标本结果为危急值时，报告必须采用书面形式，严禁仅用口头或电话报告的方式。

3.建立危急值报告登记本，记录手术患者的各种检验报告结果、报告人、报告时间、接听人及传达至手术医生的时间，时间记录要精确到分钟。

4.接到非书面危急值报告者应规范、完整、准确地记录患者身份识别信息、检查检验结果和报告者的信息，复述确认无误后及时向主刀医生或麻醉医生报告，并做好记录。

5.医院信息系统需能自动识别、提示危急值，检查检验科室能通过网络及时向相关科室发出危急值报告，并有醒目的提示。

六、加强医务人员的有效沟通

1.合理配置人力资源，关注护理人员的劳动强度。

2.建立规范化信息沟通交接程序，如手术申请、患者交接、标本交接、血制品交接、器械交接等相关监管制度，确保患者交接程序正确执行。

3.确保沟通过程中信息的正确、完整与及时性。

4.规范并严格执行麻醉、手术过程的口头医嘱、电话和书面交接流程。

5.强调为手术团队提供多种沟通方式和渠道，确保沟通的及时性与有效性。

6.建立急危重症手术患者的绿色通道，确保急危重症患者、批量伤员及突发应急情况下的患者能够得到妥善救治。

七、防范与减少意外伤害

1.加强高危手术患者如急危重症、躁动、昏迷患者的管理，制订跌倒、坠床、压力性损伤等应急预案和发生后的处理流程。

2.采取适当约束、护栏保护、受压部位综合防护等有效措施，预防手术患者发生跌倒、坠床、压力性损伤等意外伤害。

3.落实手术患者发生跌倒、坠床、压力性损伤等意外伤害报告制度、应急预案和处理流程。

4.加强各级人员的安全文化培训，强化安全核查，及时发现安全隐患，确保培训到位、核查到位、措施落实到位。

八、主动报告患者安全事件

1.建立手术室安全事件报告制度与流程，提供有效、便捷的报告途径，鼓励全员参与、自愿、主动报告安全隐患和不良事件。

2.汇总和分析护理安全事件，对报告的安全事件进行收集、归类、分析、反馈。对严重事件有根本原因分析和改进措施，落实并反馈结果。

3.建立手术室护理风险评估体系，针对手术室存在的薄弱环节，制订风险防范措施，达到持续改进的目的。

4.加强医务人员安全教育与培训，构建手术室患者安全文化。

九、加强医学装备及信息系统安全管理

1.建立手术室仪器设备的安全管理与监督制度　遵从设备安全操作使用流程，定期维护保养，使用中避免关闭设备警报装置；若发现设备故障，及时与医院相关人员沟通。

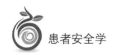

2.建立手术室仪器设备安全使用培训制度　可采用多形式培训方式，并对培训人员、内容、考核等进行记录，确保设备仪器操作的正确性和安全性。

3.加强手术室信息化建设　手术室信息化涉及医院多个部门与科室，同时涉及器材、设备、人员、操作、患者、手术标本等各个方面，要实现信息系统闭环管理，确保安全。

4.落实手术室信息系统安全管理与监督制度　医院信息管理部门应实时监控手术室信息安全，及时阻止外来信息干扰。

十、严格防止手术患者低体温的发生

1.设定适宜的环境温度及湿度，手术室温度应维持在21℃～25℃，相对湿度宜为30%～60%。根据手术不同时段及时调节温度及湿度。

2.手术过程中患者核心体温宜维持在36℃以上。

3.注意覆盖，尽可能减少手术患者的皮肤暴露。

4.正确使用各种加温保暖设备，同时做好病情观察及交接班工作，避免烫伤。

5.用于静脉输注液体、血制品及体腔冲洗的液体宜加温至37℃。

6.对高危患者（如婴儿、新生儿、严重创伤、大面积烧伤患者等）可设定个性化的保温保暖措施，防止计划外低体温的发生。如可在手术开始前适当调高室温，设定个性化的环境温度。

7.加强预防手术患者低体温相关知识的培训，掌握预防低体温及加温设备的使用方法，提高给予患者保暖的意识。

十一、手术体位安全舒适

1.建立及健全各种手术体位摆放的原则、摆放体位的注意事项及评价标准。

2.科室有手术体位摆置的理论与操作的相关培训。

3.科室提供各类防范体位损伤的保护用具。

4.建立手术室的健康教育与评估制度，通过术前访视，了解并评估患者的需求，针对性选用合适的体位及保护用具；通过术后随访评价体位摆放的安全及舒适，达到持续质量改进的目的。

5.正确使用压力性损伤评估量表，根据患者的病情、年龄、营养状况、手术时间、术中可能出现的各种风险情况等对受压部位的皮肤进行评估并采取相应的保护措施。

6.建立压力性损伤报告制度和程序。术后发生不可避免的压力性损伤时，要有记录及相应的措施，并逐级上报。

7.摆放侧卧位、俯卧位、截石位、牵引体位等特殊手术体位时，由手术医生、麻醉医生、手术室护士共同完成。

十二、手术植入物安全

1.建立外来器械及手术植入物的管理制度，所有植入物使用必须符合《医疗器械和药品准入制度》及相关规定。所有植入物必须是经国家批准的人工假体，同时必须具备法人营业执照、医疗器械生产企业许可证或经营许可证、产品注册证、税务登记证。

2.植入型器械每批次进行生物监测，生物监测合格后方可放行。

3. 植入物使用记录可追溯到产品名称、型号、数量、生产厂商、供应商。以上资料一式两份，一份留在病历（粘贴在《手术护理记录单》或其他指定位置）中，另一份保存于设备科或药械科。

4. 外来器械（包括厂商提供骨科植入物专用手术器械）必须在手术开始的 24 小时前送至消毒供应中心或手术室，外来器械必须重新清洗、包装、灭菌后方可使用。

5. 紧急情况灭菌植入型器械时，在生物 PCD（灭菌过程验证装置）中加入 5 类化学指示物。5 类化学指示物合格可作为提前放行的标志，生物监测结果应及时通报使用部门。在生物监测结果未出前使用植入物应视为特例，而不是操作常规；使用后应分析提前使用原因并填写改进措施，以便日后改善。

十三、安全、正确留置手术标本

1. 标本储存间应具有独立功能，标本留置液应由医院药剂科统一配置和管理。

2. 设立手术标本存放专柜，建立标本留置、送检的制度及操作流程。

3. 器械护士妥善保管手术中切下的任何组织，严防丢失或弄错标本。对不用送检的标本，按病理性废弃物处理。

4. 标本袋外粘贴标签，标签上应注明患者姓名、科室、住院号、标本名称及留置日期。

5. 冰冻切片或需要新鲜活体组织检查时，巡回护士立即将标本放入标本袋内，贴上标签，标签上注明患者姓名、科室、住院号、标本名称、数量，连同病理单及时送病理科，并与病理科做好签收手续。

6. 建立标本送检交接登记本，留置标本及送病理检查应有双人核对并签名，专人定时送检。

7. 对标本的送检人员进行相应的岗前培训。

十四、安全、正确使用电外科设备

1. 建立电外科设备管理制度和操作规程，有使用和维护登记本，定期做好仪器设备的维修、保养。

2. 使用电外科仪器时，医护人员应遵守职业健康安全指引。

3. 严格按照《临床护理文书规范》中的《手术护理记录单》，记录电外科设备使用情况。

4. 对护士进行电外科原理、安全正确使用电外科设备相关理论及操作的培训。

5. 避免在有挥发性、易燃、易爆气体的环境中使用电外科设备，例如肠道手术、气管内、头颈面部手术开放氧气时。

6. 对体内有心脏起搏器、植入型心律转复除颤器（implantable cardioverter defibrillator, ICD）、骨骼助长器、金属植入物、植入式耳蜗、脑部深层刺激器、脊椎刺激器等植入物的患者，建议使用双极电凝器。

7. 使用负极板时遵循负极板使用指南，评估患者本人存在的危险因素，选择不同负极板及合适的粘贴部位。注意观察负极板局部温度，防止负极板局部过热或性状改变对患者皮肤造成影响。

8. 使用电子气压止血带时，应先用软布保护肢体皮肤，并严格记录使用时间。

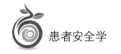

第三节　患者术后安全

手术创伤及术后麻醉的残余作用会对患者造成巨大的影响，严重危害患者术后安全。医护人员应积极采取措施，预防可能发生的并发症，帮助患者尽早恢复生理功能，促使患者早日康复。

一、肺部感染安全管理

肺部感染是术后常见的并发症，吸入含有病原体的气体、误吸口咽部分泌物、术后感冒及血行播散是其发生的主要原因。

（一）预防肺部感染

1. 根据病情，进行有效的咳嗽和呼吸锻炼，改善潮气量和肺活量。

2. 在病情允许的情况下，给予患者半卧位休息，避免胃肠道内容物反流导致误吸。

3. 鼓励患者尽早下床活动，做深呼吸运动。患者咳痰费力时，可给予叩背、肺部理疗或药物治疗，促使气道分泌物的清除。

4. 减少或消除口咽部和胃肠道病原菌的定植与吸入，防止内源性感染的发生。

（1）加强气管内插管或气管切开护理，正确掌握吸痰操作。

（2）重视患者的口、鼻、皮肤清洁卫生，按需做好口腔护理。

（3）使用呼吸机的患者应尽早拔管或改进导管的生物材料，可减少或消除导管表面生物膜的形成。

（4）合理使用抗菌药物，在药敏试验指导下针对性用药。

（5）采用胃肠营养时，操作中尽量减少误吸。

5. 改善宿主条件，提高免疫力

（1）拔除插管或解除气囊前，将插管、气囊以上的气管分泌物清除干净。

（2）营养支持疗法：对重症患者可使用免疫蛋白、集落刺激因子、干扰素、抗内毒素抗体、促炎细胞因子拮抗剂等，提高机体免疫功能。

（3）对免疫力低下患者采取保护性隔离措施。

（二）治疗肺部感染

1. 患者在手术后发生肺部感染，积极采用合理的抗感染方法。

2. 密切观察患者的术后情况，包括体温、呼吸的频率、节律、幅度、肺部啰音等，发现异常，留取患者呼吸道分泌物，进行病原学检测。

3. 保持患者的呼吸道通畅，根据病情确定治疗方案，包括氧疗、营养支持、免疫调理、补充白蛋白、纠正酸碱平衡等，必要时使用呼吸机辅助呼吸。

4. 切断外源性感染传播途径。

（1）严格执行手卫生，接触患者黏膜或呼吸道分泌物时戴手套，手套一用一换。

（2）加强对共用医疗仪器的消毒灭菌工作，如呼吸机、纤维支气管镜、雾化机等。

（3）至少每日 2 次开窗通风，每次不少于 30 分钟。对通风条件不好、人员密度高的地方可安装强力排风设施、循环风紫外线或静电吸附装置。如遇特殊感染患者，可采用紫外线或臭氧进行空气终末消毒。

（4）对呼吸系统感染患者采取必要的隔离措施。

二、下肢深静脉血栓形成的安全管理

下肢深静脉血栓形成（deep vein thrombosis，DVT）是临床上常见的周围血管疾病，DVT 指血液在深静脉内异常凝结所致的一种静脉回流障碍性疾病。文献报道其多发生在下肢，血栓脱落可引起肺栓塞（pulmonary embolism，PE），与深静脉血栓形成合称为静脉血栓栓塞症。术后患者血液呈高凝状态、手术使静脉壁受到损伤、术后患者卧床时间增加致血液流动缓慢是 DVT 形成的主要原因，做好 DVT 的预防工作对患者术后安全十分必要。

（一）DVT 的预防

1. 基本预防

（1）抬高患肢，禁止在腘窝及小腿下单独垫枕。

（2）避免下肢静脉穿刺，特别是反复穿刺、左侧下肢输注刺激性药物时更要谨慎。

（3）多饮水，避免脱水。

（4）戒烟戒酒，控制血糖、血脂。

（5）鼓励患者主动活动，多做足踝关节旋转运动，尽早下床。

（6）保持大便通畅，多食纤维素丰富的食物，避免由排便困难引起腹压增高，影响静脉回流。

（7）重视患者主诉，若患者诉站立后下肢有沉重、胀痛感，应警戒下肢 DVT 形成的可能。

2. 物理预防　遵医嘱使用足底静脉泵或间歇充气加压装置，指导患者穿梯度压力弹力袜。

3. 药物预防　遵医嘱正确应用低分子肝素钙、普通肝素 UFH 等药物，慎用止血药。

（二）发生 DVT 的护理措施

1. 绝对卧床休息 10～14 天，抬高患肢 20°～30° 制动，禁止按摩、热敷、理疗及做剧烈运动，避免用力排便，以免造成栓子脱落，并发肺栓塞。

2. 每班观察下肢肿胀程度及皮肤温度、色泽及足背动脉搏动，每日测量并记录患肢不同平面的周径，以判断疗效。测量部位为髌骨上缘 15 cm、髌骨下缘 10 cm 等。

3. 溶栓护理

（1）注射部位：静脉溶栓的药物首选患肢静脉。

（2）疗效观察：用药后每 2 小时观察患肢色泽、温度、感觉、脉搏强度 1 次。注意有无消肿起皱，每日定时精确测量并与健侧肢体对照。对病情加剧者，立即向医师汇报。

（3）并发症观察：严密观察有无牙龈出血、鼻衄、注射部位及消化道出血倾向。要特别注意有无头痛、呕吐、意识障碍、肢体瘫痪麻木等颅内出血迹象，如有出血倾向及时报告，同时监测凝血酶原时间、出凝血时间。

（4）为保证疗效，溶栓药物现配现用，遵医嘱或按要求滴注。

（5）观察患者有无胸痛、呼吸困难、咳嗽、出汗、咯血、休克、晕厥等肺栓塞症状，

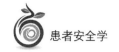

如突然发生呼吸困难、紫绀者，则高度提示肺栓塞。

三、管道安全管理

随着医疗技术水平的发展和进步，临床各种疾病治疗过程中使用的管道日益增多，做好患者的管道护理，防止出现管道滑脱便成为临床护理工作的重要内容之一。管道滑脱主要是指胃管、尿管、引流管、气管插管、气管切开、中心静脉导管和外周中心静脉导管（peripherally inserted central venous catheter，PICC）等管道滑出或脱落。管道滑脱是护理常见不良事件之一，一旦发生管道意外滑脱，将严重影响患者疾病的治疗和术后康复，同时增加患者的痛苦、延长住院天数、增加患者花费，甚至会威胁到患者的生命安全，造成医疗事故并引发医患纠纷。

（一）管道滑脱风险评估

对置管的患者进行管道滑脱风险及危险因素评估，确定管道滑脱高危人群并做好跟踪评估、记录与交接。

（二）做好防范措施

床头悬挂"预防管道滑脱"警示标识，并做好交接班。护理人员落实管道滑脱防范措施，严格遵守管道护理操作规程，各种管道妥善固定，标识规范醒目，按时巡视，保持引流通畅。对外出检查或下床活动的患者，应认真检查管道接口处是否衔接牢固；进行各种护理操作时，注意避免牵拉。

（三）密切观察

1.按分级护理巡视病房，加强对管道滑脱高风险患者及高危管道的巡视，发现病情变化、管道或引流异常，及时处理。

2.观察管道放置部位、置管时间、是否通畅、引流液的性质及量等。

3.仔细检查管道固定、管道接口处是否连接牢固妥当；发现患者出汗、敷贴卷边、固定松脱等及时加固，或更换敷贴/胶带；执行预防跌倒安全措施，防止由跌倒导致管道滑脱。

4.主动关心患者，注意卧位舒适、患处冷暖等，及时满足患者翻身、大小便、进食等生活护理需求。

5.动态评估患者心理状态及留置管道耐受情况，进一步做好留置管道必要性宣教，防止患者自行拔管。

（1）进行吸痰、穿刺、翻身等操作时动作轻柔，尽量减轻患者痛苦。

（2）夜间患者迷走神经兴奋，易出现头痛、烦躁、幻觉等，导致在睡眠状态下意外拔管，需要加强观察及防护。

（四）掌握拔管指征

掌握手术患者及管道的置管时间及拔管指征，观察患者状况及管道引流情况，及时与医生沟通，根据患者情况遵医嘱按需拔除各种管路。

（五）落实宣教

1.患者及陪护知晓留置管道的目的、重要性及存在的风险因素。

2. 管道勿受压、打折，避免局部剧烈活动；保持固定部位干燥、清洁。

3. 管道固定出现异常，置管部位出现红肿、疼痛、渗血、渗液等，患者应及时告知医护人员，切勿自行拔管。

4. 置管患者应在护士指导下进行活动。

5. 在医护人员指导下，患者需要配合实施安全、有效的保护性身体约束。

（六）应急措施

若发生管道滑脱，应立即通知医生，采取有效补救措施并逐级上报，填写不良事件报告，组织管道滑脱发生案例讨论分析，制订切实可行的防范措施，进行追踪并持续改进。

四、跌倒安全管理

跌倒是指突然出现的、不自主的、非故意的体位改变而倒在地上或更低的平面上。跌倒会对患者造成伤害，导致卧床不起，延长住院时间，甚至死亡。手术患者作为一个特殊群体，由于其术后意识尚未清醒或身体虚弱、伤口疼痛、生活自理能力下降、平衡功能失调、体位性低血压等，发生跌倒的风险高于正常人。

（一）预防跌倒

1. 定期检查病房设施，保持设施完好，卫生间浴室有扶手，杜绝安全隐患。

2. 病房内光线充足，通道畅通，没有障碍物，地面平坦干燥，特殊情况有防滑警示牌。

3. 全麻患者及局麻强化患者必须使用平车送回病房。

4. 患者从手术室返回病房途中，注意路况，避免平车与行人、建筑物碰撞。

5. 患者未苏醒前，需要拉起床栏，以免患者起身、滚落。

6. 手术完毕，搬运患者至平车后，先安装好平车床档，再转运。手术室平车至病床旁时，先制动平车，然后调整平车高度与床面齐平，关闭输液器，再搬运患者。搬运中注意保护管道，避免牵拉，保证负压引流装置等固定完好。

7. 对患者进行动态评估，识别跌倒的高危患者并予以重点防范。做好健康教育，增强患者及家属的防范意识。床头悬挂"防跌倒"警示标识。

8. 指导患者及家属使用特殊药物的注意事项，如服用镇静、安眠药的患者未完全清醒时，不要下床活动；服用降糖、降压等药物的患者，注意观察用药后的反应，预防跌倒。

9. 高危跌倒评分患者，应遵循三步起床法起床，防止因直立性低血压或身体虚弱而跌倒。

10. 长期卧床、骨折、截肢等患者初次下床行走时，应有人守护，并告知家属与患者拐杖等助行器的使用方法。

11. 对于躁动不安、意识不清、年老体弱、婴幼儿以及运动障碍等易发生坠床的患者，置护栏等保护装置，对照顾者给予相关指导。

（二）发生跌倒事件的处理

若发生跌倒事件，应立即采取积极有效的救治措施并逐级上报，填写不良事件报告表，组织讨论分析，查找原因，进行追踪并持续改进。

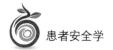

五、压力性损伤安全管理

积极评估患者情况是预防压力性损伤的关键一步，根据评估结果确定高风险患者，制订压力性损伤预防计划，做出明显的标志，在最短的时间内对皮肤护理达到高度警惕状态，及时化解发生压力性损伤的风险。

（一）对患者的压力性损伤风险进行动态评估

临床常使用 Norton 压力性损伤风险评估量表对患者压力性损伤风险进行动态评估，见表 3-6。

表 3-6　Norton 压力性损伤风险评估量表

评估要素	分值	评估说明	得分（分）
身体状况	4	良好：身体状况稳定，看起来很健康，营养状态很好	
	3	尚好：身体状况大致稳定，看起来健康尚好	
	2	虚弱：身体状况不稳定，看起来健康尚可	
	1	非常差：身体状况危险，急性病容	
精神状况	4	清醒：对人、事、地点、方向感非常清楚，对周围事物敏感	
	3	淡漠：对人、事、地点、方向感只有 2～3 项清楚，反应迟钝、被动	
	2	混淆：对人、事、地点、方向感只有 1～2 项清楚，经常答不切题	
	1	木僵：常常不能回答，嗜睡	
活动力	4	可走动的：能独立走动，包括使用手杖或扶车	
	3	行走需要协助的：无人协助则无法走动	
	2	依赖轮椅：由于病情或医嘱，仅能走上轮椅并以轮椅代步	
	1	卧床：因病情或医嘱限制留在床上	
移动力	4	完全自主：可随心所欲、独立地移动，控制四肢	
	3	轻微受限：可移动、控制四肢，但需要人稍微协助才能变换体位	
	2	非常受限：无人协助下无法变换体位，移动时能稍微主动用力，肢体轻瘫、痉挛	
	1	完全受限：无能力移动，不能变换体位	
失禁	4	无失禁：指大小便完全自控（除了诊断性试验）或已留置尿管，无大便失禁者	
	3	偶尔失禁：24 小时内出现 1～2 次尿或大便失禁（与轻泻剂或灌肠无关），留置尿套或尿管，但能控制大便	
	2	经常失禁：在过去 24 小时有 3～6 次小便失禁或腹泻	
	1	完全失禁：无法控制大小便，24 小时内有 7～10 次失禁发生	
总分			

风险预警：一旦发现有压力性损伤危险的患者，需要进行压力性损伤预警。预警程序：

1. Norton 评分＜ 14 分、≥ 12 分时　采取一般预警措施，床头悬挂"防压力性损伤护理"警示牌，各班护士采取预防措施，做好交接班及护理记录。

2. Norton 评分 < 12 分时 采取特别预警措施，床头挂"防压力性损伤护理"警示牌，逐级上报，必要时会同医生提出干预措施。

（二）对压力性损伤高危人群加强监管，根据病情采取相应措施

1. 减压 电动气垫床能有效预防长期卧床患者压力性损伤的发生，或者用水垫置于臀下骶尾部骨突处，能够减少局部的压力与摩擦力，起到很好的缓冲作用。

2. 翻身 翻身是最基本、简单有效的预防措施。对可以翻身的患者，每 1 ～ 2 小时更换卧位，受压部位垫软枕，可减少压力性损伤风险。

3. 做好皮肤护理 移动患者时需要抬高患者，避免拖、拽、拉、扯，以免损伤皮肤；使用心电监护时袖带不持续捆绑被测肢体。督促家属加强卧床患者皮肤护理，常用温水擦浴，保持皮肤清洁干燥。避免局部不良刺激，及时清理大、小便及分泌物。

4. 做好基础护理 每日行晨、晚间护理，保持床单位平整，及时更换床单元。

5. 改善患者的营养状况 营养状况是导致患者压力性损伤预后的重要因素，对手术患者进行综合评价，根据病情指导其进食高蛋白、高维生素、高热量食品，全面改善患者的营养状况，提高患者抵抗力。

6. 做好患者及家属的宣教 向患者及家属强调压力性损伤的危害，使患者及家属关注并了解患者的皮肤状况；护士应教会患者及家属自我护理的技巧，从而鼓励患者家属有效地落实预防措施。

7. 做好环节控制与持续质量改进

（1）严格交接班制度：对压力性损伤高危及难免压力性损伤患者认真执行交接班制度，交接班过程中仔细检查患者受压部位的皮肤情况及预防措施落实情况。

（2）科室护士长及质控人员不定期对科室压力性损伤预防与落实情况进行检查与监控，及时修正护理措施。建议医院成立专项小组负责压力性损伤管理。对于发生压力性损伤的患者进行访视，核实是否符合申报条件，同时检查处理措施是否合理并给予指导意见。

六、疼痛安全管理

疼痛是外科手术后经常面临的一个问题，外科患者疼痛常常是难以控制的。疼痛影响机体局部或整体的功能，给患者带来痛苦，甚至危及生命。

1. 术后使用合适的疼痛评估工具对患者实施正确的评估。常见的疼痛评估工具有视觉模拟量表（visual analogue scale，VAS）、数字评定量表（numeric rating scale，NRS）、"长海痛尺"评估法、面部表情量表（Wong Banker 面部表情疼痛评定量表、面部表情疼痛量表）和行为测定法。

2. 使用阿片类药物、非甾体类抗炎药、切口局部浸润麻醉、椎管内镇痛、神经阻滞等组成的多模式镇痛方案，使其在充分镇痛的基础上，最大限度减少抑制胃肠蠕动、呼吸抑制、恶心、呕吐等不良反应，从而减少术后并发症，缩短住院时间以及加速患者康复。

3. 建立良好的护患关系，及时掌握患者疼痛的信息，正确评估疼痛的程度。患者与护士之间应默契配合与交流，护士主动询问患者的感受，患者配合护士进行疼痛评估，寻求最佳的镇痛方法。

4. 改变患者及家属对麻醉药的认知 麻醉药镇痛引起的成瘾发生率极小，且不会延缓

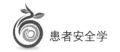

切口的愈合，镇痛后可利于早期康复。

5. 运用心理护理技巧缓解患者的疼痛，在术后切口疼痛的治疗上，心理护理与镇痛药物有同等重要的作用。建立安静、整洁、温馨的病室环境，使患者心情愉快，提高痛阈；让患者听音乐分散对疼痛的注意力。

6. 注意术后患者体位变换、咳嗽等活动，防止因其而加重疼痛。应协助患者翻身，坐起时动作轻柔，使用腹带减轻胸腹用力带来的疼痛。当使用自控镇痛泵时，可在进行这些操作前按压给药键 1 次，以减轻疼痛。为防止各种管道引起患者的疼痛和不舒适感，要妥善固定管道，定期换药，防止伤口感染。

7. 打破按需给药的旧观念，采用按时给药与个体化给药的镇痛方式。按时给药可使疼痛在未开始或刚开始时便得到控制，保持了体内有效药物浓度，避免麻醉药剂量的逐渐加大，降低患者对疼痛的恐惧感；个体化给药是根据患者情况及药代动力学原理等制订针对个体患者的最佳给药方案，因药物在体内的吸收、代谢过程因人而异，在给同等剂量同种药物的情况下，有的患者很快达到镇痛效果，而有的却仍旧感觉疼痛，个体化给药能根据不同患者的情况帮助患者有效镇痛。

七、尿路感染安全管理

手术后由于切口疼痛等原因，患者不能充分排尿或主动排尿，使尿液积于膀胱内，细菌在残留的尿液中繁殖，并侵入膀胱壁，从而引起膀胱炎。术后卧床易造成尿潴留或排尿不畅，也会引起继发性上尿路感染。

1. 妥善固定尿管，避免打折、弯曲，保证集尿袋高度低于膀胱水平，避免接触地面，防止逆行感染。

2. 保持尿液引流装置密闭、通畅和完整，活动或搬运时夹闭引流管，防止尿液逆流。

3. 使用个人专用的收集容器及时清空集尿袋中尿液。清空集尿袋中尿液时，遵循无菌操作原则，避免集尿袋的出口触碰到收集容器。

4. 留取小量尿标本进行微生物病原学检测时，消毒导尿管后，使用无菌注射器抽取标本送检。留取大量尿标本时，可以从集尿袋中采集，避免打开导尿管和集尿袋的接口。

5. 不用含消毒剂或抗菌药物的溶液进行膀胱冲洗或灌注。

6. 保持尿道口清洁，对大便失禁的患者清洁后还应进行消毒。留置导尿管期间，应当每日清洁或冲洗尿道口。

7. 患者沐浴或擦身时注意对导尿管的保护，不能浸入水中。

8. 长期留置导尿管的患者，不宜频繁更换导尿管。若导尿管阻塞或不慎脱出时，以及留置导尿装置的无菌性和密闭性被破坏时，立即更换导尿管。

9. 每天评估留置导尿管的必要性，不需要时尽早拔除，尽可能缩短留置导尿管的时间。

10. 对长期留置导尿管的患者，在拔除导尿管前进行膀胱功能训练。

11. 医护人员在维护导尿管时，要严格执行手卫生。

注意：当患者出现尿路感染时，及时更换导尿管，并留取尿液进行微生物病原学检测。

第四节　手术安全评价

一、手术室护理安全管理评价指标体系

手术室护理安全管理指标体系的构建原则

构建手术室护理安全管理评价指标体系，必须遵循一定的原则。

1. 以患者为中心的原则　以患者为中心的安全理念是整个护理安全管理指标体系设计的中心原则。手术患者是手术室安全管理的全程参与者与护理安全服务的体验者，在进行安全管理时，要充分尊重手术患者，注重患者的主体地位，鼓励患者参与自身安全管理。在保障良好护患合作的基础上，达到更高、更安全护理安全管理水平。因此，我们在制订整套安全管理指标时，要以患者安全为基本出发点，切实做到以患者为中心，促进患者积极参与患者安全的过程。

2. 基础性原则　鉴于医疗水平、经济发展参差不齐等客观原因，在不同医院存在着一定的差异性。因此，手术室护理安全管理评价指标体系要切实考虑到不同地区、不同医院的现有水平，结合实际需求，制订具有广泛性、适用性的体系。

3. 先进性原则　安全指标标准既要具有广泛的代表性，还必须体现一定的特殊科室专业的发展性和预见性。手术室安全管理的评价指标借鉴了国际上现有的安全管理内容、手术室安全管理的现况，同时符合我国医疗护理的现有国情。

4. 实用性原则　手术室护理安全管理评价指标要切实可行，并具有很强的临床指导性。手术室护理安全管理评价指标体系见表 3-7。

表 3-7　手术室护理安全管理评价指标体系

一级指标	二级指标	三级指标
1. 术前访视评估	1. 一般情况	1. 生命体征
		2. 患者意识
		3. 各项辅助检查
		4. 术前药应用情况
		5. 压力性损伤风险评估
		6. 管道的评估
		7. 特殊情况的评估
	2. 患者术前准备情况	8. 患者确认
		9. 肠道准备
		10. 药物试验
		11. 除去物品
		12. 正确备皮
		13. 术前备血
		14. 患者参与
	3. 心理状况的评估	15. 疼痛耐受
		16. 焦虑评估
		17. 患者的睡眠情况

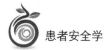

续表

一级指标	二级指标	三级指标
2. 术中安全护理	4. 环境、设备准备情况	18. 手术室内温度和湿度 19. 房间清洁 20. 特殊手术器械的准备 21. 各类手术仪器安全准备 22. 气体的安全使用
	5. 药品安全准备情况	23. 手术间大输液药品 24. 外用药、消毒剂 25. 急救药品
	6. 术中感染预防的准备和措施	26. 抗生素的使用 27. 静脉通道建立 28. 无菌技术 29. 人员控制 30. 手术时间 31. 连台手术的安全管理
	7. 手术过程安全配合	32. 手术标记 33. 患者体温的管理 34. 导尿管的管理 35. 三方确认 36. 手术体位及体位用具的安全使用 37. 标本安全管理 38. 使用的手术植入物安全 39. 术中备血 40. 约束带的正确使用 41. 病情观察 42. 器械配合 43. 手术物品的清点
	8. 护理文书记录	44. 完整、准确 45. 及时、有效
3. 术后安全评估	9. 麻醉苏醒安全评估	46. 生命体征 47. 意识状态 48. 精神状况 49. 管道情况
	10. 术后随访患者康复情况	50. 是否存在由手术室引起的并发症 51. 切口愈合情况 52. 术后肠蠕动、肛门排气情况
	11. 对手术室护理工作评价	53. 术中舒适度 54. 护士的服务态度 55. 技术水平 56. 工作改进
	12. 与各个部门的协调关系的评价	57. 消毒供应室 58. 输血科 59. 病理科 60. 外科病房

二、手术安全检查表

2009 年，世界卫生组织制订了手术安全检查表，以便有效减少手术相关事故，提高手术质量，具体见表 3-8。

表 3-8 WHO 手术安全检查表（2009）

麻醉诱导前（至少需要护士、麻醉师核对）	
患者是否已经确认了其身份、手术部位和名称，是否已签署手术同意书？	□是 □否
是否已标记手术部位？	□是 □否
麻醉机和麻醉药品是否核对完毕？	□是 □否
是否给患者进行血氧饱和度监测，该仪器运转是否正常？	□是 □否
患者是否有既往过敏史？	□是 □否
是否存在气道困难 / 误吸的风险？	□是，所需设备 / 辅助人员已就位 □否
是否存在失血量＞ 500 ml（儿童＞ 7 ml/kg）的风险？	□是，已建立两条静脉通道 / 保留中央静脉导管，已备好液体 □否

切开皮肤前（护士、麻醉师、手术医师核对）	
□确认团队的所有成员自我介绍其姓名和职责	
□确认患者姓名、手术名称和手术部位	
手术前 60 分钟内，是否给患者预防性注射了抗生素？	□是 □不适用

预期的关键事件	
手术医师	□手术的关键步骤是什么？ □手术需要多长时间？ □预计的手术失血量是多少？
麻醉师	□患者有没有特殊的注意事项？
护理团队	□消毒（包括消毒指示带结果）完成没有？ □设备有没有问题？有没有其他的注意事项？
是否已展示必需的影像资料？	□不适用 □是

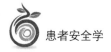

续表

患者离开手术室前（护士、麻醉师、手术医师核对）	
护士口头确认	□手术名称 □清点完毕手术器械、敷料和针头 □标记手术标本（大声朗读标本标签，包括患者姓名） □是否存在需要解决的设备问题
手术医师、麻醉师和护士	□手术后，该患者在康复、治疗方面的特别注意事项

第五节　临床借鉴

一、案例描述

2012 年 9 月，纽约时报报道了一个意外手术异物遗留带来伤害的案例。1 名肯塔基州的女性在行子宫切除术 4 年后开始出现严重腹痛，CT 扫描结果显示，子宫切除术后在其腹部遗留了止血的纱布，后经手术探查证实，遗留的纱布已造成严重的感染，需要行肠段切除术。这位患者遭遇了焦虑、抑郁症、失能和社交孤立，承受了严重的健康问题。

二、案例分析

1. 意外遗留异物最常见的原因

（1）缺乏标准的工作准则和工作流程。

（2）未遵守已有的工作准则和工作流程。

（3）与医护等级制度和等级畏惧问题相关。

（4）与医生沟通不良。

（5）工作人员对患者信息沟通障碍。

（6）工作人员培训不够或不完整。

2. 手术异物遗留最常见的危险因素包括：

（1）体重指数高的患者。

（2）急诊或紧急手术。

（3）手术时间长。

（4）手术中无法预测的意外或不期而至的变化，如手术径路或切口的改变、手术方法改变、增加手术或术中发生并发症等。

（5）其他危险因素包括：腹腔手术、连台手术、多个手术团队的参与、手术过程中员工的频繁交接和术中意想不到的进展。

（6）手术异物遗留也可发生于其他未表现出任何危险因素的患者。为防止手术器械和纱布的遗留，传统上，外科医生和手术室工作人员主要依靠"清理腹腔"和手工清点器械和纱布等计数，但二者都容易出现人为错误。

（7）许多清点过程缺乏高可靠性，但这种清点方法根深蒂固，难以改变。医疗机构领导必须致力于实现高可靠性这一目标；医疗文化氛围必须支持工作人员识别和报告不安全的因素；建立可靠的、系统的质量改进方法来评估已发生事故的严重性（例如，术中发生意外异物遗留的天数），确定事件的诱因和根本原因，并为最重要的原因制订解决方案。

研究表明，随着清点流程的改进，手术异物遗留的风险显著降低。医疗团队成员需要将各式各样的清点方法转化为规范化的清点方法并加以改进，以确保计数措施的可靠性，保障所有手术用物清点正确（即一致）。

三、建议方案

在医疗机构范围内采取帮助团队成员降低风险的策略有：指南、流程和说明书。这些策略包括：改进围术期多方工作流程，提高团队的沟通能力以及使用辅助支持技术。医疗机构应给合适的员工提供新的和现有的防止手术异物遗留的制度及流程的继续教育或培训。

（一）创建可靠而标准化的清点系统

创建标准化可靠的清点系统能够帮助防止手术异物遗留，确保所有手术器械都得到识别和清点。医疗机构领导者应支持清点系统，并由软件工程师、护士、外科医生、麻醉师、手术技师、放射医生和技师等组成多学科团队，在一个有利于信息交流的环境中进行研发和改进这个系统。

（二）制定和实施有效的多个机构内标准化的循证政策和程序

为预防意外异物遗留事件的发生，应制定和实施有效的多个机构内标准化的循证政策和程序，并通过协作促进实施过程的一致性，在实践中实现零失误。

1. 清点过程包括：

（1）由参加该手术的两人进行双人核对清点工作，通常由洗手技师或器械护士以及巡回护士完成。手术小组成员应口头确认计数。

（2）清点包括在整个手术操作过程中添加进入手术区的器械。

（3）清点包括软质用品的数量（包括治疗器械的包装）、针或锐器、工具、零部件以及其他未使用的装置。

（4）验证印在包装上的纱布的计数和仪器的设置是否正确。处理不同机构相关政策的差异性情况。

（5）清点工作的时间段：切皮前；关闭体腔前；缝合伤口前；关闭切口时或手术结束时；在刷手人员或巡回护士离开前。

（6）清点工作适用于所有有创操作环境。

（7）定期回顾并对清点工作的规程作恰当的修改。

2. 患者伤口打开和关闭过程应包括：

（1）仪器在使用前和使用后检查是否有损害迹象，防止仪器破损碎片的遗留。

（2）遵循医疗组织建立的清点程序。

（3）进行系统伤口探查，包括目视，如有可能，用手探查。腹腔镜手术过程中也可以进行。

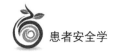

（4）在最初关闭手术切口清点时，由手术团队中一名被赋权的医生宣布"缝合前暂停"制度，使得清点过程不受干扰。

3. 术中进行 X 线检查

（1）当手术器械清点"不正确"（即不相符）时，对整个手术区域应进行 X 线检查，并由完成手术的医生在患者被转运出手术室前进行审核。确保外科手术团队和放射技师之间的直接沟通。照射申请应说明包括遗失物品的名称，且放射影像结果应直接与手术组成员沟通。

（2）即使已进行系统伤口探查，手术器械的数量计数也正确，但当手术团队成员确定该手术仍疑有较高的意外异物遗留风险时，应行 X 线检查。

（3）如果最初的影像学检查后仍不相符，手术组应考虑其他影像学检查或进一步探查伤口。

4. 与团队成员进行有效的沟通　医疗机构团队的术前小结和报告可作为外科手术的一个标准部分，应允许任何团队成员有机会表达他们对患者安全的关注，包括对意外异物遗留的风险关注。这将促进手术团队成员间开放性的沟通。例如：在手术前或手术进行时，外科医生可以提醒团队，患者在手术中有意外异物遗留的风险；术中可用白板来显示清点结果，有助于培养团队意识和分担责任。术毕，团队成员可以提出或被询问任何关于手术过程或患者恢复的问题。

护士应确保与外科医生进行了手术用物的清点工作，避免遗漏。

5. 恰当的文书记录　文档记录手术物品、器械清点结果，或术中有意留置在体内的物体（如骨科钢针或材料部分，放置比移除更安全），如果计数有差异则应采取相应行动。对清点差异方法的追踪检查有助于理解并改善临床实践；追踪报告和数据也可以在会议上讨论并提出改善办法。收集、分析和共享数据是了解医疗机构意外异物遗留事件的频率或风险、最常发生的意外异物遗留的类型以及如何解决某些意外异物遗留事件的关键。

6. 探索和使用安全新技术　探索使用辅助技术与人工清点流程和有序的伤口探查相结合。常用技术包括条码技术来帮助计数，无线电不透明材料或射频（radio frequency，RF）标签来检测相关技术支持的软质物品及射频识别（RF identification，RFID）系统来帮助计数和检测。

RFID 系统具有计数和探测功能，通过低射频信号追踪和监测遗留在血液、致密组织和骨中的医用海绵、纱布和铺巾，并能实时显示手术中纱布的数量。该技术帮助优化了手术流程，提高了效率，减少了手术时间。

思考题

1. 老年人术前评估内容有哪些？有哪些注意事项？

2. 某患者术后 3 天自觉左下肢疼痛，护士查看后发现其左下肢肿胀、压痛，Homans 征阳性。请问该患者可能发生了什么？应如何处理？

3. 假如你是一名手术室护士，你应该如何完成手术安全核查？

参考文献

1. 张微微，孟慧杰，谢吉科，等 . 210 例老年择期手术患者术前用药情况评价及药物重整 . 中国药房，2019，30（1）：110-114.

2.《抗菌药物临床应用指导原则》修订工作组 . 抗菌药物临床应用指导原则 2015 年版 . 北京：人民卫生出版社，2015.

3. 桑小兰 . 术前访视联合安全管理在手术室护理中的应用 . 中医药管理杂志，2020，28（17）：138-139.

4. 中国医院协会患者安全目标（2022 版）. 中国卫生，2022，29（2）：25.

5. 金敏，胡建中，孙维佳，等 . 加强手术安全核查确保患者安全 . 中国卫生质量管理，2011，1：17-19.

6. 郝建红，汤婷，张丽 .JCI 标准下手术室危急值安全管理实施的方法与效果 . 继续医学教育，2017，1：102-104.

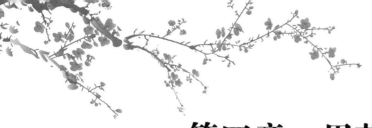

第四章　用药安全

患者在医院求治时，最担心、最想知道的信息通常是自身安全问题。患者安全就是医务人员在为患者进行诊疗活动过程中，决不要因为医务人员的诊疗不当行为而加重患者的病情。避免发生决不允许发生的心理、生理、躯体乃至生命的额外伤害。尽可能减少和避免诸如药物不良反应（adverse drug reactions，ADR）、并发症等有害影响。对那些不会威胁到患者生命的疾病更应该如此。

药物广泛用于预防、诊断及治疗疾病。给药途径有舌下含服、雾化吸入、口服、注射（皮内、皮下、肌内和静脉注射）、直肠给药和外用等。由医生开具医嘱，再由护士遵医嘱实施给药。正确给药能够促进患者的康复，错误给药则会影响治疗效果，给患者带来伤害，严重者可导致患者残疾甚至死亡。部分给药途径如各种注射对患者具有侵害性，同时错误的给药途径也会对患者造成侵害。这就涉及患者用药安全问题，要求护理人员具备药理知识，包括药物作用、剂量、用法、配伍禁忌和给药途径，掌握给药的技能（发口服药、各种注射法、静脉穿刺技术、雾化吸入法等），严格遵守无菌原则及查对制度，妥善处理各种药物，并注意保护自身的安全。

第一节　患者用药前安全

做好患者用药前的安全工作，是确保患者用药安全的第一步，也是最为关键的一步。包括用药前的医嘱核对、患者评估、药物评估及核对、正确保管及配置药物、消毒灭菌等。

一、医嘱核对

医嘱是医生根据患者病情的需要拟定的书面嘱咐，应由医护人员共同执行。医嘱单是医生直接写医嘱所用，也是护士执行医嘱的依据。护士应严格遵照《护士条例》中规定的医嘱处理原则对医嘱进行仔细核对，经双人查对无误方可执行，每日必须总查对医嘱一次，对含混不清的医嘱要与开医嘱的医生进行澄清，而不能凭自己的猜测；对明显错误的或者有疑问的医嘱要向开具医嘱的医生询问清楚后，方可转抄和执行，不能认为是医生开出的医嘱就无误，盲目执行，从而造成对患者的伤害。

一般情况下，护士不得执行医生的口头医嘱。因抢救急危重症患者需要执行口头医嘱时，执行者须大声复述一遍无误后方可执行。抢救结束后，医生要及时补开医嘱并签名。安瓿留于抢救后再次核对。

二、患者评估

（一）用药史

了解患者有无药物过敏史，过敏的药物名称；了解患者用过哪些药物，其效果及不良反应。

（二）患者生理情况

了解患者基本情况，如年龄、体重、自主活动能力、是否妊娠等；了解患者全身情况，如生命体征、意识状态、循环功能、实验室检查结果（如肝功能、肾功能、各项电解质数据等）以及其他辅助检查结果（CT、X 线片、磁共振等）；了解患者局部情况，如注射部位皮肤处有无硬结，穿刺部位的血管是否充盈、弹性如何，皮肤有无水肿等，以便合理选择注射或穿刺部位。特殊药物治疗前要观察特定的指标，如对房颤患者使用可达龙之前先做心电图检查并使用心电监护仪监测患者心率及节律，如用药前已转为窦性心律应立即停止配置或使用已配置药物，避免对患者的伤害及药物浪费。

（三）患者心理状况

了解患者的文化程度、职业、经济状况、医疗费用支付能力、对用药的态度（如对穿刺是否恐惧）等。

（四）所用药物特性

护士要充分了解所用药物的特性、给予药物的特殊要求、药物使用后的不良反应，同时给予几种药物时要了解药物之间有无配伍禁忌。例如，抗生素及磺胺类药物需要在血液内保持有效浓度，应准时给药并在规定的时间内使药物到达体内；脑血管意外患者紧急溶栓治疗时应优先使用保护胃黏膜的药物以预防消化道出血；甘露醇用于脱水时静脉滴注速度要快，而氨茶碱用于平喘时静脉滴注速度要慢；助消化药物应饭后使用，以减少对胃黏膜的刺激等。

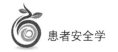

三、药物评估及核对

护理人员在执行各项治疗、护理等工作前，必须坚持查对制度，护士两人按要求认真查对，防止差错事故的发生。通过电子信息系统建立由医师、药师、护士共同构建的安全给药系统，以方便进行沟通、核对，对医嘱有疑问时应向相关人员核实，无误后方可执行。

护士严格执行"三查七对"制度：进行药物配置应按医嘱规定的时间配药及给药，以免影响疗效，准确掌握给药剂量、浓度、方法和时间（必要时患者或家属参与确认）。使用之前应根据医嘱执行单仔细核对，包括患者姓名、性别、年龄、住院号（就诊卡号）药名、剂量、浓度、时间、用法等。核对患者姓名的正确方法是让患者自己或者陪同人员说出患者名字。另外，还要注意核对药物的质量、有效期。护士应掌握药物的剂量、方法、作用及不良反应和配伍禁忌，从而正确使用。

四、正确保管及配置药物

（一）药品保管

部分药物需要分次、按时注射，这就存在帮助患者临时保存药物的情况。护士应严格按照药品要求正确保存，如硝酸甘油针剂避光保存、抗凝药物冷藏保存。药品的保管与使用是一个专业性较强的工作，护士是临床药物保管与使用的直接责任人，因此护士对药品知识的了解程度以及责任心直接影响临床药品的管理与使用质量。

1. 常用药品的管理

（1）病房药柜内的药品存放、使用、限额、定期核查均有相应的规范。药柜应放在干燥通风、光线明亮处，由专人加锁保管。药物摆放整洁，标识清楚。

（2）病房内常备有一定数量的常用药品，应根据病房用药数量与药房协商规定固定基数，建立账簿，及时补充。新领药品入柜前要认真核对药品规格、数量，并认真检查药品的质量。

（3）病区药柜的注射药、内服药与外用药严格分开放置。要按照药品性质选择不同的存放条件和环境，不稳定的药品要特殊存放；病房药柜存放高危药品（如氯化钾、磷化钾及浓度＞0.9%的氯化钠等高浓度电解质制剂、肌肉松弛剂以及细胞毒性药品等）时需要严格遵守操作规范，单独存放，并标注醒目标志，严禁与其他药物混合放置。

（4）药物要按有效期安排使用顺序，接近失效期药品须设立警示牌。定期检查药品质量，若发现已经变质或过期的药物，及时退回药房处理。

（5）药品储存的8个条件如下：

①遮光：用不透光的容器包装，如棕色容器或黑色包装材料，包裹无色透明、半透明容器；

②密闭：将容器密闭，防止尘土及异物进入；

③密封：将容器密封，防止风化、吸潮、挥发或异物进入；

④熔封或严封：将容器熔封或用适宜的材料严封，防止空气、水分或灰尘进入污染药品；

⑤阴凉处：不超过20℃；

⑥凉暗处：避光并不超过20℃；

⑦冷藏：2℃～10℃；生物制品及部分化学药品的贮藏温度习惯规定为2℃～8℃；

⑧常温：10℃～30℃。

2.贵重药品的管理

（1）确定贵重药品：将金额大、单价高的药品列为贵重药品管理范围（具体品种由药剂科与药房协商确定）。

（2）专柜加锁：按照有关规定，贵重药品属于二级管理药品，要求专柜加锁并存放专账登记。

（3）专人管理：由专人负责申领、保管、出入账及清点。

（4）每日清点，每月盘点，确保账物相符。

（5）如有自然破损，按报损制度认真清点，填写药品消耗单，由科室负责人签字方能上报财务予以报销。

（6）贵重药品一律由调剂室药房按医生处方发放，晚间急症患者所用的药品，次日须补办手续。

3.住院患者自带药品管理规定

（1）自带药品：包括本院药品目录中没有而患者在住院期间要求使用的药品、患者从其他正规医院或医药公司等购买并附有有效报销凭证的药品。自带药品不包括有特殊贮存要求（如冷藏、避光等）的药品及麻醉药品、精神药品、毒性药品等特殊药品。

（2）原则上医院不提倡使用自带药品。

（3）确定需要使用自带药品的患者应签署《住院患者自带药品知情同意书》，并须临床医生开具医嘱后才可使用。临床医生须填写《住院患者自带药品申请表》，在科主任（或副主任医师及以上）审批同意后方可开具医嘱。《住院患者自带药品知情同意书》及《住院患者自带药品申请表》应随患者病历存档。

（4）对使用自带药品的患者，医护人员应仔细阅读药品说明书，了解是否有禁忌、药品相互作用、疗效等相关内容，做好教育指导工作，严密观察病情，发现异常情况应及时处置并汇报医务部以及药剂科，由此产生的相关费用由患者承担。

（二）药物异常情况

药物异常情况包括沉淀、冻结、变质等。

1.沉淀　注射剂出现沉淀的原因首先是药品质量问题。而稀释剂选择不当，出现配伍禁忌，也会出现沉淀。注射剂一旦出现沉淀，即不符合注射剂澄明度要求，因此不能继续使用。

2.冻结　需要常温、阴凉处及冷藏保存的药物，一旦冷冻，将对药品内在质量以及包装产生影响，即使融化后外观无明显异常也不能再使用。

3.变质　变质药品不但不具备药品的正常疗效，还会对人体造成危害，甚至出现严重不良反应。判断是否为变质药品首先要看其包装批号和有效期，并可根据外观变化进行初步判断，对于无法从外观判断的药品，则需要借助专业的检测仪器进行分析。依据《中华人民共和国药品管理法》，变质药应按假药论处，禁止使用。

（三）药物配置

药物配置是患者用药前较为关键的一步，不同的药物配置要求不尽相同，需选择正确的溶剂、使用正确的配置工具及注射用具。例如注射用胰岛素加入葡萄糖溶液中有降低

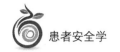

血钾的作用，加入生理盐水中则是降血糖的作用；部分药物如硝酸甘油针剂、尼莫地平及多种抗肿瘤药物应使用避光注射器或避光输液器；紧急溶栓药物使用自带溶剂进行配置即可。而预防配伍禁忌的发生也是临床配置药物时要格外关注的，这就要求医护人员充分了解药物配伍禁忌知识，避免发生配伍禁忌的情况。

药物配伍禁忌的预防：

1. 详细阅读各类药物使用说明书，了解药物用法、用量、注意事项、配伍禁忌等，及时发现药物间是否存在配伍禁忌。

2. 在药物配伍禁忌尚未明确时，多观察、试验，总结经验，发现问题，并向医生提供配伍禁忌依据，建议将两种不明配伍禁忌的药物分别输注，以避免混浊沉淀出现。

3. 不同类药物的注射器分开使用，如喹诺酮类、头孢菌素类、钙剂、中药制剂等容易和其他药物发生反应，都应分开使用注射器。

4. 不同类药物的注射器勿在同一瓶未加任何药物的葡萄糖注射液或 0.9% 氯化钠注射液中抽吸，以免增加配伍禁忌现象发生。

5. 应单独给药的药物不应与其他药物配伍，包括血液、白蛋白、甘露醇、静脉注射用脂肪油乳剂、中药注射剂、抗菌药物等。

（四）钙剂注射时须注意的配伍禁忌

临床常用的含钙注射剂有葡萄糖酸钙、氯化钙、乳酸钙等。钙可以维持神经肌肉的正常兴奋性，增加毛细血管的致密性，减少渗出，起抗过敏作用；钙离子可用于镁中毒和氟中毒的解救。应用含钙注射剂时应注意的问题包括以下内容。

1. 注射前应询问患者的用药史，若在应用洋地黄期间或停药 7 小时以内，禁用钙剂。因洋地黄治疗量与中毒量很接近，钙剂与洋地黄合用易引起洋地黄中毒。

2. 含钙注射剂在使用前应以等量葡萄糖注射液稀释；葡萄糖酸钙只能供静脉注射，皮下、肌内注射会造成组织坏死。

3. 选择较粗的静脉注射，如头静脉、正中静脉，注射时针头斜面必须全部进入静脉内方可推药。

4. 注射速度应缓慢，一般为 1～2 ml/min，否则可导致全身或咽部发热、恶心、头晕、晕倒等不良反应，严重时可致心律不齐、心室颤动，甚至心搏骤停。

5. 注射时密切观察患者有无面色苍白、心慌、恶心、出汗等全身反应，若患者感觉咽部或全身发热，应暂停注射，待热感减轻时再继续注射。还应观察注射局部有无红肿，一旦出现应停止注射，重新静脉穿刺。

6. 意外处理　一旦药液漏至血管外引起疼痛，可用普鲁卡因局部封闭。为了防止组织坏死，局部可注射 0.9% 氯化钠注射液进行稀释，并做热敷以促进吸收。若注射过程中患者晕倒，应立即停止注射，使患者平卧，头部放低，密切观察患者的脉搏及血压。

五、消毒灭菌

有些给药途径涉及进入患者体内的一些操作，如各种注射、输液等。《医院感染管理办法》第十二条规定，医疗机构应当严格执行医疗器械、器具的消毒工作技术规范，并达到以下要求：进入人体组织、无菌器官的医疗器械、器具和物品必须达到灭菌水平。护理人员要保证所使用的注射器、输液器、药物等在灭菌有效期内。同时护士进行侵入性的操作如各种注射之前应按规定对患者皮肤进行有效、正确消毒，如静脉穿刺使用活力碘伏消毒，皮下注射则使用 75% 医用乙醇消毒。各常规皮肤消毒剂如下：

1. 碘　碘杀菌力强，主要通过与细菌蛋白质结合，并使酶蛋白氧化而失活。通常 2% 碘酊用于一般皮肤消毒或皮肤感染。2% 碘酊用于手术野皮肤消毒，稍干后再用乙醇脱碘。

2. 乙醇　乙醇是最常用的皮肤消毒剂，通常 75% 的乙醇用于消毒；50% 的乙醇用于防压疮；20% ～ 50% 的乙醇擦浴用于高热患者的物理降温。

乙醇的消毒原理是吸收细菌蛋白的水分，使其脱水变性凝固，从而达到杀灭细菌的目的。乙醇杀菌消毒能力的强弱与其浓度有直接的关系，75% 乙醇的消毒作用最强，过高或过低都会影响杀毒效果。

乙醇极易挥发，因此，消毒乙醇配好后，应立即置于密封性能良好的瓶中密封保存、备用，以免因挥发而降低浓度，影响杀菌效果。另外，乙醇的刺激性较大，禁用于黏膜消毒。

3. 高锰酸钾　高锰酸钾是强氧化剂，有较强的杀菌作用。高锰酸钾遇有机物起氧化作用，氧原子立即与有机物结合，还原后形成的氧化锰与蛋白质结合成复合物。通常 0.01% 高锰酸钾溶液用于湿烂性皮肤病、足癣、小面积溃疡、脓肿等；0.025% 溶液用于漱口、阴道冲洗及坐浴；0.1% 高锰酸钾溶液用于水果食物消毒；1% 高锰酸钾溶液用于毒蛇咬伤消毒。

使用高锰酸钾时应注意，由于高锰酸钾释放氧的速度慢，浸泡时间一定要达到 5 分钟才能杀灭细菌。配制水溶液最好用凉开水，水温偏高会使其分解失效。配制好的水溶液通常只能保存 2 小时左右，当溶液变成褐紫色时就会失去消毒作用，故最好随配随用。

4. 氯己定乙醇　常用皮肤消毒液为葡萄糖酸氯己定乙醇，葡萄糖酸氯己定和乙醇为主要有效成分。氯己定又名洗必泰，具有广谱抑菌、杀菌作用，是一种较好的杀菌消毒药，对革兰氏阳性和阴性菌的抗菌作用比苯扎溴铵强。

第二节　患者用药过程中的安全

保证患者用药过程中的安全尤为重要，护士应按照严格的操作规程对患者按不同方式给药，以确保药物在规定时间内到达患者体内发挥作用。

一、做好健康宣教

1. 药物知识　告知患者及其家属所使用药物的相关知识，包括药物的名称、作用、用法、预期效果、可能引起的不良反应以及不良反应的观察等。

2. 治疗中的配合　还应告知患者治疗中怎样进行配合，如不得自行调节输液滴速、留置针使用时的注意事项等。告知患者特殊用药事项，如嘱咐患者尽量于注射短效降糖药物 15 分钟内用餐，以免发生低血糖。

二、加强巡视，观察药物疗效

1. 巡视患者　在给药的过程中，可能会由于患者个体对药物的耐受程度不同而产生不

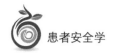

同的反应。比如，在给室上性心动过速的患者静脉推注西地兰时，应密切观察患者心律的变化，当转为窦性心律后应立即停止用药；对高血压病患者在静脉微泵注射降压药物的过程中，应密切观察患者的血压变化，及时调整泵入速度；脑血管意外患者在进行紧急溶栓治疗时，应密切观察患者神志的变化、有无消化道症状等。在静脉给药时，还应该观察患者穿刺周围皮肤情况，有无红肿、外渗、静脉炎等发生，一旦发现及时处理。

2. 巡视给药情况　包括以下几个方面：

（1）给药速度：某些特殊药物对给药速度有要求，过快或者过慢都会引起患者的不适甚至导致药物无法发挥作用。例如，在应用甘露醇进行脱水治疗时，在患者无心脏疾病的前提下，应该快速静脉滴注；在静脉补钾治疗时，需缓慢滴注。

（2）给药的有效性：某些特殊检查项目，如肠镜检查之前，需要患者口服导泻剂进行肠道准备，但是一部分患者会对口服导泻剂产生比较强烈的反应，出现恶心、呕吐等胃肠道症状，从而影响肠道准备的完善程度，此时，护士应该评估患者的呕吐量，依据临床经验来决定是否要采取补量。

3. 药物外渗的处理

（1）一般处理：

①发现药物外渗应立即停药，断开输液器，保留穿刺输液的针头，用注射器连接针头将药物尽可能回抽，以减少药液在局部组织的渗出量，降低渗出液对组织的损害；

②抬高患肢，以促进局部外渗药物的吸收。

（2）局部处理

①湿敷：对普通溶液、营养液、脂肪乳等对组织刺激性小、容易吸收的药物，可用95% 乙醇或 50% 硫酸镁湿敷，每天 3 ～ 4 次，促进药物吸收，减少局部肿胀。血管刺激性药物，如葡萄糖酸钙、氧化钙、氯化钾等，可用 50% 硫酸镁湿敷。酚妥拉明局部湿敷用于血管收缩性药物（如多巴胺、去甲肾上腺素、垂体后叶素等），抽取酚妥拉明 1 ml（10 mg）加生理盐水 5 ml，取 2 层纱布浸透药液后覆于患处，每次局部湿敷 30 分钟，每天早、中、晚各 1 次。湿敷时间一般为 3 ～ 7 天。山莨菪碱湿敷可使血管平滑肌松弛，解除静脉血管痉挛，促进药物渗透入皮下组织。

②热敷：对组织刺激性小、容易吸收的药物，可热敷以促进药物扩散吸收；对血管收缩药物应早期热敷。需要注意的是，不能使用 50% 硫酸镁湿敷，因其为高渗液，可致细胞脱水，加重组织坏死。

③冷敷：对组织有刺激性的药物，为了抑制药物细胞内代谢，可用冷敷，须在 6 小时内进行，24 小时后再热敷；对高渗性药物（如 50% 葡萄糖、甘露醇、碳酸氢钠等）可冷敷，使血管收缩以减少对药物的吸收；对抗肿瘤药紫杉醇、柔红霉素、多柔比星、表柔比星等，可用冰袋间断冰敷，一般不超过 15 ～ 20 分钟，早期切忌热敷。

（3）局部封闭：高渗性药物、细胞毒性药物、血管收缩药物发生渗出后，对局部组织的损害作用大，除了采取一般处置外，还应进行局部封闭。用 2 ml 注射器的针头在红肿皮肤的边缘呈点状或扇状做封闭，先沿外渗局部的边缘封闭，把外渗区域周边封闭起来，然后是外渗局部的下方。根据情况每天封闭 1 次，一般封闭 3 ～ 5 天。

局部封闭用药一般为 1% 利多卡因 2 ml ＋生理盐水 2 ～ 5 ml，或 1% 利多卡因 2 ml ＋地塞米松 5 mg ＋生理盐水 2 ～ 5 ml，或 1% 普鲁卡因注射液。部分药物可选用特异性药物拮抗剂。氮芥：10% 硫代硫酸钠 4 ml＋注射用水 6 ml，或 1% 普鲁卡因注射液注射于外渗部位；丝裂霉素：1% 普鲁卡因注射液局部封闭；血管收缩药物：0.9% 氯化钠注射液 5 ml＋酚妥拉明 5 mg 局部封闭。

三、特殊制剂使用

1. 服用时不宜突然停药的药物　一般来说，服药治病达到预期效果后便可停药，但有些药物则不然，尤其是治疗慢性疾病需要连续服用的药物，突然停用可能会产生各种"停药反应"，如旧病复发或病情加重等，严重者甚至可以危及生命等。包括激素类药物、抗癫痫药物、抗震颤麻痹药、抗高血压药、洋地黄类药物、抗结核药、治疗糖尿病的缓释剂和控释剂。

2. 缓释剂和控释剂的服用　缓释剂、控释剂与其相对应的普通制剂比较，每天用药次数应从 3～4 次减少至 1～2 次。如普通硝苯地平片剂或胶囊剂，一般一次 10 mg、一天 3 次服用，而硝苯地平缓释剂或控释剂一次用量为 30 mg，可一天 1 次服用。

缓释剂、控释剂与普通制剂的应用可略有不同。普通硝酸甘油片舌下含化 1 片，仅能维持 30 分钟左右疗效，适合心绞痛急症使用；其控释贴剂经皮肤吸收进入血液，可保持平稳的药物治疗浓度，故每天只需给药 1 次就能维持疗效 24 小时左右，这样既可减少用药次数，又可提高、延长疗效，预防心绞痛发作。

3. 不能掰开服用的药物　肠溶片、肠溶胶囊的包衣材料及囊材中含特殊成分，在 pH 较低的胃液中不能崩解，而在碱性肠液中能溶解和释放出药物，主要用于阿司匹林等对胃肠道刺激较大及酸性环境中不稳定的药物，可有效降低胃肠道不良反应，增强疗效。去掉胶囊外壳后就失去了此作用，因此肠溶片和肠溶胶囊不能掰开服用。

有些缓释剂、控释剂不能掰开服用，如果掰开，控释作用即被破坏。因此，能否打开胶囊服用最好咨询药师，否则不要掰开服用。

4. 抗菌药物和微生态制剂合用时的注意事项　由于抗菌药物有抑菌或杀菌作用，原则上任何微生态药物都不宜与抗菌药物同时使用，以免影响疗效，尤其是活菌制剂，如双歧杆菌活菌制剂、双三联活菌（含肠道双歧杆菌、嗜酸乳杆菌、粪链球菌）、双歧杆菌乳杆菌三联活菌（保加利亚乳杆菌、长双歧杆菌、嗜热链球菌）、枯草菌二联活菌（含乳酸活菌、粪链球菌、枯草杆菌）等。

然而，死菌及其代谢产物的制剂因不受抗菌药物的影响，可与抗菌药物一同服用，如乳酸菌素。地衣芽孢杆菌制剂生命力和耐受力强，可以同用。酪酸菌制剂对庆大霉素、部分青霉素、红霉素等抗菌药物不敏感，也可与抗菌药物同服。一般来说，微生态制剂可与抗真菌制剂同时使用。

和微生态制剂合用时，抗菌药物的使用原则是：尽量使用小剂量；尽量使用窄谱抗菌药物；尽量避免口服，对全身和肠道外感染尽量不口服给药，采用注射途径给药，尽量保护厌氧菌，若无证据表明是厌氧菌感染，则尽量不使用对厌氧菌有杀灭作用的抗菌药物；尽快恢复肠道微生态平衡，如果使用抗菌药物扰乱了肠道微生态平衡，应尽快服用微生态制剂恢复。抗菌药物与微生态制剂合用时，通常需要间隔 2 小时以上，以避免抗菌药物对微生态制剂的杀伤作用，有效调节肠道菌群，并抑制艰难梭菌的繁殖。

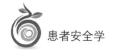

四、用药特殊情况处置

1.患者服错药应采取的紧急措施　如果不慎给患者错服了药，应立即通知值班医生，迅速采取有效措施，原则是分析情况，及时排出，针对解毒，对症治疗。

（1）如果错服的是普通维生素、微量元素、氨基酸、中药（滋补药）等不良反应较小的药物，服用剂量又不大，且不存在患者禁忌证、过敏史等情况时，可暂时不做特殊处理，但应密切观察患者病情变化。

（2）误服或多服了巴比妥类镇静催眠药（如苯巴比妥等）、苯二氮䓬类抗焦虑药（如地西泮、氯硝西泮、三唑仑等）、吩噻嗪类抗精神病药（如氯丙嗪等）、抗胆碱药（如阿托品、颠茄、东莨菪碱等），易造成中毒。若是服用剂量在正常用量范围内，一般需要多饮水促进其排泄，同时必须注意观察病情变化。

（3）若误服剧毒药品（如吗啡类镇痛药、洋地黄类抗心功能不全药等），或服用一般毒性药品但剂量超出正常用量范围，或错服有过敏史的药品，或将外用药内服等，应立即通知值班医生进行救治，给予有效解毒药。同时采取措施催吐、洗胃和对症支持治疗，对重症患者应做好抢救准备。若患者错服药后当即发现，应尽快用压舌板等刺激咽后壁（舌根），引起呕吐，将误服药物吐出。

2.患者漏服药应采取的补救措施　给药频次及给药时间是通过药物在人体内的药物代谢动力学特点决定的，要严格按照药品说明书规定的用法用量给药，给药间隔不得随意延长或缩短。延长给药间隔时间，会使体内药物有效血药浓度维持时间短，影响治疗效果；缩短给药间隔时间，会使体内药物浓度过高，引起或加重不良反应，有些药物还会蓄积中毒；漏给药物后随意补给或待下次给药时给予加倍剂量，都有可能造成不良后果。如果在用药过程中发生遗漏，应根据具体情况采取相应措施进行补给，除特殊药品或药品说明书有明确规定外，一般可参照以下方法处理。

（1）抗菌药物：一旦发现漏服，应立即补服，但应注意与下次服药的间隔时间。

（2）抗高血压药：每天用药次数为 2～3 次的抗高血压药普通常释剂型（如普通片剂、普通胶囊剂），在漏服 2 小时内发现，应立即补服；若发现漏服超过 2 小时，应立即补服，并适当推迟下次服药时间。每天用药 1 次的抗高血压药控释剂、缓释制剂（如控释片、缓释片、缓释胶囊等），在发现漏服后应尽快补服，必要时推迟下次服药时间。

（3）降血糖药：如果漏服药物的时间不长，应及时补服；如果漏服时间过长或多次漏服，应及时告知医生进行血糖监测并采取相应措施。

（4）解热镇痛药通常每 6 小时服 1 次，每天不超过 4 次。如果在漏服 3 小时内发现，应立即补服；若发现漏服超过 3 小时，不必补服，但下次应按时服药。

（5）止咳药在 3 小时内发现漏服时，可以补服；如超过 3 小时，则应在下次按时服药。

（6）泻药在漏服 2 小时内发现，应立即补服；若发现漏服时已超过 2 小时，不必补服，但下次应按时服药。

（7）性激素：用于人工周期、人工辅助生殖、治疗功能性子宫出血等的雌激素、孕激素等，短时间内发现漏服后应立即补服，漏服时间较长或多次漏服，应立即通知医生采取相应措施。

（8）免疫抑制剂：脏器移植后使用的环孢素、他克莫司等免疫抑制剂漏服后会影响机体免疫功能，一旦发现应立即补服，并通知医生监测血药浓度，必要时调整给药方案。

（9）其他如维生素、微量元素、氨基酸、慢性人体功能调节药、中药（滋补药）等，如果及时发现漏服，可补服，否则不予补服。

第三节　患者用药后安全

在给药后，应密切观察患者的生命体征，倾听患者的主诉，为进一步的治疗提供依据；如果患者在用药后出现了不适症状，应该及时处理，以免对患者造成更大的伤害。

一、观察药物效果

药物疗效的评价是药物治疗的重要环节。护士首先要了解患者的病情和用药目的。护士应密切观察药物的效果，即症状或体征是否缓解。例如，使用利尿药后，要观察患者的尿量或水肿情况；使用退热药物后，要观察患者的体温有无降低；使用止痛药后观察患者的疼痛有无减轻；使用降糖药后及时监测血糖变化等。

患者的各项变化如下：

1.排泄物变化　药物经体内代谢后，最终随小便或大便排出体外。在此过程中，由于药物本色或其体内代谢物颜色所染，可使人的小便或大便颜色发生改变。有些药物经代谢后还可由汗液、泪液、唾液、妇女生殖道分泌液中排出，也可将这些分泌液染上颜色，如利福平滴眼液引起泪液颜色变红等。

由于上述人体排泄物染色现象大多只是药物排泄的表现之一，因而并不存在特别的人体危害。另外，排出红色尿可能是血尿，排出黑便可能是上消化道出血，应与药物引起的排泄物颜色变化加以鉴别。若正常停药 2～3 天后排泄物颜色仍不恢复正常，则多非药物所致，应及时检查治疗。

2.肝功能变化　绝大多数药物通过肝进行生物转化，形成无活性的产物。而有些药物或其代谢产物作为半抗原与肝特异蛋白结合，形成新抗原，激活机体免疫系统，引起变态反应，导致免疫性肝损害。

药源性肝损害主要指在治疗过程中，由于药物的毒性损害或过敏反应所致的肝病。药源性肝损害发生率高，起病隐匿，临床表现无特异性。针对药源性肝损害的预防措施有：

（1）避免大剂量长疗程使用有肝毒性的药物，更不要轻易联合用药。

（2）对有药物性肝病史者避免再度给予相同或同类的药物。

（3）保护易感人群，儿童用药应更加慎重。

（4）对于必须要使用可能造成肝损害的药物时，宜从小剂量开始，短期交替使用，定期检查肝功能。

3.肾功能变化　肾是药物的主要排泄器官，主要经肾排泄的药物在肾小管的浓度高，故肾特别容易受到药物的损害。药物引起肾损害的不良反应时有发生，临床表现轻重不一，最早症状可为蛋白尿和管型尿，继而可发生肾毒性，可为一过性，也可为永久性损伤。能引起肾毒性的药物有抗感染药物、抗肿瘤药物、免疫抑制剂、消化系统药物。

4.血糖变化　药物引起的血糖升高不但可引发用药者出现糖尿，有时还会使用药者出

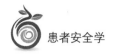

现糖尿病酮症酸中毒和糖尿病高渗性昏迷,所以在用药时要格外注意。

5. 神志变化　能够引起精神障碍的常用药物有心血管药物、消化系统药物、糖皮质激素类、抗菌药物、抗病毒药物、抗肿瘤药物及免疫调节药。

6. 皮肤黏膜变化　很多药物会引起患者皮肤黏膜异常,出现皮肤或黏膜过敏反应、光敏性皮肤等。用药过程中及用药后,如果发生药物过敏反应,可在患者皮肤黏膜观察到病变。皮肤表现主要包括皮疹(药疹)、皮肤瘙痒、疼痛、红肿等,轻度药疹治疗不及时可进展为剥脱性皮炎型药疹。黏膜变化表现为眼结膜、口鼻腔、外阴等部位黏膜炎症反应,出现红肿、充血、疼痛等。

二、药物不良反应

在治疗过程中对药物不良反应的观察和发现有利于及时调整用药方案,保证患者安全。药物常见的不良反应有:副作用、毒性反应、变态反应、继发反应、后遗反应、致畸反应、停药反应、特异质反应、药物依赖性、药物热,其中最常见的不良反应为药物热。

1. 副作用　使用治疗量药物后出现的与治疗目的无关的不适反应称为副作用。副作用是药物本身固有的,当其中某一种作用被用来作为治疗目的时,其他作用就可能成为副作用,如阿托品可抑制腺体分泌、解除平滑肌痉挛、加快心率等。仅利用它抑制腺体分泌作用,则松弛平滑肌引起的腹胀气或尿潴留就成了副作用;相反,若要利用其解痉作用,抑制腺体分泌引起的口干和心率加快则成了副作用。因此,可以通过联合用药避免或减轻副作用的发生。

2. 毒性反应　指用药剂量过大或用药时间过长而引起的不良反应。通过控制用药剂量或给药间隔时间及剂量的个体化防止毒性反应,必要时可停药或改用其他药物。

3. 变态反应　指机体受药物刺激发生异常的免疫反应,引起生理功能障碍或组织损伤,亦称过敏反应。这种反应与药物剂量无关或关系甚少,致敏原可能是药物本身或其代谢物,也可能是药物制剂中的杂质。常见的变态反应表现为皮疹、荨麻疹、皮炎、发热、血管性水肿、哮喘、过敏性休克、抗红细胞的自身抗体反应、再生障碍性贫血等。

4. 继发反应　指药物治疗作用之后引起的不良后果,也称为治疗矛盾。如长期应用广谱抗菌药后,引起二重感染,导致肠炎或继发性感染。

5. 后遗效应　指停药以后血药浓度已降至最低有效浓度以下,但仍残存的生物效应。如服用有长时间作用的巴比妥类镇静催眠药后,次晨仍有困倦、头昏、乏力等后遗作用。少数药物可引起永久性器质性损害,如大剂量呋塞米、链霉素等可引起永久性耳聋。

6. 致畸作用　有些药物能影响胚胎的正常发育而引起畸胎,称致畸作用。致畸作用与致癌、致突变合称"三致反应"。

7. 停药反应　指突然停药后原有疾病加剧,又称回跃反应。如硝酸甘油骤然停用,可造成反跳性血管收缩而致心绞痛发作。

8. 特异质反应　主要与患者特异性遗传素质有关,属遗传性病理反应。最多见的是红细胞葡萄糖 -6- 磷酸脱氢酶缺乏缺陷患者服用某些药物如磺胺类、阿司匹林等,可出现溶血性贫血。

9. 药物依赖性　长期使用某些药物后机体产生的一种特殊的精神状态和身体状态。药物依赖性一旦形成,将迫使患者继续使用该药,如果突然停药则会使病情加重或者出现之前没有出现的变化。每种药物的使用都可能出现不良反应，因此在使用时必须充分权衡利弊，利大于弊才有应用价值。在考虑治疗疾病的同时，也要考虑对患者生活质量的影响。

10.药物热 药物热是在治疗疾病过程中使用药物而导致的发热，是临床常见的药物不良反应之一。多数专家认为药物热是药物过敏引起的，通常在用药 6～10 天后发生。能引起药物热的药物有多种，抗生素是最常见的药物，也可由其他药物如解热镇痛药、镇静催眠药、麻醉药、抗精神病药等引起。药物热的判断依据有：

（1）对发热一定要进行全面细致的体检、各种辅助化验诊断，从而查找病变所在；如为药物热，则缺乏明显的感染病灶。

（2）体温虽然超出正常，甚至持续高热，但中毒现象并不严重，精神状态一般良好，心率也不很快，无慢性病容。发热者夜间体温会下降，而感染性疾病所致发热与之正好相反。

（3）除发热外，少数患者伴有头痛、肌肉关节酸痛、寒战等，部分患者可伴有皮疹，这更有助于药物热判断，停药后 2 天内恢复正常。

（4）平时若有对食物或药物过敏，尤应警惕药物热的可能。

（5）在应用抗菌药物的疗程中，如病情已改善，体温下降或已趋正常之后再度上升或热度再现，应考虑药物热的可能。

（6）若停药后体温在 24～48 小时恢复正常，则提示药物热。

（7）若再次用药后数小时内又引发高热，甚至超过原有热度则可确诊。

护理人员是在患者用药后第一时间直接观察到其用药出现不良反应者，如发现药物热，应及时报告经治医生，以对患者采取及时停药观察等措施。

三、发生不良反应时的应对

首先要养成经常阅读药品说明书的良好习惯，特别对一些新的药物或不常用的药物、抗菌药物、抗癌药物、生物制品等，注意药品说明书中有关不良反应的内容，了解会出现哪些系统、哪些器官的不良反应，做到心中有数。一旦出现不良反应，分清轻重缓急。

1.一般最常见的消化系统不良反应，如在用药后 0.5～2 小时出现恶心、呕吐或者腹痛、腹泻等症状，可以对症处理；对神经系统的头晕、头痛，也可暂时停药观察。

2.对肠道外给药出现的反应，如输液反应、过敏反应甚至是过敏性休克，则要立即停药，并保护好所输注的液体和输液器械，方便以后查找原因。

3.如发生药源性变态反应，特别是过敏性休克（往往是用药后数秒或数分钟内发生灼热感、喉头发紧、胸闷心慌、脸色苍白、口唇发紫、呼吸困难、脉搏细弱、血压下降，甚至神志不清），需要立即抢救。

4.抢救危及患者生命的严重不良反应时，不能手忙脚乱，要照看好患者，安抚患者家属的情绪，并紧急报告值班医生。护士应熟知常用急救药品、抢救器械的存放位置，能够随时准确取用，配合医生共同抢救患者。

5.发生药品不良反应后，应如实填报药品不良反应登记表，对患者基本信息、涉及药物信息及发生不良反应情况进行详细描述，记录不良反应处理情况及转归，并对不良反应因果关系进行评价。

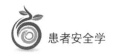

第四节　特殊用药安全

特殊药品是指麻醉药品、精神药品、医疗用毒性药品和放射药品，其涉及面广，涵盖品种多，风险性大。特殊药品如管理不善或者使用不当极易造成瘾癖、中毒，损害人们健康，失之管理就会发生流弊，危害社会治安。因此对这类药品的管理必须严格按照卫健委《处方管理办法》和国务院《医疗用毒性药品管理办法》《麻醉药品和精神药品管理条例》《放射性药品管理办法》《易制毒化学品管理条例》的具体要求，保障购入及储存安全，加强使用环节控制，防止流失和非医疗使用。本节主要讲解临床科室特殊药品使用安全。

一、加强特殊药品监管

临床科室根据自身特殊药品使用情况，经严格的上报审批以后建立合适的特殊药品储存基数。应加强库房管理，严格执行"五专"（专人负责、专柜加锁、专用账册、专册登记、专用处方），储藏柜采用双人双锁管理，且只能用于患者，不得私自取用、借用。护士定期检查特殊药品储藏柜的安全，检查所有药物是否在规定的使用期内，检查容器包装是否完整、密闭，如有破损渗漏，必须立即进行安全处理，并登记备案。护士每班交接班时严格执行毒性药品、麻醉药品和精神药品交接班制度，必须交班点清，双方用正楷签全名。

二、"五专"管理

按照《麻醉药品、第一类精神药品管理规定》《处方管理办法》等相关法律规定的要求，对麻醉药品、精神药品实行"五专"管理，具体如下。

1.专人负责　有麻醉药品和第一类精神药品的科室应指定专人管理。

2.专柜加锁　麻醉药品和第一类精神药品的使用单位，应当设立专库或者专柜储存麻醉药品和第一类精神药品。专库应当设有防盗设施并安装报警装置；专柜应当使用保险柜。专库和专柜应当实行双人双锁管理。各病区、手术室存放麻醉药品和第一类精神药品应专柜加锁，配备必要的防盗措施。

3.专用处方　医师须使用麻醉药品、第一类精神药品专用处方开具麻醉药品和第一类精神药品，处方印刷用纸为淡红色，右上方标注"麻、精"等字样。为门（急）诊患者开具的麻醉药品和第一类精神药品注射剂，每张处方为一次常用量。控释、缓释制剂，每张处方不得超过7日常用量，其他剂型，每张处方不得超过3日常用量。为门（急）诊癌痛患者和慢性疼痛患者开具的麻醉药品和第一类精神药品注射剂，每张处方不超过3日常用量；控释、缓释制剂，每张处方不得超过15日常用量；其他剂型，每张处方不得超过7日常用量。麻醉药品和第一类精神药品处方应当逐日开具，每张处方为1日常用量。麻醉药品和第一类精神药品处方保存期限为3年。

4.专册登记　根据麻醉药品和精神药品处方开具情况，按照品种、规格对其消耗量进行专册登记，登记内容包括发放日期、患者姓名、用药数量等。

5.专用账册　对进出专柜的麻醉药品和第一类精神药品建立专用账册，进出逐笔记录，内容包括日期、凭证号、领用部门、品名、剂型、规格、单位、数量、批号、有效期、生产单位、发放人、复核人和领用签字，做到账物相符。

第五节　特殊人群的用药安全

一、儿童用药基本原则

儿童安全用药是临床安全用药的重要内容，是保障儿童健康的重要前提。儿童由于自身的器官功能和生理功能特点，对安全用药要求更高。目前，全球儿童药物品种和剂型偏少，临床儿童用药多将成人药品调剂后使用，治疗的精准性不高，从而导致规范、准确、合理地选用儿童治疗药物的难度较大，儿童用药安全问题值得高度重视。

儿童具有许多特殊的解剖生理特点，对药物的耐受性、反应性与成人不尽相同，而且儿童病情多较急、变化快，用药更需要确切及时。因此，护士必须熟悉儿科用药的药物种类选择、剂量计算、给药方法、药品不良反应及儿童用药禁忌等方面的知识，以便取得良好的治疗效果，尽量避免、减少不良反应和药源性疾病。

（一）熟悉儿童特点，明确诊断，合理选药

临床医生和药师应了解儿童不同发育时期的解剖生理特点、药物的特殊反应，严格掌握用药指征，在明确诊断的情况下，应慎重合理选择，不可滥用。药物种类不宜过多，可用可不用的药物尽量不用。在合并应用几种药物时，应注意避免由于药物在体内的相互作用而产生不良反应或药效抵消等问题。几种临床常见病的药物选择举例如下：

1.抗感染药物　由于儿童易患感染性疾病，且多为急性感染，病情变化快，因此抗感染药物应用较为普遍。就儿科临床常用的抗菌药物而言，大体与成人相同，只有诊断为细菌性感染者，方有应用指征。若临床诊断为病毒性感染［如麻疹、风疹、流行性感冒（流感）等］，可选用抗病毒药物或某些中药制剂，而不用抗菌药物。滥用抗菌药，可导致患儿产生各种不良反应，从而造成不良后果。如氨基糖苷类药物对儿童有明显耳毒性和肾毒性，其中新霉素和卡那霉素对耳蜗神经的毒性最大。目前，国内氨基糖苷类药物血药浓度监测并未普及，儿童应尽量避免应用。只在有明确应用指征且又无其他毒性相对较低的抗菌药物可供选用时，方可选用该类药物，在使用该类药物治疗过程中应严密观察不良反应，有条件者应监测血药浓度，根据其结果个体化给药。四环素类药物可导致儿童牙齿黄染及牙釉质发育不良，不适用于 8 岁以下小儿。喹诺酮类抗菌药对骨骼发育可能产生不良影响，该类药物一般不用于儿童，尤其是低年龄段儿童。对新生儿使用氯霉素可能会出现"灰婴综合征"。近年来，曾经被认为能安全用于儿童的抗菌药物也出现有关不良反应的报道，如头孢拉定致儿童泌尿系统损害等。因此，儿童用抗菌药物必须慎重考虑其适应证和不良反应。开始时应当根据患儿临床症状、体征及有关的实验室检查结果进行用药，待细菌培养和药敏试验结果出来后，有针对性地选用药物。

2.退热药物　一般选用对乙酰氨基酚和布洛芬，疗效确切，相对安全。特别是布洛芬解热镇痛效果强，不良反应小。

3.镇静、抗惊厥药物　小儿有高热、过度兴奋、烦躁不安、频繁呕吐、惊厥等情况时，可给予镇静药。常用的药物有苯巴比妥、水合氯醛、地西泮等，具有镇静功效。

4.镇咳、祛痰、止喘药物　咳嗽有清除呼吸道分泌物的作用。小儿呼吸道较窄，感染时黏膜肿胀，渗出物较多，容易引起呼吸道梗阻，出现呼吸困难。因此，在呼吸道感染

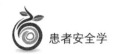

（尤其是肺炎）时，应使用祛痰药，采取口服或雾化吸入等方式给药，如氨溴索口服液；少用镇咳药，尤其要慎用作用较强的镇咳药（如可待因）。小儿哮喘，可局部吸入 β_2 受体激动剂，必要时也可用茶碱类，但新生儿、小婴儿慎用。

5. 泻药和止泻药　婴儿便秘应先调整饮食，偶尔可用栓剂，如甘油栓、开塞露等。仅在十分必要时才用缓泻药。婴幼儿腹泻时应予饮食疗法、控制感染及液体疗法等。儿童腹泻口服补液治疗遵循《中国儿童急性感染性腹泻病临床实践指南》中的推荐疗法，同时应尽早恢复进食，辅以双歧杆菌或乳酸菌制剂，以调节肠道的微生态环境；不宜一开始就选择止泻药，因为用药后腹泻虽有所减轻，但肠道毒素吸收增加，严重时可加重全身中毒症状。

6. 糖皮质激素类药物　在儿科应用较为广泛，可局部（如治疗湿疹等）或全身短期或长期使用。短疗程口服多用于哮喘发作、严重感染（与抗生素合用）及过敏性疾病。重症病例需要大量静脉给药。中等疗程（几周或数月）多用于白血病、肾病综合征及免疫性疾病。长期（数年）用药，儿科少用。此类药物亦应避免滥用，因用药后可使机体免疫力反应性降低，从而掩盖原发病的性质，虽然自觉症状好转但病情仍在进展，因而导致诊断和治疗的延误，造成不良后果。较长时间用药对水、盐、蛋白质、脂肪代谢均有不良影响，还会抑制骨骼增长，影响体格发育，并可引起骨质疏松、肌肉萎缩和皮质醇增多症（即"库欣综合征"）。患水痘的儿童禁用肾上腺皮质激素，因为用药后可使病情急剧恶化，甚至死亡。若在激素治疗过程中发生水痘，应视情况减量或停药。

7. 其他药物　儿童对影响水盐代谢、酸碱平衡的药物较敏感，应用利尿药后较易发生低钠血症或低钾血症。早产儿、新生儿应用维生素 K、磺胺类药物等可发生高胆红素血症，甚至引起胆红素脑病，故上述药物应慎用。

（二）根据儿童不同时期特点，选择合适的剂型和给药途径

选择适合的剂型有利于给予准确的药物剂量，提高儿童用药的依从性。由于儿科药物制剂规格多、批量小、成本高、利润低，大多数药物没有适合儿科使用的剂型，因此，儿童用成人药物的现象比较普遍。成人药物用于儿科患儿所致的问题很多。例如，分剂量操作麻烦、难以准确掌握剂量，有些特殊剂型如某些缓释、控释制剂不宜分剂量使用等。在可选择的情况下，应选用适合儿童疾病和心理特点的药物制剂。儿童易接受的剂型多为口服溶液剂、糖浆剂、颗粒剂、混悬剂、注射液及贴剂、栓剂等。

给药途径不仅影响药物吸收，而且关系到药物分布和发挥作用的快慢、强弱及作用时间的长短。应根据儿童各生长发育阶段的生理特点和病情需要慎重选择适当的给药途径。儿童常用的给药途径有口服、静脉滴注、静脉注射、肌内注射、皮下注射、吸入、直肠给药等。应根据不同给药途径的生物利用度和临床目的掌握给药途径。

1. 口服　能口服者尽量口服，以减少注射用药给患儿带来的不良刺激。婴幼儿及不能吞咽药片的儿童最好用液体剂型（如糖浆剂）、颗粒剂，或临时将药片压碎用糖水混合均匀后再服。对于液体口服制剂，在提供的量器中不要加其他任何药物或食物，以免产生相互作用或影响剂量准确性。给婴儿喂药时应将其抱于胸前，用手臂支起头部，再用小勺慢慢将药液从嘴角灌入，使药液达舌根部后即可咽下，防止因其后仰而使药物吸入气管。应首先鼓励较大的儿童自己吃药，必要时强制喂药，但动作要迅速，以防儿童将药吐出引起

呛咳，可用拇指及示指紧按两颊，使上下颌分开，将药匙留在上下牙齿之间，直至患儿将药咽下为止。有味的药物不宜与食物混在一起喂服，以免引起儿童拒食，造成喂药困难。不宜将药物交给较大患儿让其自己服用，以免发生误服或隐瞒不服的情况。

2. 注射　注射给药途径药效发挥较口服给药快，多用于重症、急症或有呕吐者。静脉给药可直接进入血液循环，是病情危重患儿的可靠给药途径。但是要按规定速度滴注，不可过快过急。还需要防止药液渗出引起组织坏死。婴幼儿、学龄前及学龄儿童可根据病情、药物特点给予合适的注射方法。

3. 皮肤外用　透皮给药安全、方便，但因制作工艺复杂，目前上市的药品种类较少。由于新生儿体表面积相对较大，皮肤角质层薄，故药物经皮肤吸收较成人迅速、广泛。尤其在皮肤有炎症或破损时，吸收更多。有的药物（如碘酊、硼酸、糖皮质激素等）经皮肤吸收过多可发生中毒反应，因此应严格控制给药剂量，并严密关注给药后的病情变化。外用药应注意避免患儿用手揉入眼中或吃入口中。

4. 其他　对于只能口服的药物（如中药汤剂），昏迷患儿可用胃管鼻饲法灌入。舌下、含漱、吸入等给药方法仅用于能合作的较大患儿。对于出生数日的新生儿，必要时还可通过脐带血管内注射给药。灌肠法因药物不易吸收，小婴儿又难以保留药液，故临床较少采用；可用缓释栓剂肛门给药，如用直肠地西泮栓剂预防高热惊厥等。

（三）严格掌握用药剂量，并根据具体情况进行调整

儿童处于生长发育阶段，无论在生理方面还是药物代谢水平上和成人均存在较大差异。儿童用药时药物清除率低，药物中毒风险大。因此，用药剂量需要较成人更为准确。应该根据儿童的生理特点和药物在儿童体内的代谢动力学特点，确定用药剂量和用药间隔。用药剂量应按药品说明书推荐的儿童剂量，根据体重或体表面积计算。若说明书中未标明儿童剂量，应参考相关国内外权威指南、书籍的建议，或参考成人剂量根据儿童年龄、体重、体表面积计算。很多药物的代谢受到患者肝肾功能的影响，加之儿童期个体肝肾功能不完善，因此用药时要关注患儿的肝肾功能，必要时调整用药剂量。

（四）根据儿童及药物特点选择给药频次和给药时机

根据药物理化性质和半衰期确定给药频次和给药间隔。婴幼儿由于肝、肾等药物的代谢排泄器官发育不完全，其半衰期与成人相比常有较大差异，应根据其出生时胎龄、生后日龄、体重等因素选择适宜的给药频次。不同的药物，应根据其特点选择适当的给药时机。利尿剂和抑制胃酸保护胃黏膜药、抗菌药物宜早餐前服，驱虫药宜空腹服用，健胃药、抗酸药、收敛药、利胆药应饭前服用。对胃肠道有刺激性的药物，如水杨酸类、奎尼丁等药物宜饭后服，铁剂宜在两餐之间服用。长期用药患儿早上服用可减轻药源性肾上腺功能减退。

（五）密切观察药物治疗反应

由于年幼儿童不具备语言表达能力或表达能力差，治疗时应密切观察药物治疗反应。新药选用要特别慎重，因为虽然在成人临床试验中效果肯定，但儿童反应可能与成人完全不同。例如，成人常用的抗癫痫新药苯丙氨酯可引起儿童肝坏死和再生障碍性贫血。

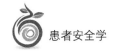

二、老年人用药注意事项

由于老年人各组织器官功能的改变，其疾病特点及用药后的药效学与药动学亦有变化。在给老年人用药时需要特别注意，这样才能使老年人的药物治疗更安全有效。

老年人由于组织器官老化和生理功能减退，易患的疾病不同于中、青年人。老年人疾病中一些疾病是中年起病且延续到老年，如慢性支气管炎、痛风、类风湿关节炎等。老年人疾病急性发作的频率更高，每一次的急性发作都不可避免地对靶器官造成进一步的损伤。有些疾病是老年人高发的疾病，如肿瘤、糖尿病、高血压、高脂血症、冠心病等；还有一些是老年人特有的疾病，如动脉硬化症、老年性白内障及老年性痴呆等。随着年龄增大，机体免疫力下降，极少数的老年人也可患儿童常见的传染病，如麻疹、水痘、猩红热等。

老年人的生理变化导致药动学和药效学发生改变，是其药源性疾病及药品不良反应发生率高的客观原因。但是，用药不当或错误用药更是老年人用药安全的重要隐患。因此，老年人用药应从以下几方面加以注意。

（一）要有用药指征

老年人用药品种应尽量简单，尽管老年人往往同时患有几种疾病，也应避免同时使用太多药物，宜视病情轻重缓急先后论治，以减少药物的不良反应。老年人的一些"不适"可以通过生活调理来消除，不必急于求助于药物；除了急症或器质性病变外，应尽量少用药物。老年人的用药原则是应用最少药物和最低有效量来治疗疾病。作用类型相同或不良反应相似的药物合用于老年人更易产生不良反应。

（二）要选择最佳剂量

由于老年人个体差异很大，所以要严格遵循个体化原则，寻求最适宜的剂量。一般来说，老年人初始用药应从小剂量或者半量开始，逐渐增加到最合适的剂量，每次增加剂量前至少要间隔 3 个血浆半衰期。假如用到成年人剂量时仍无疗效，则应该对老年人进行治疗浓度监测，以分析疗效不佳的原因，根据不同情况调整给药次数、给药方式或换用其他药物。由于老年人药物清除率下降，为了避免药物在体内蓄积引起中毒，在临床上可以①减少每次给药剂量；②延长每次给药间隔时间；③以上二点都采用。

（三）药物治疗要适度

患急性疾病的老年人，病情好转后应及时停药，避免长期用药。如需要长期用药时，应定期检查用药情况是否与病情需要相符，同时定期检查肝、肾功能，以便及时减量或停药。例如，若控制室性期前收缩至完全消失，必然要用大剂量抗心律失常药物，而这类药物都有较大的不良反应，能控制到偶发室性期前收缩 2～3 次 / 分则应适可而止。再如，老年人高血压大多有动脉粥样硬化的因素，使血压降至 135/85 mmHg 左右即可，若更低则会影响脑血管及冠状动脉的灌注，甚至诱发缺血性脑卒中。

（四）注意药物对老年人其他疾病的影响

老年人常患有多种慢性病，如同时患有青光眼、前列腺增生、中枢神经系统疾病，而在老年人中枢神经系统疾病的药物治疗中有不少药物具有抗胆碱作用，如不加注意，可引起尿潴留和青光眼的恶化。

（五）提高老年人用药依从性

老年人依从性差有许多原因，如缺乏护理人员与亲友的监督，患者行动不便，有时老年人打不开包装容器，老年人理解力差、记忆力差、视力不佳、听力减退，药物标记不清晰；更重要的原因是患者同时应用多种药物特别是外形相似的药物，常常造成服错药。临床研究发现，依从性差与年龄无关，而与用药品种多少密切相关，即用药品种越多，依从性越差。依从性差导致药物的疗效明显降低，可使病情加重或恶化，需要更大剂量或更强的治疗药物，从而出现严重不良反应。提高老年患者的依从性有以下方面值得注意：

1. 老年患者的治疗方案应尽可能简化，便于患者领会接受；并要耐心向患者解释清楚，必要时写出简单明了的说明。尽量应用每日 1 次的药物，如抗精神病药睡前 1 次服用，利尿药早晨 1 次服用；如需要每日 2 ～ 3 次用药，可以结合患者的进食或其他活动，使患者易于记住与执行。

2. 药物制剂以糖浆剂或溶液剂较好，因为片剂或胶囊剂有时难以吞咽。

3. 药物的名称与用法应写清楚，难记的名称可用形象化的颜色、编号或名称来代表。

4. 药瓶要便于打开使用，剩余的药品要妥善保管，过期的药品不可使用。

5. 家属、亲友、邻居应对患老年性痴呆、抑郁症或独居的老年人用药进行督查。

三、妊娠期及哺乳期用药危险性评估

（一）妊娠期母体药物代谢特点

1. 妊娠期母体胃肠蠕动减慢，药物吸收更完全。弱酸性药物吸收率降低，弱碱性药物吸收率增加。

2. 妊娠期母体血容量增加，血药浓度降低，血浆蛋白减少，游离状态的药物增多，药物活性增加，药物容易通过胎盘扩散进入胎儿体内，增加胎儿风险。

3. 妊娠期母体肝酶系统活力降低，影响药物生物转化。

4. 妊娠期母体肾血流量增加，药物经肾排泄增加，半衰期缩短。

5. 胎盘的生物转化作用使某些药物的中间产物或终产物获得致畸活性，如利福平、抗组胺药物、己烯雌酚、苯妥英钠等。

（二）哺乳期用药危险性评估

几乎所有的药物都可经过血浆乳汁屏障转运至乳汁。乳汁中药物的峰值一般比血浆中峰值晚出现 30 ～ 120 分钟，且一般不超过血浆中的峰值。乳汁中药物消散随时间而减少，减少的速度慢于血浆中药物消散的速度。静脉给药后，母血中立即出现药物峰值；口服给药 60 ～ 120 分钟后母血中出现峰值。哺乳期用药一般不需要中断哺乳，可选择在哺乳后立即服药，尽可能延迟下一次哺乳，延迟服药与哺乳之间的间隔时间，减少乳汁中的药物浓度。但是，仍要注意某些药物在哺乳期禁用，如氯霉素（可能引起灰婴综合征）、四环素、硫脲类嘧啶、碳酸锂、避孕药、吗啡等。某些药物在哺乳期慎用，如磺胺类药物、奎宁、地西泮等；哺乳期妇女应避免选用氨基糖苷类、喹诺酮类、四环素类、氯霉素等抗生素。

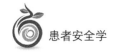

四、肝肾功能不全患者用药

（一）肝功能不全患者用药安全

肝是药物代谢的主要器官，肝功能不全时，药物的生物转化减慢，血浆中游离型药物增多，药物代谢受到影响，进而影响到药物效应和不良反应。一般情况下，肝功能不全对药物代谢影响与疾病的严重程度成正比。急性肝炎患者药物代谢的变化较轻微和短暂，失代偿期的肝硬化患者则较为明显。慢性或严重肝损害患者肝药酶活力改变、有效肝血流量降低，有肝首过效应的药物口服给药后生物利用度可能增加，经肝代谢的药物消除可能减慢，血中药物浓度增加。慢性肝损害还引起患者血浆白蛋白浓度降低与药物结合能力降低，从而可引起药效增强，可能出现不良反应增加。因此，肝功能不全的患者应注意常规给药剂量可能造成药物过量或者蓄积中毒；而需要经过肝代谢才具有药理作用的药物，常规的给药剂量可能达不到预期的治疗效果。肝功能不全患者的用药原则如下：

1. 明确诊断，合理选择药物。
2. 避免或减少使用肝毒性较大的药物。
3. 注意药物相互作用，尤其应避免肝毒性药物的联合使用。
4. 肝功能不全而肾功能正常的患者可选用对肝毒性小且经肾排泄的药物。
5. 开始用药时剂量宜小，必要时进行血药浓度监测，做到给药方案个体化。
6. 定期检查肝功能，及时调整治疗方案。

（二）肾功能不全患者用药安全

肾是药物排泄的主要器官，也是药物代谢的器官之一。肾功能可分为正常、轻度损害、中度损害、较重损害、严重损害。也有人按肌酐清除率分类，即将肾功能损害程度分为轻度、中度、重度。肾功能受损患者药物吸收、分布、代谢、排泄及机体对药物的敏感性均可能发生改变。不同程度的肾损伤引起药物排泄的改变不同，应根据个体情况调整给药剂量和治疗方案。肾功能不全者用药原则如下：

1. 明确诊断，合理选药。
2. 避免或减少使用肾毒性大的药物。
3. 注意药物相互作用，特别应避免肾毒性药物的联合使用。
4. 肾功能不全而肝功能正常者可选用能经双通道排泄的药物。
5. 必要时进行血药浓度监测，设计个体化给药方案。
6. 定期检查肾功能，依据肾小球滤过率、肌酐清除率及时调整治疗方案和药物剂量。

第六节　化学治疗安全

化学治疗，简称化疗，是一种应用特殊化学药物杀灭恶性肿瘤细胞或组织的治疗方法，往往是中晚期肿瘤患者综合治疗的一种重要手段。化疗药物种类很多，应根据肿瘤特性、病理类型选用敏感的药物并制订联合化疗方案。化疗用药的给药方式主要有以下几种：①全身性给药：一般通过静脉、口服、肌内注射给药；②局部用药：为了提高药物在肿瘤局部的浓度，有些药物可通过肿瘤内注射、腔内注射、动脉内注入或者局部灌注等途径提供；③介入治疗。在临床上目前应用比较广泛的是以静脉给药的方式进行化疗，但是由于大多数化疗药物在抑制或杀伤肿瘤细胞的同时，对机体正常组织，特别是代谢增殖旺盛的器官组织或细胞有不同程度的损害，并在出现疗效的同时，常伴有不同程度的不良反应。所以，化疗药物的使用安全对于肿瘤患者的治疗有着很重要的意义，也是我们应该重点关注的内容。

一、化疗前

1. 化疗开始前，应向患者介绍化疗方案，介绍所用药物及使用后的不良反应，并向患者说明在化疗用药期间的注意事项。比如，为了防止出现消化道的不良反应，可指导患者进清淡饮食，忌辛辣、油腻、刺激性食物；为了促进化疗药物的排出，可在化疗期间多饮水，减少化疗药物的不良反应。

2. 患者入院以后，责任护士对患者做全面的入院评估，包括患者的过敏史、基础疾病、化疗结果、化疗次数、对于化疗药物使用的危险登记、静脉状况，并由此来判断患者的用药风险，尤其对于老年患者、体弱患者以及多系统疾病患者，更应仔细询问，通过患者、家属等多途径来进行了解。了解患者的既往化疗史与本次用药是否存在不同，避免药物剂量过大产生不良反应，甚至加重病情。对于评估结果为高风险的患者，给予特别警示。

3. 化疗前应查看患者的各项检查指标是否能进行化疗，当患者的白细胞计数低于 3.5×10^9/L 时应遵医嘱停药或者减量；血小板计数低于 80×10^9/L、白细胞计数低于 1.0×10^9/L 时，要在化疗的同时做好保护性隔离，预防交叉感染；给予必要的支持性治疗，必要时遵医嘱应用升血细胞类药。

4. 确保遵医嘱处理。医生开出医嘱以后，由具有丰富经验且对化疗方案比较熟悉的高年资护士负责处理医嘱，发现其中有任何疑问或者录入错误，必须与医生及时沟通，确保医嘱无误；同时，在输液单上，必须显著标识用法与用药时间。确保领药正确并妥善存放。护理人员在领取化疗药物的过程中，必须加强核对，防止药物发放错误。药品领回以后，必须存放于专用化疗药品存放柜中，对于有温度要求的药品，必须置于冰箱中妥善保存；另外，建立贵重药品交接与使用记录，便于查对。

5. 选择合适的给药途径和方法。目前临床上最常用的是静脉给药，首先应该根据药物的性质选择合适的溶媒进行稀释；合理安排给药顺序，掌握正确的给药方法，减少对血管壁的刺激；有计划地由远心端开始选择静脉并注意保护，对刺激性强、作用时间长的药物，若患者的外周血管条件差，可行深静脉置管化疗。

6. 化疗药物配制时的安全也尤为重要。在配制化疗药物时，除了要注意遵循一般的配制药物的原则以外，护士还要注意保护自身安全。对于化疗药物损伤的预防措施要遵循两个基本原则：①减少与化疗药物的接触；②减少化疗药物污染环境。化疗药物用药前，需要两名护理人员各自计算输注速度，经过双方核对无误才可展开。防护措施如下：

（1）打开安瓿前应轻弹其颈部，使附着于瓶壁的药粉或瓶颈部以上的药液降至瓶底。打开安瓿时应垫以纱布，以防划破手套或皮肤，如不慎划破应立即更换或处理。

（2）溶解药物时，溶媒应沿瓶壁缓慢注入瓶底，待药物浸透后再行搅动，以防药粉逸出。

（3）瓶装药物稀释或抽取时，压力不宜过大，否则会造成针头脱落，污染环境。

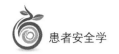

（4）抽药液时使用针腔较大的注射器，进针时稍偏向针头侧面用力，角度不变，溶药、抽药尽量一次完成，避免由针眼外溢药物。

（5）抽取药液后，在瓶内进行排气或排液，然后再拔针，不要将药液排于空气中。

（6）抽取药液的量最好不超过注射器容量的 3/4，抽取后放于垫有聚氯乙烯膜的无菌盘内备用，所有用物按污物处理。

（7）如果药物不慎溅入眼内或皮肤上，应立即用 0.9% 氯化钠注射液或清水反复冲洗。记录暴露情况，必要时就医治疗。

（8）洒在桌面或地面上的药物，应及时用纱布吸附，并用清水擦洗，污染纱布放于专用袋内封闭处理。

（9）操作时应确保注射器或输液管与针头连接紧密，以免药液外漏。

（10）静脉给药时也应戴手套、采用密闭输液法，注射溶液最好用软包装液体，以便用后污物的处理。对于需要避光的药物，必须采用避光输液器。

（11）在输液过程中，更换液体吊瓶时，应正立位插入输液器之后再倒立挂好，使瓶内压力与外界保持平衡，以防瓶内压力过大，药液顺排气管漏出，溅到操作者或患者身上。

（12）从墨菲滴管内给药时，速度不宜过快，以防药液从管口溢出。

（13）操作后需要用 75% 乙醇擦拭操作柜内部及操作台表面。

（14）用过的注射器及针头，应完整放入专用的加盖容器中。

（15）操作后的一切污染物品应放入专用袋中，集中高温焚烧。

（16）操作完毕脱去手套后，用肥皂及流水彻底洗手，有条件者可行沐浴。

（17）护理人员在妊娠期、哺乳期应避免进行化疗操作，配药人员实行轮换制，防止长期接触化疗药物。实习护士不得单独输注化疗药物。

二、化疗中

1. 执行医嘱的过程中，必须严格遵守"三查七对"的要求，严格按照药物要求给药。加强巡视，要密切观察患者在用药期间的生命体征变化和不良反应情况。应当加强巡视，认真做好交接班，尤其对于一些危重症患者的巡视，交接也要在床边进行，确保患者安全。但患者化疗尽量由同一班次护理人员负责，减少交班次数，从而确保对患者的全面观察和护理。许多化疗药物的疗效和用药时间有着密切的关联，护理人员应当合理安排各个患者的用药时间，督促患者用药，在用药过程中保持密切观察，嘱患者一旦出现异常及时反馈。

2. 某些特殊的化疗药物对于患者体内的血药浓度是有要求的，所以有些化疗药物在输注时需要用到输液泵或者微量泵来控制输液滴速，这就要求护士在巡视的时候密切观察这类仪器所显示的滴速是否正确，同时在开始输注前应估算预计的时间，防止因仪器故障导致药物没有按计划输注。平时也要注意对这类仪器的保养和维护，保证各类仪器处于功能状态。此外，在用药过程中，要建立输液巡视卡，并提升巡视频率，至少 10 ～ 15 分钟巡视 1 次，检查患者是否发生不良反应。用药后 10 ～ 15 分钟是药物不良反应的高发期，所以输注以后不可马上离开。

3. 护理人员既是治疗的执行者，又是监护者，对于患者的用药疗效、不良反应应当进行全面观察和记录。如果化疗患者出现药物外渗、过敏等异常情况要迅速作出处理，特别是强刺激性的化疗药物外渗，要对外渗情况、处理过程、注意事项等做详细记录，为改变用药方案提供必要依据。针对用药过程中可能出现的各种不良情况，应当事前制订应急预案（化疗药物外渗应急预案见图4-1），以备事件发生以后按流程处理。用药过程中，一旦发生不良事件，必须立即上报。上报以后，针对不良事件展开分析，寻找诱发原因，并针对原因找出有效的防范对策，从细节上做好化疗药物的安全用药工作，防止问题再次出现。

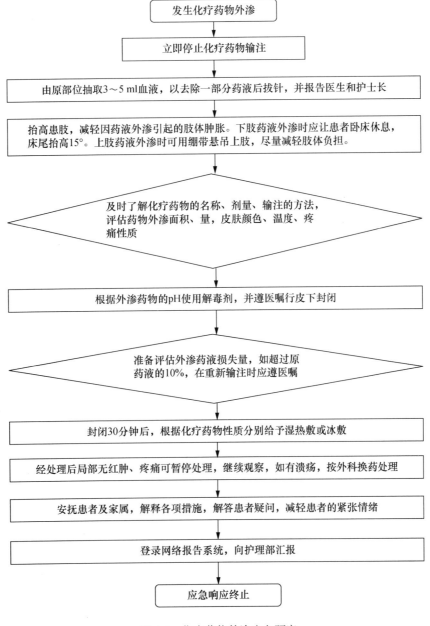

图 4-1 化疗药物外渗应急预案

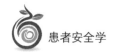

4.建立针对患者的电子档案，并根据患者的实际状况选择健康教育的方法和内容，健康教育的内容一般包括药物的药理作用、用药后的不良反应与注意事项，并将健康教育内容编写成册，发放给患者。责任护士在给药的同时，对患者实施药物的健康宣教，一方面要确保患者对药物使用有全面认识，另一方面要求患者一旦有任何问题要立即通知护理人员。

三、化疗后

1.化疗后应对患者进行评估，判断患者是否出现化疗药物的不良反应，常见的有：①静脉炎、静脉栓塞或药物外渗引起的皮肤软组织损伤；②恶心、呕吐、腹泻、口腔溃疡等；③骨髓抑制，白细胞、血小板减少；④肝、肾功能损害及神经系统毒性；⑤免疫功能降低；⑥其他，如脱发、色素沉着、过敏反应等。

2.出院后护理指导　出院时发给患者出院指导手册，手册里要写明化疗药物的不良反应、下周期化疗时间、科室联系电话等。出院后鼓励患者家庭成员多与患者进行沟通、交流，并给每位患者建立健康档案，定期对患者进行随访，对患者的问题及时进行指导和解答。

第七节　临床借鉴

一、案例描述

某医院某肿瘤科室一名患者需要进行化疗，但该种化疗药物医院药房缺货，故管床医生开具了医嘱，让患者家属到院外药店购买之后交给护士。为了避免家属每天去药店买药，医生所开具的处方为三天的药量，但未跟患者家属讲清楚。在医生开具医嘱之后，A护士到患者处取药。由于当时正是中午护士轮换吃饭时间，病房比较忙，家属直接把三天的药全部给了A护士，A护士也没有仔细核对治疗单就拿走了全部的药。A护士将药放在治疗室之后，遵循双人核对的原则，请B护士再核对一遍，但是B护士只看了药物名称是正确的，就没有仔细核对药物的剂量，便跟A护士说核对无误，责任护士也没有仔细核对剂量，就把药配好之后给患者输注。第二天，C护士到患者处收取第二天的化疗药时，患者说已经没有药了，昨天护士把药全部收走了，这时才发现昨天A护士把三天的化疗药全部配在一起给患者输注了。C护士立即向管床医生和护士长报告，管床医生给患者开具了一系列检查，结果显示未对患者造成较大损伤，之后还是进行了一系列的治疗来确保患者的安全。虽然这次事件未对患者的生命健康造成直接影响，但是间接产生了不必要的费用。家属要求医院赔偿相关损失，护士长将此次事件上报护理部。

二、案例分析

此次安全事件的根本原因，就是由于护士在用药时未按规章制度进行核对。特别是在化疗药物的使用时，首先，A护士在收药时就应该按照治疗单在床边核对药物的剂量；其次，B护士在再次核对时没有仔细看药物剂量；然后两位护士双人核对的流程也不符合规范；也没有做到在操作前、操作中、操作后的核对要求。这是一种极不负责的行为。核对是我们在临床工作中最基本也是最重要的一项工作，有关用药的安全事件绝大部分都是由于在核对这一环节上出现了问题。

三、建议方案

　　最佳的化疗安全实践标准因为安全的化疗医嘱、准备和实施流程而存在。在化疗准备和治疗之前，建议医护人员在多个环节进行审核；制订相关制度，确保医务人员有机会及有能力进行审核。所以通过这次安全事件，我们应该把核对摆在用药安全的第一位。

思考题

　　1. 药物评估与核对制度有哪些？

　　2. 如何正确管理特殊药品？

　　3. 如何预防及处理给药中途发生的意外？

　　4. 化疗药物外渗时的正确处理方式是什么？

参考文献

1. 刘佳. 细节管理在化疗药安全给药过程中的应用. 实用临床护理学电子杂志，2019，4（10）：175-176.
2. 张志清. 儿科护士安全用药操作手册. 北京：人民卫生出版社，2017.
3. 杨秀岭. 内科护士安全用药操作手册. 北京：人民卫生出版社，2020.
4. 张为烈，等. 患者安全与合理用药. 北京：人民军医出版社，2012.
5. 黎月玲，熊慧瑜. 基层医疗卫生机构安全用药手册. 北京：科学出版社，2019.

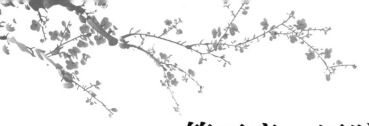

第五章 医院感染

医院感染是伴随着医院的建立和发展而产生和变化的。医院感染的发生不仅影响患者的安全，同时还给个人、家庭和社会带来严重的负担。护理人员是护理诊疗活动的执行者，执行控制医院感染的多项措施，在控制医院感染中发挥着重要作用。因此，增强对医院感染的认识，正确掌握控制医院感染的有关知识与技术，可以有效控制医院感染的发生。

第一节 概 述

导入情景与思考

地点：肿瘤科，年龄：77岁，诊断：肺癌，持续高热患者用抗炎药物，现口腔护理时发现口腔有片状假膜覆盖。

请思考：

1. 该患者的口腔出现了哪种情况？为什么会出现这种情况？

2. 为预防和控制此类情况，护士应当做哪些工作？

医院感染是指在医院内或医疗活动中获得的一类特殊形式的感染性疾病。客观地说，医院感染始终伴随着诊疗护理，尤其是临床护理的形成与发展，只要有诊疗护理活动，就有发生医院感染的可能。医院感染给患者增加了痛苦，甚至造成死亡，而且加重了护理人员的工作量以及医疗任务，并造成巨大的经济损失。因此，建立标准化、规范化的临床感控操作规范，有效提升护理人员主动规范护理诊疗行为的自觉性和严格执行相关感控策略及措施的依从性是非常重要的。

一、医院感染的概念

医院感染（nosocomial infection，hospital infection）亦称医院获得性感染（hospital-acquired Infection）。广义地讲，任何人在医院活动期间由于遭受病原体侵袭而引起的诊断明确的感染均称为医院感染。医院感染的概念随着医院感染预防、控制与管理的发展而不断演变与完善。我国卫生部于 2006 年施行了《医院感染管理办法》，新的诊断标准将医院感染定义为：住院患者在医院内获得的感染，包括在住院期间发生的感染和在医院内获得出院后发生的感染，但不包括入院前已存在或者入院时已处于潜伏期的感染。医院工作人员在医院内获得的感染也属于医院感染。在医疗机构或其科室的患者中，短时间内发生 3 例或以上同种同源感染病例的现象称为医院感染暴发。

医院工作人员、门急诊就诊患者、探视者和患者家属等，这些人在医院里获得的感染性疾病均可称为医院感染。但由于就诊患者、探视者和患者家属在医院的时间短暂，获得感染的因素多而复杂，难以确定感染是否来自医院，故实际上医院感染的对象主要是住院患者和医院工作人员。

二、医院感染的诊断标准

（一）医院感染

1. 无明确潜伏期的感染，入院 48 小时后发生的感染；有明确潜伏期的感染，自入院起超过平均潜伏期后发生的感染。

2. 本次感染直接与上次住院有关。

3. 在原有感染基础上出现其他部位新的感染（慢性感染的迁徙病灶除外），或在原感染已知病原体基础上又分离出新的病原体（排除污染和原来的混合污染）的感染。

4. 新生儿经母体产道时获得的感染。

5. 由于诊疗措施激活的潜在性感染，如疱疹病毒、结核杆菌等的感染。

6. 医务人员在医院工作期间获得的感染。

（二）非医院感染

1. 皮肤黏膜开放性伤口只有细菌定植而无炎症表现。

2. 由于创伤或非生物性因子刺激而产生的炎症表现。

3. 新生儿经胎盘获得（出生 48 小时内发病）的感染。

4. 患者原有的慢性感染在医院内急性发作。

三、医院感染的分类

医院感染的分类方法有很多种，可以按照病原体来源、感染病原体的种类、感染发生的部位等方法分类。

（一）按病原体来源分类

患者在医院的获得性感染可有不同的病原体来源，可以分为内源性医院感染以及外源性医院感染。

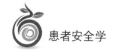

1.内源性医院感染　内源性医院感染（endogenous nosocomial infection）又称自身感染（autogenous nosocomial infection）。病源来自患者本身。正常的人体有许多储存细菌的地方，如皮肤、肠道、口腔等，这些微生物属于人体的正常菌群，在正常情况下并不致病，而且大多数是对人体有益的。但当它们与人体之间的平衡状态在一定条件下被打破时，自身固有病原体的细菌感受性增加而导致感染的发生（如糖尿病患者易发生皮肤感染，肝硬化患者易发生脑膜炎）。内源性医院感染的发病机制比较复杂，常涉及基础病变和治疗措施等多种因素，相对而言难以预防和控制。

2.外源性医院感染　外源性医院感染（exogenous nosocomial infection）又称交叉感染（cross infection）。病原体来自患者身体以外，如其他患者、陪护人员、医务人员和医院环境等。外源性医院感染可以因为医务人员、患者家属和其他患者中的病原菌暂时携带者传播而发生，也可以通过接触污染的环境而间接地使患者发生感染，通常是可以预防的。

（二）按感染病原体的种类分类

病原体包括细菌、真菌、病毒、支原体、衣原体、立克次体、放线菌、螺旋体及寄生虫等。目前引起医院感染的病原体以细菌和真菌为主。每一类感染又可根据病原体的具体名称分类，如铜绿假单胞菌感染、白假丝酵母菌感染等。

（三）按感染发生的部位分类

按照感染的具体部位不同，可把医院感染分为不同的类别。如呼吸系统医院感染（包括肺炎、支气管炎、上呼吸道感染等），泌尿系统医院感染（包括无症状细菌尿、尿路感染、膀胱感染等），消化系统医院感染（包括肠胃炎、肝炎、胆囊炎、腹膜炎等），骨和关节医院感染（包括骨髓炎、关节炎等），中枢神经系统医院感染（包括脑脓肿、脑膜炎和脑室炎等），心血管系统医院感染（包括败血症等），生殖系统医院感染（包括子宫炎、附件炎和前列腺炎等），皮肤和软组织医院感染（包括皮肤感染，蜂窝织炎和感染性肌炎等），手术部位感染，耳、鼻、咽、口腔和眼的医院感染和全身感染等。

第二节　医院感染的原因

医院感染的发病率与患者医院感染危险因素的暴露水平呈正相关，患者的自身免疫功能状况、现代诊疗技术的应用和医院感染管理体制等与医院感染息息相关。危险因素越多，医院感染发病率就越高。因此，分析、评价医院感染危险因素及其暴露水平有便于确定医院感染高危环节和高危人群，为制订合理的医院感染预防控制措施提供客观依据，并提高医院感染防控措施的实施效果。

一、患者自身因素

主要包括患者的生理因素、病理因素及心理因素，这些因素可使个体抵抗力下降、免疫功能受损，从而导致医院感染的发生。

（一）生理因素

包括年龄、性别等。婴幼儿和老年人医院感染发生率高，主要原因为婴幼儿，尤其是低体重儿、早产儿等，自身免疫系统发育不完善、防御功能低下；老年人生理防御功能及机体的免疫功能降低，且老年患者在入院时大多数患有多种严重疾病，易发生医院感染。医院感染是否因性别不同而存在差异目前尚无定论，但在女性的特殊生理时期如月经期、妊娠期、哺乳期，个体敏感性增加，抵抗力下降，是发生医院感染的高危时期，而且某些部位的感染存在性别差异，如泌尿系统感染女性多于男性。

（二）病理因素

恶性肿瘤、血液病、糖尿病、肝病、慢性阻塞性肺疾病、慢性肾病等会使机体抵抗力下降。皮肤或黏膜的损伤，局部缺血，伤口内有坏死组织、异物、血肿、渗出液积聚等，均有利于病原微生物的生长繁殖，易诱发感染。严重基础疾病或原发疾病是医院感染的危险因素之一。个体的意识状态也会影响医院感染的发生，如昏迷或半昏迷患者易发生误吸而引起吸入性肺炎。

（三）心理因素

个体的情绪、主观能动性、暗示作用等在一定程度上可影响其免疫功能和抵抗力。如患者情绪乐观、心情愉快，能充分调动自己的主观能动性，可以提高个体的免疫功能，从而减少医院感染的机会。

二、诊疗因素

医院感染是现代医疗实践的一大障碍，影响了医学科学的进一步发展。一些诊疗活动已成为医院感染的危险因素。

（一）侵袭性操作

随着医学技术的发展，各种侵袭性诊疗操作，包括插管、内镜检查等诊疗技术的广泛应用，给病原体的入侵提供了机会，如器官移植、中心静脉插管、气管插管、血液净化、机械通气等破坏了机体皮肤和黏膜的屏障功能，损害了机体的防御系统，把致病微生物带入机体或为致病微生物入侵机体创造了条件，从而增加了医院感染的风险。

（二）放疗、化疗、免疫抑制剂应用

恶性肿瘤患者通过放疗、化疗杀灭肿瘤细胞的同时，对机体正常细胞也造成一定程度的损伤，降低了机体的防御功能和免疫系统功能，为医院感染创造了条件。皮质激素、各种免疫抑制剂的使用改变了机体的防御状态，甚至对免疫系统起破坏作用，增加了机体的感染易感性。

（三）抗菌药物的使用

各种抗菌药物和合成抗菌药物的应用是治疗和预防各种感染性疾病的重要手段，但随着高效广谱抗菌药物的广泛应用，目前滥用抗菌药物的现象比较普遍。治疗过程中不合理使用抗菌药物，如无适应证的预防性用药、术前用药时间过早、术后停药过晚、用药剂量过大或联合用药过多等，均易破坏体内正常菌群，导致耐药菌株增加、菌群失调和二重感染。由抗菌药物滥用引起的医院感染，其病原体多以条件致病微生物和多重耐药细菌为主。目前，抗菌药物应用不当已成为医院感染的危险因素之一。因此，必须合理选择和使

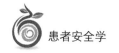

用抗菌药物，尽快地控制感染，同时要预防和治疗菌群失调所致的感染。

三、医院环境

医院是各类患者聚集的场所，其环境的清洁与消毒程度，以及医疗器械的清洗消毒是否合格都与医院感染发病率密切相关。而且在医院内居留愈久的病原体，耐药、变异，病原微生物的毒力和侵袭性愈强，常成为医院感染的共同来源或成为持续存在的流行菌株。

四、感染管理机制

医院感染管理制度不健全；医院感染管理资源不足，投入缺乏；医院领导和医院工作人员缺乏医院感染的相关知识，对医院感染的严重性认识不足、重视不够、制度执行不严格、监管不到位等，都会影响医院感染的发生。

第三节　医院感染的管理与监测

医院是各种患者群集治疗的场所，也是病原体栖息繁殖和感染者集中的地方，有着发生医院感染的危险与机会，因此医院感染是医院管理中的一个重要问题，应建立医院感染管理体系，加强感染管理监控。

一、医院感染管理的机构及其职责

医院感染管理机构应有独立完整的体系。《医院感染管理办法》规定：住院床位总数在 100 张以上的医院通常设置三级管理组织，即医院感染管理委员会、医院感染管理科、各科室医院感染管理小组；住院床位总数在 100 张以下的医院应当指定分管医院感染管理工作的部门，其他医疗机构应当有医院感染管理专（兼）职人员。

1. 医院感染管理委员会是医院感染管理的最高组织机构和决策机构，负责制订本医疗机构医院感染管理计划及医院感染防控总体方案，并对医院感染管理工作进行监督和评价。300 张床位以上的医院设医院感染管理委员会，其成员由医院感染管理部门、医务部（或医务科）、护理部、临床科室、消毒供应室、手术室、临床检验部门、药事管理部门、设备管理部门、后勤管理部门及其他有关部门的主要负责人组成，主任委员由医院院长或者主管医疗工作的副院长担任。

2. 医院感染管理科是肩负着管理和专业技术指导双重职责的职能科室，在医院领导和医院感染管理委员会的领导下行使管理和监督职能，在对医院感染相关事件的处理中行使专业技术指导的业务职能。凡 300 张床位以上的综合医院和 200 张床位以上的专科医院均应设感染管理科，并配备满足临床需要的专（兼）职人员来具体负责医院感染的预防与控制工作。负责人为高级专业技术职称。

3. 各科室医院感染管理小组是医院感染管理三级组织的"一线"力量，是医院感染管理制度和防控措施的具体实践者。小组成员包括医生和护理人员，通常由科主任或主管副主任、护士长、病房医生组长、护理组长组成，在科主任领导下开展本科室医院感染的管理工作。

二、医院感染管理控制标准

（一）医院感染控制标准

1. 医院感染发病率　100 张床位以下医院≤ 7%；100 ～ 500 张床位的医院≤ 8%；500 张床位以上的医院≤ 10%。

2. Ⅰ类切口手术部位感染率　100 张床位以下医院＜ 1%；100 ～ 500 张床位的医院＜ 0.5%；500 张床位以上的医院＜ 0.5%。

3. 医院感染漏报率　要求≤ 20%。

4. 抗菌药物使用率　力争控制在 50% 以下。

5. 感染病例标本送检率　力争达到 70%。

6. 污染物品　污染物品必须进行无害化处理，并不得检出致病性微生物。

7. 医疗废物　按照《医疗废物管理办法》分类处理。

8. 污水检测　按国家卫生部颁布《医院污水排放标准》执行。

（二）消毒灭菌控制标准

1. 常规物品消毒灭菌合格率　力争达到 100%。

2. 使用中消毒剂　细菌数≤ 100 cfu/ml，不得检出致病性微生物。

3. 无菌器械保存液　必须无菌。

4. 血液透析系统监测　进水口细菌总数＜ 200 cfu/ml，不得检出致病菌；出水口细菌总数＜ 2000 cfu/ml，不得检出致病菌。

5. 紫外线灯管照射强度　使用中灯管≥ 70 μW/cm，新购进灯管≥ 90 μW/cm。

6. 进入人体无菌组织、器官或破损皮肤、黏膜的医疗用品　必须无菌。

7. 接触黏膜的医疗用品　细菌总数≤ 20 cfu/g 或 100 cfu/cm^2，不得检出致病性微生物。

8. 接触皮肤的医疗用品　细菌总数≤ 200 cfu/g 或 100 cfu/cm^2，不得检出致病性微生物。

9. 使用中的消毒物品　不得检出致病性微生物。

10. 各类环境空气、物体表面及医务人员手的细菌学监测　各类环境空气、物体表面及医务人员手的细菌菌落总数卫生标准见表 5-1。

表 5-1　各类环境空气、物体表面及医务人员手的细菌菌落总数卫生标准

环境类别	范围	空气（cfu/cm^3）	物体表面（cfu/cm^2）	医护人员的手（cfu/cm^2）
Ⅰ类	层流洁净手术室，层流洁净病房	≤ 10	≤ 5	≤ 5
Ⅱ类	普通手术室、产房、婴儿室、早产儿室、保护性隔离室、供应室、无菌区、烧伤病房、重症监护病房	≤ 200	≤ 5	≤ 5
Ⅲ类	儿科病房、妇科检查室、注射室、换药室、治疗室、供应清洁室、急诊室、化验室、各种普通病房和房间	≤ 500	≤ 10	≤ 10
Ⅳ类	传染病科及病房	——	≤ 15	≤ 15

注：以上不得检出乙型溶血性链球菌、金黄色葡萄球菌及其他致病性微生物。在可疑污染情况下进行相应指标的检测。
母婴同室、早产儿室、婴儿室、新生儿及儿科病房的物体表面和医护人员手上，不得检出沙门菌。

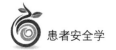

三、医院感染管理规章制度

20 多年来，随着法制建设的不断加强，医院感染管理正步入规范、法制及标准化管理的时代。我国有组织地开展医院感染管理工作始于 20 世纪 80 年代，1994 年《医院感染管理规范（试行）》的贯彻实施标志着我国医院感染管理工作逐步向规范化及标准化方向发展，使各级卫生行政部门和医疗机构对医院感染的管理有章可循，之后医院感染管理相关的法律法规、行业标准与行业规范相继发布并实施。医疗机构应依照国家卫生行政部门颁发的法律法规、标准与规范来健全医院感染管理制度，制订与医院感染控制相关的管理、评价、预防技术标准和技术规范，建立完善医院感染监测网络，建立健全医院感染暴发流行应急处置预案，做好医院感染的预防、日常管理与处理工作。与医院感染管理有关的主要法律法规、标准规范如下。

（一）法律法规

1. 中华人民共和国传染病防治法（中华人民共和国主席令第 17 号，2004 年 12 月 1 日实施，2013 年 6 月 29 日修订）。

2. 医院感染管理办法（中华人民共和国卫生部令第 48 号，2006 年 9 月 1 日起施行）。

3. 医疗废物管理条例（中华人民共和国国务院令第 380 号，2006 年 6 月 16 日起施行）。

4. 医疗卫生机构医疗废物管理办法（中华人民共和国卫生部令第 36 号，2003 年 10 月 15 日起施行）。

5. 艾滋病防治条例（中华人民共和国国务院令第 487 号，2006 年 3 月 1 日起施行）。

6. 疫苗流通和预防接种管理条例（中华人民共和国国务院令第 434 号，2005 年 6 月 1 日起施行）。

7. 突发公共卫生事件应急条例（中华人民共和国国务院令第 376 号，2003 年 5 月 7 日起施行）。

8. 医院感染暴发报告及处置管理规范［中华人民共和国卫医政发（2009）第 73 号，2009 年 10 月 1 日起实行］。

9. 抗菌药物临床应用指导原则（2015 年版）（中华人民共和国卫办医发）。

（二）国家标准

1. 医院消毒卫生标准（GB 15982-2012）。

2. 疫源地消毒总则（GB 19193-2015）。

3. 内镜自动清洗消毒机卫生要求（GB 30689-2014）。

4. 抗菌纺织品安全卫生要求（GBT 31713-2015）。

5. 医疗卫生用品辐射灭菌消毒质量控制（GB 16383-2014）。

6. 医疗机构污染物排放标准（GB 18466-2005）。

7. 小型压力蒸汽灭菌器灭菌效果监测方法和评价要求（GB/30690-2014）。

8. 二氧化氯消毒剂发生器安全与卫生标准（GB 28931-2012）。

9. 酚类、空气、医疗器械、手、皮肤、普通物体表面、疫源地、黏膜等消毒剂卫生要求（GB 27947～27954-2011）。

10. 过氧化氢气体等离子体低温灭菌装置的通用要求（GB 27955-2011）。

11. 二氧化氯、胍类、含碘、季铵盐类、含溴、过氧化物、戊二醛、乙醇等消毒剂卫生标准（GB 26366 ～ 26373-2010）。

12. 人间鼠疫疫区处理标准及原则（GB 15978-1995）。

（三）行业规范

1. 医疗机构消毒技术规范（WS/T 367-2012）。
2. 医院隔离技术规范（WS/T 311-2009）。
3. 医院感染监测规范（WS/T 312-2009）。
4. 医务人员手卫生规范（WS/T 313-2019）。
5. 医院空气净化管理规范（WS/T 368-2012）。
6. 医院消毒供应中心管理规范（WS 310.1-2016）。
7. 医院消毒供应中心清洗消毒及灭菌技术操作规范（WS 310.2-2016）。
8. 医院消毒供应中心清洗消毒及灭菌效果监测标准（WS 310.3-2016）。
9. 地震灾区预防性消毒卫生要求（WS/T 481-2015）。
10. 消毒专业名词术语（WS/T 466-2014）。
11. 重症监护病房医院感染预防与控制规范（WS/T 509-2016）。
12. 病区医院感染管理规范（WS/T 510-2016）。
13. 经空气传播疾病医院感染预防与控制规范（WS/T 511-2016）。
14. 医疗机构环境表面清洁与消毒管理规范（WS/T 512-2016）。

四、医院感染管理与检测的方法

（一）重视医院感染知识的培训

随着现代医学的迅速发展，医院感染管理学已经成为一门独立的学科。我国目前尚没有将医院感染管理学纳入医学院校的教学系统，医院感染防控对广大医务人员来说是一个崭新的领域。2016 年，卫生行政部门以行业标准的形式发布了医院感染管理专业人员培训指南。因此，应重视对医务人员的培训，采用举办各类学习班、讲座、知识问答、医院感染管理简讯等不同形式，对医、药、护、技、行政管理、后勤等各类人员进行有针对性的培训，及时总结经验和方法，做到全员培训与骨干培训相结合，不断强化全体工作人员对医院感染的认识，把医院感染的预防和控制工作始终贯穿于医疗活动中。

（二）落实医院感染管理措施并开展持续质量改进，切断感染链

关于医院感染的有效防控，WHO 于 1986 年向全球推荐的五类措施包括消毒、隔离、无菌操作、合理使用药物、监测并通过监测进行感染控制的效果评价。

依据预防和控制医院感染的法律法规、标准规范，结合具体的工作过程，落实医院感染管理措施，制订相应的标准操作规程，开展医院感染管理措施的持续质量改进，不断寻找易感因素、易感环节、易感染部位，采取有效的干预措施，切实做到控制感染源、切断传播途径、保护易感人群。

具体措施主要包括：医院环境布局合理，二级以上医院必须建立规范合格的感染性疾病科；加强重点部门如重症监护室、手术室、母婴同室病房、消毒供应室、导管室、门

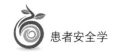

诊和急诊等的消毒隔离；做好清洁、消毒、灭菌及其效果监测；加强抗菌药物临床使用和耐药菌监测管理；加强一次性医疗用品的监测管理；开展无菌技术、手卫生、隔离技术的监督监测；加强重点环节的监测如各种内镜、牙钻、接触血及血制品的医疗器械、医院污水、污物的处理等；严格探视与陪护制度，对易感人群实施保护性隔离，加强主要感染部位如呼吸道、手术切口等的感染管理。

（三）重视多重耐药细菌的监测与控制

各级医疗机构应贯彻实施《抗菌药物临床应用指导原则（2015 年版）》（国卫办医发〔2015〕43 号）和卫生部于 2008 年 7 月下发的"关于加强多重耐药菌医院感染控制工作的通知"文件精神。指导临床合理使用抗菌药物，建立院内"细菌耐药监测网络"，监测从住院、门诊患者分离的细菌耐药状况。通过监测了解细菌耐药情况，减少抗菌药物使用的盲目性和经验性。

（四）加强一次性使用无菌医疗用品的管理

感染管理科应对一次性使用无菌医疗用品从产品的资质审核、查证、进货、储存、发放、使用和用后处理的全过程进行监督和管理，以杜绝因产品质量问题或使用不当导致患者发生医院感染。

（五）引入医院感染防控新理念

1. "零宽容"理念　要求在医院感染管理中不再认为医院感染有某一基准发病率，在日常工作中对待每一例医院感染均要认为不该发生，即使发生也要追根问底，了解原因，朝零发病方向努力。

2. 循证医学理念　推动循证医学的理论在医院感染的监测、控制与管理实际工作中的广泛应用。

3. 标准预防与额外预防　在大力推广标准预防的基础上，实施针对不同传播途径的额外预防，如预防结核、传染性非典型肺炎等呼吸道传染病对医务人员的威胁，以及经血传播疾病对医务人员健康的影响。

4. 手卫生　手卫生是预防和控制医院感染、保障患者和医务人员安全最重要、最简单、最有效、最经济的措施，应加强有关工作，提高医务人员手卫生的依从性。

5. 多学科合作（multi-disciplinary team，MDT）医学模式　即多学科协作，是近年来提出的重要医学模式，对于发现和解决临床感染控制问题具有独特的优势，值得综合医院广泛使用。

6. 清洁"全球患者安全联盟"提出清洁的医院要达到 5 个洁净　清洁的双手、清洁的操作过程、清洁的产品、清洁的环境、清洁的医疗设备，这些均是医院感染的重要环节。

（六）重视医院感染的学术交流

我国地域辽阔，经济文化差异悬殊，在医院感染管理工作上差距也较大，因此，应充分发挥学会、全国医院感染监控网的作用，组织专题讲座，开展培训，以此达到活跃全国学术气氛、加强学术交流、开阔思路及提高医院感染防控研究水平的目的。

第四节 手卫生

手卫生是医务人员洗手、卫生手消毒和外科手消毒的总称。目的是清除指甲、手、前臂的污染物和暂居菌，将常居菌减少到最低程度，抑制微生物的快速生长及再生。在临床实践中，各种诊疗、护理工作都离不开医务人员的双手，如不加强手卫生就会直接或间接地导致医院感染的发生。目前，手卫生已成为国际公认的控制医院感染和耐药菌感染的最简单、最有效、最方便、最经济的措施，是标准预防的重要措施之一。手卫生是减少医院感染和控制耐药菌传播的重要方法。2009 年 4 月 1 日卫生部颁发了《医务人员手卫生规范》（WS/T 313-2009），于 2009 年 12 月 1 日开始实施，成为医疗机构在医疗活动中管理和规范医务人员手卫生的行动指南。2019 年 12 月 26 日，国家卫生健康委员会颁发了《医务人员手卫生规范》（WS/T 313-2019），该标准自 2020 年 6 月 1 日起施行。

一、手卫生的基本概念

1. 手卫生（hand hygiene） 是医务人员在从事职业活动过程中的洗手、卫生手消毒和外科手消毒的总称。

2. 洗手（hand washing） 是医务人员用流动水和洗手液（肥皂）揉搓冲洗双手，去除手部皮肤污垢、碎屑和部分微生物的过程。

3. 卫生手消毒（antiseptic hand rubbing） 是医务人员用手消毒剂揉搓双手，以减少手部暂居菌的过程。

4. 外科手消毒（surgical hand antisepsis） 是外科手术前医护人员用流动水和洗手液揉搓冲洗双手、前臂至上臂下 1/3，再用手消毒剂清除或者杀灭手部、前臂至上臂下 1/3 暂居菌和减少常居菌的过程。

5. 常居菌（resident skin flora） 指能从大部分人体皮肤上分离出来的微生物，是皮肤上持久的、固有的寄居菌，不易被机械的摩擦清除。如凝固酶阴性葡萄球菌、棒状杆菌类、丙酸菌属、不动杆菌属等。一般情况下不致病，在一定条件下能引起导管相关感染和手术部位等感染。

6. 暂居菌（transient skin flora） 是寄居在皮肤表层，容易被常规洗手清除的微生物。直接接触患者或被污染的物体表面时可获得，可随时通过手传播，与医院感染密切相关。

7. 手消毒剂（hand antiseptic agent） 是用于手消毒的化学制剂。

（1）速干手消毒剂（alcohol-based hand rub）：含有醇类和护肤成分的手消毒剂。

（2）免冲洗手消毒剂（waterless antiseptic agent）：主要用于外科手消毒，消毒后不需用水冲洗的手消毒剂。

8. 手卫生设施（hand hygiene facilities） 指用于洗手与手消毒的设施，包括洗手池、水龙头、流动水、洗手液（肥皂）干手用品、手消毒剂等。

二、手卫生的重要性和依从性

医务人员没有正确实施手卫生或使用的手卫生产品不适当，污染的手或护理过患者的手与其他患者或物品直接接触，可以造成病原体的交叉感染。洗手是一种最经济、最基本、

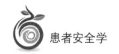
简便易行的有效预防与控制医院感染病原体的重要手段，目前，由于我国人口众多，医疗资源有限，医院任务非常繁重，在繁忙的医疗活动中往往忽视了手部卫生，直接导致了由手传播的医院感染。医务人员对推荐的手卫生方法的依从性较差。影响手卫生依从性的因素主要是消毒剂引起的皮肤刺激、不易得到手卫生产品、医患关系紧张、手卫生之前需要处理患者、遗忘或缺乏相关指南的知识、没有足够的洗手时间、工作量大、人员缺乏等。因此，应当不断完善手卫生落实措施，提高医务人员对手卫生重要性的认识与对手卫生的依从性。

三、手卫生的控制与管理

手卫生是预防和控制医院感染、保障患者和医务人员安全最重要、最简单、最有效、最经济的措施，因此，世界各国对手卫生均给予了高度的重视，采取了各种积极有效的措施来促进医务人员的手卫生，以预防和减少医院感染的发生。

1.制订并落实手卫生管理制度　各级各类医疗机构应当制订并落实医务人员手卫生管理制度和手卫生实施规范。手卫生是控制医院感染的重要措施，将措施制度化有利于医务人员的执行和管理人员的管理。所以，医院应根据《医务人员手卫生规范》制订相应的手卫生制度，为医务人员执行手卫生措施提供必要条件。

2.定期开展手卫生的全员培训　医疗机构应定期开展广泛的手卫生培训，培训形式和内容应根据培训对象不同而调整，使广大医务人员能掌握必要的手卫生知识和技能，提高无菌观念和自我保护意识，保证手卫生的效果。

3.加强手卫生工作指导与监督　医疗机构应加强对临床、医技部门及其他部门人员的手卫生监督，包括对手卫生设施的管理；对照 WHO 提出"手卫生的五个重要时刻"（接触患者前、进行无菌操作前、接触体液后、接触患者后、接触患者周围环境后）开展对医务人员的指导与监督，提高手卫生的依从性。

4.开展效果监测　应加强手卫生效果的监测，每季度对在手术室、产房、导管室、层流洁净病房、骨髓移植病房、器官移植病房、重症监护病房、新生儿室、母婴室、血液透析病房、烧伤病房、感染疾病科、口腔科（门诊及病房）等部门工作的医务人员进行手消毒效果监测。当怀疑医院感染暴发与医务人员手卫生有关时，应及时进行监测，并进行相应的致病微生物检测。

卫生手消毒后，监测的细菌菌落总数应 $\leqslant 10 \ \mathrm{cfu/cm^2}$；外科手消毒后，监测的细菌菌落总数应 $\leqslant 5 \ \mathrm{cfu/cm^2}$。

四、手卫生设施

（一）洗手与卫生手消毒设施

1.医疗机构应设置与诊疗工作相匹配的流动水洗手和卫生手消毒设施，并方便医务人员使用。

2.重症监护病房在新建、改建时的手卫生设施应符合 WS/T 509 的要求。

3.手术部（室）、产房、导管室、洁净层流病区、骨髓移植病区、器官移植病区、新生儿室、母婴室、血液透析中心（室）、烧伤病区、感染性疾病科、口腔科、消毒供应中心、检验科、内镜中心（室）等感染高风险部门和治疗室、换药室、注射室，应配备非手触式水龙头。

4.有条件的医疗机构在诊疗区域均宜配备非手触式水龙头。

5.应配备洗手液（肥皂），并符合以下要求：

（1）盛放洗手液的容器宜为一次性使用。

（2）重复使用的洗手液容器应定期清洁与消毒。

（3）洗手液发生浑浊或变色等变质情况时及时更换，并清洁、消毒容器。

（4）使用的肥皂应保持清洁与干燥。

6.应配备干手用品或设施，干手物品或者设施应当避免造成二次污染。

7.医务人员对选用的手消毒剂有良好的接受性。

8.手消毒剂宜使用一次性包装。

9.手卫生设施的位置应当方便医务人员的使用。

（二）外科手消毒设施

1.应配置专用洗手池。洗手池设置在手术间附近，水池大小、高度适宜，能防止水溅出，池面光滑无死角，易于清洁。洗手池应每日清洁与消毒。

2.洗手池及水龙头数量应根据手术间的数量合理设置，每2～4个手术间宜独立设置1个洗手池，水龙头数量不少于手术间的数量，水龙头开关应为非手触式。

3.应配备符合要求的洗手液、肥皂、皂液等，有条件的医疗机构应使用抗菌洗手产品。

4.应配备清洁指甲的用品，如指甲刀；手卫生的揉搓用品，如手刷，手刷的刷毛要柔软。使用时应当一用一灭菌或者一次性使用，洗手池应当每日清洁。

5.手消毒剂的出液器应采用非手触式，手消毒剂放置的位置应当方便医务人员使用。

6.手消毒剂宜采用一次性包装。

7.重复使用的消毒剂容器应至少每周清洁与消毒。

8.冲洗手消毒法应配备干手用品，并符合以下要求：

（1）手消毒后应使用经灭菌的布巾干手，布巾应一人一用。

（2）重复使用的布巾，用后应清洗、灭菌并按照相应要求储存。

（3）盛装布巾的包装物可为一次性使用，如使用可复用容器应每次清洗、灭菌，包装开启后使用不得超过24小时。

9.应配备计时装置、外科手卫生流程图。

五、洗手与卫生手消毒

1.下列情况医务人员应洗手和（或）使用手消毒剂进行卫生手消毒。

（1）接触患者前后。

（2）清洁、无菌操作前，包括进行侵入性操作前。

（3）暴露患者体液风险后，包括接触患者黏膜、破损皮肤或伤口、血液、体液、分泌物、排泄物、伤口敷料等之后。

（4）接触患者周围环境后，包括接触患者周围的医疗相关器械、用具等物体表面后。

（5）穿脱隔离衣前后，摘手套前后。

2.下列情况应洗手。

（1）当手部有血液或其他体液等肉眼可见的污染时。

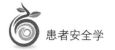

（2）可能接触艰难梭菌、肠道病毒等对速干手消毒剂不敏感的病原微生物时。

3. 手部没有肉眼可见污染时，宜使用手消毒剂进行卫生手消毒。

4. 下列情况时医务人员应先洗手，然后进行卫生手消毒。

（1）接触传染病患者的血液、体液和分泌物以及被传染性病原微生物污染的物品后。

（2）直接为传染病患者进行检查、治疗、护理或处理传染病患者的污物之后。

5. 医务人员洗手方法见表 5-2，图 5-1。

表 5-2　洗手步骤

步骤	要点与说明
1. 准备　打开水龙头，调节合适水流和水温	水龙头最好是感应式或用肘部、脚踏、膝部控制开关
2. 湿手　在流动水下，使双手充分淋湿	水流不可过大，以防溅湿工作服；水温适当，太冷或太热会使皮肤干燥
3. 涂剂　关上水龙头并取适量清洁剂均匀涂抹至整个手掌、手背、手指和指缝	
4. 揉搓　认真揉搓双手 15 秒，具体揉搓步骤见图 5-1 ①～⑥	注意清洗双手所有的皮肤，包括指背、指尖和指缝；必要时增加手腕的清洗，要求握住手腕回旋揉搓手腕部及腕上 10 cm，双手交换进行
5. 冲净　打开水龙头，在流动水下彻底洗净双手	流动水可避免污水玷污双手；冲净双手时注意指尖向下
6. 干手　关闭水龙头，以擦手纸或毛巾擦干双手或在干手机下烘干双手；必要时取护手液护肤	避免二次污染；干手巾应保持清洁干燥，一用一消毒

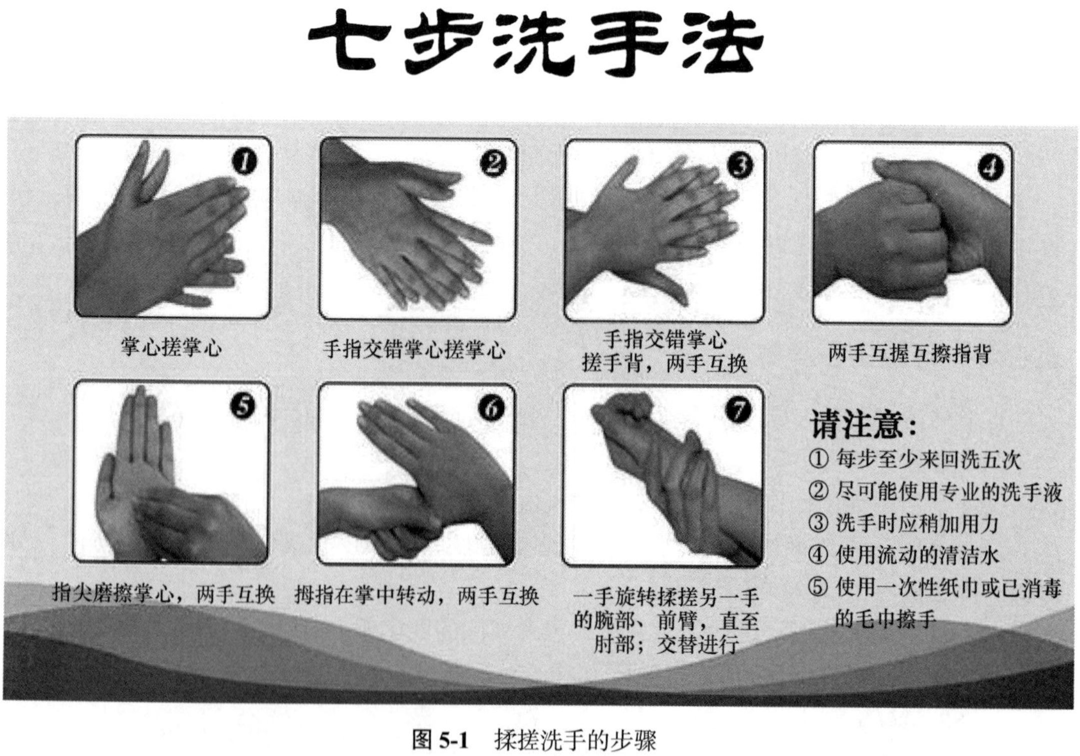

七步洗手法

| ❶ 掌心搓掌心 | ❷ 手指交错掌心搓掌心 | ❸ 手指交错掌心搓手背，两手互换 | ❹ 两手互握互擦指背 |
| ❺ 指尖磨擦掌心，两手互换 | ❻ 拇指在掌中转动，两手互换 | ❼ 一手旋转揉搓另一手的腕部、前臂，直至肘部；交替进行 | 请注意：
① 每步至少来回洗五次
② 尽可能使用专业的洗手液
③ 洗手时应稍加用力
④ 使用流动的清洁水
⑤ 使用一次性纸巾或已消毒的毛巾擦手 |

图 5-1　揉搓洗手的步骤

6. 医务人员卫生手消毒方法

（1）取适量的手消毒剂于掌心，均匀涂抹双手。

（2）严格按照医务人员洗手方法揉搓的步骤进行揉搓。

（3）揉搓时保证手消毒剂完全覆盖手部皮肤，直到手部干燥。

7. 手消毒剂选择　卫生手消毒时首选速干手消毒剂，过敏人群可选用其他手消毒剂；针对某些对乙醇不敏感的肠道病毒感染时，应选择其他有效的手消毒剂。

8. 注意事项　戴手套不能代替手卫生，摘手套后应进行手卫生。

六、外科手消毒

1. 外科手消毒应遵循以下原则。

（1）先洗手，后消毒。

（2）不同患者手术之间、手套破损或手被污染时，应重新进行外科手消毒。

2. 外科手消毒方法见表5-3。

表5-3　外科手消毒步骤

步骤	要点与说明
冲洗手消毒方法	
1. 准备　摘除手部饰物，修剪指甲	不得戴假指甲、装饰指甲，指甲长度不能超过指尖，甲缘平整，保持指甲和指甲周围组织的清洁，手部饰物包括手镯、戒指
2. 洗手　调节水流，湿润双手，取适量的清洁剂揉搓并刷洗双手、前臂和上臂下1/3	特别注意使用毛刷清洁指甲下的污垢和手部皮肤的褶皱处；揉搓用品应每人使用后消毒或者一次性使用；指甲用品应每日清洁与消毒
3. 冲净　流动水冲净双手、前臂和上臂下1/3	在外科手消毒过程中应保持双手位于胸前并高于肘部，使水由手部流向肘部
4. 干手　使用干手物品擦干双手、前臂和上臂下1/3	
5. 消毒	
免冲洗消毒方法	
1. 涂抹消毒剂　取适量的免冲洗手消毒剂涂抹至双手的每个部位、前臂和上臂下1/3	每个部位均需要涂抹到消毒剂；手消毒剂的取液量、揉搓时间及使用方法遵循产品的使用说明
2. 揉搓自干　认真揉搓至消毒剂干燥	

七、手卫生效果的监测

（一）监测要求

医疗机构应定期进行医务人员手卫生依从性的监测与反馈，依从性的监测用手卫生依从率表示。手卫生依从率的计算方法为：手卫生依从率＝手卫生执行时机数/应执行手卫生时机数×100%。医疗机构应每季度对在手术室、产房、导管室、层流洁净病房、骨髓移植病房、器官移植病房、重症监护病房、新生儿室、母婴室、血液透析病房、烧伤病房、感染疾病科、口腔科等部门工作的医务人员手进行消毒效果的监测；当怀疑医院感染

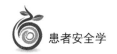

暴发与医务人员手卫生有关时，应及时进行监测，并进行相应致病性微生物的检测。采样时机为工作中随机采样，采样方法遵循 GB 15982 的要求进行。

（二）监测方法

1. 直接观察法　在日常医疗护理活动中不告知观察对象，随机选择观察对象，观察并记录医务人员手卫生时机及执行的情况，计算手卫生依从率，以评估手卫生的依从性。

2. 观察人员　由受过专门培训的观察员进行观察。

3. 观察时间与范围　根据评价手卫生依从性的需要，选择具有代表性的观察区域和时间段；观察持续时间不宜超过 20 分钟。

4. 观察内容　观察前设计监测内容及表格，主要包括：

（1）每次观察记录观察日期和起止时间、观察地点（医院名称、病区名称等）、观察人员。

（2）记录观察的每个手卫生时机，包括被观察人员类别（医生、护士、护理员等）、手卫生指征、是否执行手卫生以及手卫生的方法。

（3）可同时观察其他内容，如手套佩戴情况、手卫生方法的正确性及错误原因。

（4）观察人员可同时最多观察 3 名医务人员。一次观察 1 名医务人员不宜超过 3 个手卫生时机。

5. 计算手卫生依从率，并进行反馈。

6. 优点　可观察详细信息，如洗手、卫生手消毒、手套的使用、揉搓方法和影响消毒效果的因素。

7. 缺点　工作量大、耗时、需要合格的观察员，存在选择偏倚、霍桑效应和观察者偏倚。

（三）监测效果

1. 倾注培养法　采样和培养方法遵循 GB 15982 的要求进行。

2. 涂抹培养法　采样方法遵循 GB 15982 的要求；检测时把采样管充分振荡后，分别取不同稀释倍数的洗脱液 0.2 ml 接种于两份普通琼脂平板的表面，用灭菌 L 棒涂抹均匀，放置 36℃ ±1℃恒温箱培养 48 小时，计数菌落数。

3. 开展效果监测　应加强手卫生效果的监测，当怀疑医院感染暴发与医务人员手卫生有关时，应及时进行监测，并进行相应的致病微生物检测。卫生手消毒后，监测的细菌菌落数 ≤ 10 CFU/cm^2；外科手消毒后，监测的细菌菌落数 ≤ 5 CFU/cm^2。

第五节　医院感染暴发

医院感染暴发是医院感染危害性的集中和最高体现，一旦发生，将对患者造成伤痛和财产损失，有时甚至是无法弥补的严重后果。

一、医院感染暴发的概念

医院感染暴发（healthcare acquired infection outbreak）是指在医疗机构或其科室的患者中，短时间内发生 3 例以上同种同源感染病例的现象。

疑似医院感染暴发（suspected outbreak of healthcare acquired infection）是指在医疗机构或其科室的患者中，短时间内出现 3 例以上临床症候群相似、怀疑有共同感染源的感染病例的现象；或者 3 例以上怀疑有共同感染源或共同感染途径的感染病例的现象。

医院感染聚集（cluster of healthcare acquired infection）是指在医疗机构或其科室的患者中，短时间内发生医院感染病例增多，并超过历年散发发病率水平的现象。

医院感染假暴发（pseudo-outbreak of healthcare acquired infection）是指疑似医院感染暴发，但通过调查排除暴发，而是由于标本污染、实验室错误、监测方法改变等因素导致的同类感染或非感染病例短时间内增多的现象。

二、医院感染暴发的管理要求

1. 医疗机构应建立医院感染暴发报告责任制，明确法定代表人或主要负责人为第一责任人，制订并落实医院感染监测、医院感染暴发报告、调查和处置过程中的规章制度、工作程序和处置工作预案，明确医院感染管理委员会、医院感染管理部门及各相关部门在医院感染暴发报告及处置工作中的职责。

2. 医疗机构应根据 WS/T 312 的要求，建立医院感染监测工作制度和落实措施，及时发现医院感染散发病例、医院感染聚集性病例和医院感染暴发。

3. 医疗机构应建立医院感染管理部门牵头、多部门协作的医院感染暴发管理工作机制，成立医院感染应急处置专家组，指导医院感染暴发调查及处置工作。医疗机构应确保实施医院感染暴发调查处置的人员、设施和经费。

4. 医疗机构发现疑似医院感染暴发时，应遵循"边救治、边调查、边控制、妥善处置"的基本原则，分析感染源、感染途径，及时采取有效的控制措施，积极实施医疗救治，控制传染源，切断传播途径，并及时开展或协助相关部门开展现场流行病学调查、环境卫生学检测以及有关标本采集、病原学检测等工作。按照《医院感染管理办法》《医院感染暴发报告及处置管理规范》的要求，按时限上报。报告包括初次报告和订正报告，订正报告应在暴发终止后一周内完成。如果医院感染暴发为突发公共卫生事件，应按照《突发公共卫生事件应急条例》处理。

5. 医疗机构在医院感染暴发调查与控制过程中，医院感染管理专职人员、临床医务人员、微生物实验室人员及医院管理人员等应及时进行信息的交流、更新、分析与反馈，必要时应向社会公布暴发调查的进展、感染人员的现况以及最终的调查结果等内容。

三、医院暴发感染的流行病学调查

1. 初步了解现场基本信息，包括发病地点、发病患者数量、发病患者群特征、起始及持续时间、可疑感染源、可疑感染病原体、可疑传播方式或途径、事件严重程度等，做好调查人员及物资准备。

2. 分析医院感染聚集性病例的发病特点，计算怀疑医院感染暴发阶段的感染发病率，与同期及前期比较，确认医院感染暴发的存在。具体如下：

（1）与疑似医院感染暴发前相比发病率升高明显并且具有统计学意义，或医院感染聚集性病例存在流行病学关联，则可确认医院感染暴发，应开展进一步调查。疾病的流行程度未达到医院感染暴发水平，但疾病危害大、可能造成严重影响、具有潜在传播危险

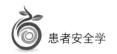

时，仍应开展进一步调查。

（2）应排除因实验室检测方法或医院感染监测系统监测方法等的改变而造成的医院感染假暴发。

（3）应根据事件的危害程度采取相应的经验性预防控制措施，如消毒、隔离、手卫生等。

（4）结合病例的临床症状、体征及实验室检查，核实病例诊断，开展预调查，明确致病因子类型（细菌、病毒或其他因素）。

（5）确定调查范围和病例定义，开展病例搜索，进行个案调查。具体方法如下：

①确定调查范围和病例定义，内容包括时间、地点、人群分布特征，流行病学史，临床表现和（或）实验室检查结果等。病例定义可进行修正；病例搜索时，可侧重灵敏性；确定病因时，可侧重特异性。

②通过查阅病历资料、实验室检查结果等各种信息化监测资料以及临床访谈、报告等进行病例搜索。

③开展病例个案调查，获得病例的发病经过、诊治过程等详细信息。个案调查内容一般包括基本信息、临床资料、流行病学资料。

（6）对病例发生的时间、地点及人群特征进行分析。

（7）综合分析临床、实验室及流行病学特征，结合类似医院感染发病的相关知识与经验，可采取分析流行病学（如病例对照研究、队列研究、现场实验研究）和分子流行病学研究方法，查找感染源及感染途径。常见部位医院感染暴发的常见病原菌可参照表5-4。常见医院感染暴发的主要传播途径可参照附表5-5。

表 5-4　常见部位医院感染暴发的常见病原菌

部位	常见病原菌
下呼吸道	铜绿假单胞菌、金黄色葡萄球菌、白假丝酵母菌、肺炎克雷伯杆菌、鲍曼不动杆菌、大肠埃希菌、阴沟肠杆菌、嗜麦芽窄食单胞菌
胃肠道	沙门菌属（德尔卑沙门菌、乙型伤寒沙门菌、斯坦利沙门菌、鼠伤寒沙门菌、猪霍乱沙门菌、C群伤寒沙门菌、布洛兰沙门菌）、大肠埃希菌、志贺菌属、耶尔森菌属、难辨梭状芽胞杆菌、轮状病毒、诺如病毒、柯萨奇病毒
血液系统	丙型肝炎病毒、艾滋病病毒、乙型肝炎病毒、大肠埃希菌、白假丝酵母菌、凝固酶阴性葡萄球菌某些种、金黄色葡萄球菌、肺炎克雷伯杆菌、铜绿假单胞菌、肠球菌属、阴沟肠杆菌、鲍曼不动杆菌
手术部位	龟分枝杆菌等非结核分枝杆菌、大肠埃希菌、金黄色葡萄球菌、铜绿假单胞菌、凝固酶阴性葡萄球菌某些种、粪肠球菌、阴沟肠杆菌、鲍曼不动杆菌
眼部	流感嗜血杆菌、铜绿假单胞菌、变形杆菌、化脓链球菌、金黄色葡萄球菌、凝固酶阴性葡萄球菌某些种
皮肤软组织	金黄色葡萄球菌、铜绿假单胞菌、大肠埃希菌、表皮葡萄球菌、阴沟肠杆菌、白假丝酵母菌、鲍曼不动杆菌、粪肠球菌
泌尿道	大肠埃希菌、阴沟肠杆菌、产气肠杆菌、白假丝酵母菌、粪肠球菌、屎肠球菌、热带假丝酵母菌、铜绿假单胞菌、肺炎克雷伯杆菌、鲍曼不动杆菌
中枢神经系统	大肠埃希菌、克雷白菌属、沙门菌属、弯曲菌属、金黄色葡萄球菌、凝固酶阴性葡萄球菌某些种、铜绿假单胞菌

表 5-5 常见医院感染暴发的主要传播途径

疾病名称	主要传播途径
丙肝、乙肝	主要经血液传播。使用未经规范消毒的内镜、牙科器械、注射器、针头、血液透析机，以及医务人员在使用和处理医疗器械过程中导致的职业暴露
肠道病毒感染	主要经粪-口传播，通过人-人之间的直接接触。通过被肠道病毒污染的医院环境、医用设施、生活用品、医务人员污染的手等间接传播。肠道病毒也可通过呼吸道传播
手术部位感染	主要经接触传播，细菌经手术人员的手、器械、纱布、冲洗液等直接进入手术野；被细菌污染的器械、敷料、消毒液和绷带可将细菌直接传入切口。也可经空气传播，皮屑、飞沫、头发上的细菌通过流动空气和污染的媒介进入切口
新生儿感染	主要通过医务人员污染的手直接或间接接触传播。产程中可以通过污染的羊水吸入获得感染，产后与母体的接触及被污染的环境、医用设备器械、生活用品等的间接传播均可感染。室内空气污染，以及室内的医疗器械和某些固定装置如导管、插管、雾化器、面罩、暖箱、蓝光箱、治疗车、婴儿床及空调机等
血流感染	病原体直接进入血流或间接接触传播。动静脉留置导管、血液透析以及介入治疗等；或者由血管内注射的药物、液体、血液、血浆不洁引起
烧伤感染	主要经接触传播。环境中一些生活设备如水龙头、床单被服以及治疗设备等，工作人员双手污染后等引起病原体的传播
呼吸道感染	主要经空气和飞沫传播，带有病原微生物的飞沫核长时间大范围悬浮在空气中导致疾病的传播，或感染者在咳嗽、打喷嚏和说话时带有病原微生物的飞沫进入易感人群的眼睛、口腔、鼻咽喉黏膜等时发生传染。也可经接触传播，病原体污染医务人员的手、医疗器械、纱布、冲洗液等

四、医院暴发感染的控制及效果评价

（一）感染控制和预防措施

1. 积极救治感染患者，对其他可能的感染患者要做到早发现、早诊断、早隔离、早治疗，做好消毒隔离工作。

2. 对与感染患者密切接触的其他患者、医院工作人员、陪护、探视人员等进行医学观察，观察至该病的最长潜伏期或无新发感染病例出现为止。停止使用可疑污染的物品，或经严格消毒与灭菌处理及检测合格后方能使用。

3. 根据发生医院感染暴发的特点，切断其传播途径，其措施应遵循 WS/T 311 的要求。

4. 对免疫功能低下、有严重疾病或有多种基础疾病的患者应采取保护性隔离措施，在需要的情况下可实施特异性预防保护措施，如接种疫苗、预防性用药等。医务人员也应按照相关要求做好个人防护。

（二）评价控制措施的效果

1. 一周内无继续发生新发同类感染病例，或发病率恢复到医院感染暴发前的平均水平，说明已采取的控制措施有效。

2. 若医院感染新发感染病例持续发生，应分析控制措施无效的原因，评估可能导致感染暴发的其他危险因素，并调整控制措施，如暂时关闭发生暴发的部门或区域，停止接收新入院患者；对现住院患者应采取针对防控措施。情况特别严重的，应自行采取或报其主

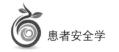

管卫生部门后采取停止接诊的措施。

五、总结与报告

1. 根据《医院感染暴发报告与处置管理规范》进行总结与报告。

2. 各医疗机构可根据实际情况增加或减少调查报告的内容。

第六节　临床借鉴

2019年4月，南方医科大学顺德医院（以下简称顺德医院）发生一起医院感染暴发事件，导致多名新生儿死亡。现已查明，该事件是一起由肠道病毒（埃可病毒11型）引起的医院感染暴发事件，共导致19例感染，其中5例死亡。这次事件性质恶劣，后果严重，通报如下：

一、案例描述

自4月1日起，顺德医院新生儿科陆续出现多例患儿不明原因发热，至4月14日停止接收患儿。在此期间，医院共收治患儿120例，其中27例出现不同程度发热症状。

4月9日起，医院开始分批向外院转送患儿，先后安排37例患儿转至其他医院治疗，但未如实告知接收医院转诊原因。4月3日～20日，有5例新生儿相继死亡。

此次事件暴露出当地卫生健康行政部门和部分医疗机构以患者为中心的理念淡化，质量安全意识缺失，医德医风教育不足等一系列问题。

（一）顺德医院存在的问题

1. 医院感染管理制度不健全、落实不到位　医院对医院感染管理工作重视不够，对《医院感染管理办法》及有关管理规定执行不力，存在医疗安全隐患。医院感染专职人员配置不足，难以保证工作的连续性。医院感染管理委员会的工作流于形式，未提出具有针对性的问题和解决问题的方案，未真正发挥决策作用。相关培训和医院感染暴发演练不到位，一些医务人员对医院感染相关制度不知晓，工作人员对医院感染暴发报告和处置相关规定不熟悉。

2. 医院感染防控意识和敏感性不强　未按照《医院感染管理办法》的规定进行有效的医院感染监测，未及时发现医院感染病例和医院感染隐患。2018年至今未开展新生儿科目标性监测，未及时发现医院感染的危险因素并进行风险管理。违反规定将患儿分批转院，未如实告知接收医院转诊原因。4月1日～14日，该院多例患儿陆续出现不明原因发热症状，明显高于既往平均水平，但医院感染意识淡薄、敏感性不强、处置措施不力。

3. 医院感染管理不科学不规范　出现疑似医院感染病例后，医院没有按照规定程序及时报告，违反规定对"疑似医院感染"患儿采取转送外院的处理措施。省调查组进驻后，仍发现该院部分喉镜、雾化机等医疗用品和设施的清洁消毒不规范，配奶过程存在洁污交叉，日常消毒和感染防护工作不到位等问题。

（二）卫生健康行政部门存在的问题

顺德区卫生健康局对事件处置不当，调查失实，未向佛山市卫生健康局报告患儿死亡及多名患儿转院情况，未充分履行报告及调查处理职责。佛山市卫生健康局对顺德区卫生健康局报告中提及的"未排除院内感染的可能"有关情况不核实、不上报，事件多个环节的处理都存在漏洞，导致事态恶化。市、区卫生健康局对医院感染的日常检查和监督不力，未能及时发现重点区域、重点人员、重点环节存在的风险隐患。

（三）其他医院存在的问题

广东省妇幼保健院、南方医科大学珠江医院对短期内由同一医院转来多名重症感染患儿没有足够的敏感性，对转入患儿没有专业评估，医院感染防控存在漏洞。

二、案例分析

广东省已根据《中国共产党问责条例》《医院感染管理办法》等规定，对顺德医院、佛山市卫生健康局、顺德区卫生健康局主要负责人、相关责任人予以处理。广东省卫生健康委员会撤销顺德医院三级甲等医院资格，收回证书和标识，责令顺德医院针对存在的问题限期整改，对广东省妇幼保健院、南方医科大学珠江医院予以通报批评。

三、建议方案

1. 切实增强责任意识，加强医院内部管理　医疗机构要站在维护人民群众健康权益的高度，树立底线意识，强化岗位责任，高度重视医疗质量和医疗安全管理。要按照相关法律法规、规章制度等要求，进一步落实医疗质量安全核心制度，采取有力有效措施，消除医疗安全隐患，防范化解风险，以高度负责任的态度为人民群众提供高质量的医疗服务。

2. 高度重视医院感染，最大限度降低感染风险　医疗机构要严格执行《医院感染管理办法》和相关技术规范，建立感染预防与控制责任制。加强感染监测，及时发现感染隐患，严格落实医院感染报告制度。加强对医务人员的教育培训，提高防范医院感染的责任意识和能力水平。切实加强新生儿病房、重症监护室、手术室等重点科室的感染防控工作，避免再次发生类似事件。

3. 履行监督管理职责，切实保障质量安全　各级卫生健康行政部门必须认真履行对医疗机构的日常监管职责，加强对医联体的监督、指导，防止托管机构发生"托而不管"问题。要提高业务能力和敏感性，对医院感染事件及时进行调查处置，将医院感染防控作为"一票否决"项纳入医院评审、评优评先等工作。对发现的薄弱环节及风险隐患要督促医疗机构及时采取有效措施处理，造成严重后果的，要依法依规严肃处理。

思考题

1. 什么是医院感染？
2. 洗手的指征有哪些？
3. 什么是医院感染暴发？

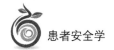

参考文献

1. 李六亿，吴安华．新型冠状病毒医院感染防控常见困惑探讨．中国感染控制杂志，2020，19（2）：105-108.

2. 游建萍，黄庆，府伟灵，张雪．手卫生所致医院感染的预防和控制措施的探讨．中华医院感染学杂志，2005（4）：426-428.

3. 文细毛，任南，徐秀华，黄勋．全国医院感染监控网医院感染病原菌分布及耐药性分析．中华医院感染学杂志，2002（4）：4-7.

4. 尚少梅，郑修霞，王宜芝，等．医院感染与洗手．中华医院感染学杂志，2001（1）：81-83.

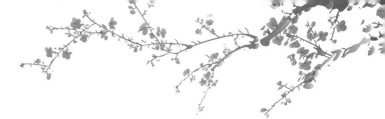

第六章　新发突发传染性疾病的医院感染防控策略

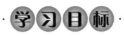

知识目标

　　了解新发传染病的概况和特点；掌握新发突发传染病的分级和上报流程；了解新发突发传染性疾病的危害以及医疗机构内不同区域的疫情防控策略；了解门急诊防控指引、预检分诊防控指引、科室区域的防护指引以及住院病区防护指引。

　　熟悉医护人员防控策略；掌握医务人员职业暴露的处置指引；医务人员的个人防护指引；以及物表的清洁与消毒指引等。

能力目标

　　能在医疗护理实践过程中正确应用相关防护知识，处理新发突发传染病等医疗安全事件，避免医院感染以及个人职业暴露的发生。

素质目标

　　通过学习新发突发传染性疾病的感染防控知识，建立突发新发传染病防控以及个人防护的正确观念，工作认真、仔细、严谨，预防重大医院感染事故的发生。

第一节　新发突发传染病的医院感染防控策略

　　新发传染病（emerging infection disease）是指新种或新型病原微生物引发的传染病，以及一些原本已得到基本控制且已不再构成公共卫生问题、但近年又重新发生和流行的传染病。在过去的 30 多年中，出现过至少 30 种对人类影响较大的新型传染病。由于新型传染病病因具有不确定性且缺乏特异的治疗和预防手段，其对人类造成了不可估量的伤害，并给医疗公共卫生机构的防控带来了严峻的挑战。近 20 年，新发传染病已造成数千亿美元的损失，仅 2016 年寨卡病毒病就导致了 35 亿美元的经济损失。

一、新发传染病概述

　　1.有关新发传染病　已被控制的传染病卷土重来，如结核、血吸虫病、霍乱等。一般认为，群体中只有不低于 95% 的人群接种了麻疹疫苗，才会对麻疹病毒产生群体免疫力，从而保护那些无法接种疫苗的人。2008 年法国只有约 89% 的 2 岁儿童接种了一剂 MMR（麻疹、腮腺炎和风疹）疫苗，同年法国麻疹疫情暴发，到 2011 年法国已经报告了 2.2 万例麻疹病例，近 5000 人住院，其中 10 人死亡。

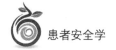

2. 新发现的传染病

（1）疾病或症状已被认知，但未被认为是传染病。如 1983 年科学家发现了幽门螺旋杆菌能在酸性极强的环境中生存，是引起胃和十二指肠溃疡的重要原因。

（2）疾病或综合征已存在，近 20 年才被发现和确认，如军团病、莱姆病、丙型肝炎、戊型肝炎等。

（3）以往人群中不存在，近年来新出现的传染病，如艾滋病、埃博拉出血热、疯牛病、SARS 等。

新发传染病相对于已知的传染病更加难以防控，其原因包括对原病体了解少，难以预测；传播途径不明确，可能存在隐性感染，导致无法彻底控制传染病；从被感染到出现症状就诊有一定的过程，感染者被发现有一定的延后性；随着经济的发展和社会的进步，人员流动更加频繁。2019 年世界卫生组织发布的全球十大健康威胁中，有流感、耐药、埃博拉、登革热、艾滋病、疫苗犹豫 6 项与传染病密切相关，应对新发传染病仍是人们持续关注的健康主题。

二、传染病上报分级

1.《紧急状况应对框架》世界卫生组织的分级

（1）不分级：该事件由世界卫生组织做出评估，开展追踪，或者实施监测，但此时并不要求世界卫生组织做出任何反应。

（2）一级：该事件在单个国家或多个国家造成的公共卫生影响很小，要求世界卫生组织驻各地办事处作出最低程度的响应，或者要求世界卫生组织在国际上作出最低程度响应。世界卫生组织驻各地办事处要求提供的该组织和（或）外部支持极少。对世界卫生组织驻各地办事处提供的支持由区域办事处的归口人员实施协调。

（3）二级：该事件在单个国家或多个国家造成了中等程度公共卫生影响，要求世界卫生组织驻各地办事处做出中等程度的反应和（或）要求世界卫生组织在国际上做出中等程度的反应。世界卫生组织驻各地办事处要求提供的本组织和（或）外部支持适中。出自区域办事处的紧急状况支持小组（只有在多个地区受到影响时该紧急状况支持小组才由总部指派）对向世界卫生组织驻各地办事处提供的支持实施协调。

（4）三级：该事件在单个国家或多个国家造成的公共卫生影响很大，要求世界卫生组织驻各地办事处做出响应和（或）要求世界卫生组织在国际上做出重大反应。世界卫生组织驻各地办事处要求提供的本组织和（或）外部支持很大。出自区域办事处的紧急状况支持小组对向世界卫生组织驻各地办事处提供的支持实施协调。

2. 我国的传染病上报　按其传染性分为甲、乙、丙三类管理。医疗机构发现甲类传染病患者或者疑似患者，具备传染病流行特征的不明原因聚集性疾病以及其他传染病暴发、流行时，应当于 2 小时内进行网络报告；发现乙类传染病患者、疑似患者和传染病病原携带者后应当于 24 小时内进行网络报告；发现丙类传染病患者或者疑似患者应按照卫生主管部门规定的内容、程序进行报告。

3. 传染病防控失效　由于传染病具有传播性的特点，尽可能地防止传染病传播是保护人群的最佳途径。传染源未被控制、传播途径未被切断、易感人群得到保护等，均可导致传染病的防控失效。欧盟委员会主席乌尔苏拉·冯德莱恩指出，传染病全球大流行期间，除非每个人都安全，否则没有人能安全。

目前，已经确认发生过全球流行和大流行性的传染病达到 23 种，发生暴发的传染病达到 17 种，参见表 6-1。

表 6-1　世界卫生组织公布的全球流行和暴发性的传染病

流行和大流行性疾病	暴发性疾病
2009 年 H1N1 流感大流行	严重急性呼吸综合征（SARS）
埃博拉病毒病	寨卡病毒感染
奥罗普切病毒病	埃博拉出血热
登革热 / 登革出血热	登革热
肝炎	黄热病
冠状病毒感染	霍乱
亨德拉病毒感染	基孔肯亚热
猴痘	脊髓灰质炎
黄热病	甲型 H1N1 流感
克里米亚-刚果出血热	裂谷热
拉沙热	马尔堡出血热
裂谷热	麻疹
流感	脑膜炎球菌病
马尔堡出血热	禽流感
脑膜炎球菌病	鼠疫
尼帕病毒感染	新型冠状病毒感染
禽流感	乙型脑炎
鼠疫	寨卡病毒感染
炭疽病	中东呼吸综合征
天花	
土拉菌病	

三、医疗机构内不同区域的疫情防控策略

（一）分区防控原则

切断传播途径是避免传染病蔓延的最有效方法。早在晋代，先贤们在与疾病斗争过程中发现，减少对传染性疾病的接触能够有效减少感染，因此规定"朝臣家有时疾，染易三人以上者，身虽无病，百日不得入宫"（大臣们如果家中有三人以上得了疫病，即使其本人无病，在一百天内也不得入宫）。《晋书·王彪之传》中记载，东晋穆帝永和末年发生严重疫情时，出现了"百官多列家疾"不能入宫朝奉的现象。

医疗卫生机构内患者种类多、人员聚集，传染病扩散的风险更大。我国 2020 年新修订的《传染病防治法》中明确规定，"医疗机构基本标准、建筑设计和服务流程应当符合预防传染病医院感染的要求"；"医疗机构应当实行传染病预检、分诊制度；对传染病病人、疑似传染病病人，应当引导至相对隔离的分诊点进行初诊"。因此，医疗机构需要根据不同部门、不同环节和就诊人群的传染病风险，实施分区管理，避免医疗机构内发生传染病的交叉感染。

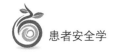

（二）发热门诊的防控指引

1.合理规划　发热门诊和留观室应设置在医疗机构内独立的区域，具备独立出入口，与普通门（急）诊相隔离，与其他建筑、公共场所保持适当间距。医院门口和门诊大厅应设立醒目的发热门诊标识，其内容要包括接诊范围、方位、行走线路及注意事项等。院内应有引导患者到达发热门诊的明确指示标识。

2.科学分区

（1）发热门诊内应设置"三区两通道"，区分污染区、潜在污染区和清洁区，各分区之间有物理隔断，相互无交叉；设置患者专用出入口、医务人员专用通道以及清洁物品和污染物品的出入口，各区和通道出入口应设有醒目标识；发热门诊空调通风系统应独立设置。

（2）分区设置污染区：污染区分为主要功能区和辅助功能区。主要功能区包括候诊区、诊室、留观室、护士站、治疗室、输液观察室等。辅助功能区包括预检分诊区、挂号、收费、药房、检验、放射、辅助功能检查室、标本采集室、卫生间、污物保洁和医疗废物暂存间等。候诊区应独立设置，尽可能宽敞，保持良好通风，必要时可加装机械通风装置。发热门诊内部应严格设置防护分区，严格区分人流、物流的清洁与污染路线，严防交叉感染和污染。

3.设施设备配备

（1）诊室应为单人诊室，并设有备用诊室。留观室应按单人单间收治患者。

（2）医疗设备：包括基础设备，如体温计、血压计、监护仪、转运平车、仪器车、治疗车、抢救车氧气设备、负压吸引设备等；有条件的机构可配备呼吸机、心肺复苏仪、除颤仪等。有条件的机构可配备独立检验实验室、CT检查室、放射检查室、药房等。

4.发热门诊管理

（1）预检分诊：指导患者测量体温，询问流行病学史、症状等，将患者合理、有序分诊至不同的就诊区域（或诊室），并指导患者及陪同人员正确防护。

（2）发热门诊应24小时接诊，并严格落实首诊负责制，医生不得推诿患者。

（3）应对所有就诊患者询问症状、体征和流行病学史，必要时还要进行传染病相关抗原、抗体和影像学检查。

（4）对到发热门诊就诊的患者应采取全封闭就诊流程，尽可能实现患者的挂号、就诊、交费、检验、辅助检查、取药、输液等诊疗活动全部在该区域完成。如患者需要前往发热门诊以外区域检查，应当严格遵循"距离最短、接触人员最少、专人防护陪同"的原则，不与普通患者同乘电梯，检查室单人使用，接诊医务人员做好防护，患者所处环境做好消毒。

（5）接诊医生发现可疑病例须立即向单位主管部门报告，医院主管部门接到报告应立即组织院内专家组会诊，按相关要求进行登记、隔离、报告，不得擅自允许患者离开医院或转院。

（6）疑似和确诊病例应尽快转送至定点医院救治。

（7）实时或定时对环境和空气进行清洁消毒，并建立终末清洁消毒登记本或电子登记表，登记内容包括空气、地面、物体表面及使用过的医疗用品等消毒方式及持续时间、医疗废物及污染衣物处理方式等。

（8）疫情期间，发热门诊工作人员应做好健康监测，若出现身体不适，及时向医院主管部门报告。

四、门、急诊防控指引

（一）切实履行告知义务

充分利用互联网、各预约平台、短信、海报、电子宣传屏等多种方式，在患者预约就诊、诊前一日和进入医院就诊时，将预检分诊和发热门诊有关要求告知患者及其陪同人员。在医院门、急诊入口处、诊疗区域内采取多种途径加强健康宣教，内容包括呼吸卫生、佩戴口罩、手卫生、社交距离等。

（二）预检分诊

实行预检分诊，落实体温检测、流行病学史问询等措施。要合理规划门急诊工作人员和患者的进出通道，并有专人值守，确保人人都接受预检分诊。

（三）加强疑似病例筛查

落实医生首诊负责制，接诊医师应认真询问并记录流行病学史、是否有发热等传染病的疑似症状。对不能排除传染病的患者，要及时安排专人引导至发热门诊就诊；对需要急诊急救的患者，要在做好防护的基础上给予治疗，不得以疫情防控为由停诊、拒诊或延误治疗；对于怀疑传染病的患者要在救治的同时进行必要的传染病学检查。

（四）多途径限制诊区内人流

全面落实非急诊预约就诊制度，对门诊量大、诊区内人流密集的医疗机构应逐步推行分时段预约就诊制度，避免患者聚集；有条件时应大力推行互联网门诊，要通过预约诊疗、分时段就医、线上咨询、慢病管理长期处方等方式，减少现场就诊量；充分利用信息化，优化就诊流程，坚持"一人一诊一室"，充分利用各类就诊、叫号、检查预约等系统，分流患者，避免患者在就诊区、候诊区聚集排队。

（五）规范设置门急诊的传染病诊断学检查位置

应选定通风良好的区域开展核酸采集工作，对其他采集痰液、呼吸道分泌物的操作，也应在通风良好的房间内或室外进行，避免在门诊大厅、候诊区等区域采集呼吸道标本。

（六）落实分级防护

要对门、急诊工作人员进行分级分层防护知识、个人防护用品使用、规范接诊流程等相关培训，完善分级防护措施；门、急诊，候诊大厅，预检分诊点以及诊室等均应配备足量手卫生和环境消毒用品，预检分诊台和诊室还应配备足量的个人防护用品；加强针对门、急诊工作人员（含保洁、保安等工勤人员）的健康管理工作，每日两次开展体温检测和症状监测，发热或有疑似症状的工作人员应暂停工作，并进行传染病筛查。

五、预检分诊防控指引

（一）设置要求

1.医院应设立预检分诊点。

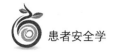

2. 预检分诊点应设立在门、急诊醒目位置，相对独立 / 通风良好，具有消毒隔离条件。

3. 预检分诊点要备有发热患者用的口罩、体温表（非接触式）、手卫生设施、医疗废物桶、疑似患者基本情况登记表等。

4. 承担预检分诊工作的医务人员穿工作服，佩戴一次性工作帽、隔离衣和医用防护口罩，每次接触患者前、后立即进行手卫生清洁工作。

5. 预检分诊点实行 24 小时值班制（晚间设在急诊，有醒目标识）。

（二）工作流程

应配备有经验的分诊人员，对进入门、急诊的人员测量体温，询问是否有咳嗽、咽痛或胸闷、腹泻等症状，发现可疑患者，登记患者信息，指引患者及陪同人员正确佩戴口罩、注意咳嗽礼仪，由工作人员送至发热门诊就诊，具体参见图 6-1。

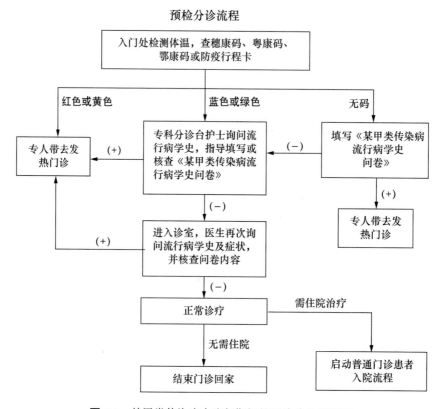

图 6-1 某甲类传染病大流行期间的预检分诊流程图

六、医技科室区域防控指引

（一）防护隔离

有条件的医院，住院患者和门诊患者应分室检查，不具备分室条件时应分时段进行检查。应控制诊疗区域人员数量。候诊区域应设醒目一米间隔线，落实"一米线等候"措施，座位应设置醒目间隔就座标识。加强宣教，及时疏导，避免人员聚集。

（二）检查室应执行"一室一患"

检查过程中发现可疑传染病病例后，应安排专人按指定路线引导患者至发热门诊，检查室按要求消毒后方可诊查下一位患者。

（三）空气及环境物表清洁消毒

应加强检查室通风换气及空气消毒工作，通风不良的检查室宜使用人机共处的空气消毒器，不具备条件时应使用紫外线辐照消毒（室内无人状态下）。

（四）病理科接收可疑传染病病例标本的防控要求

1.可疑传染病病例标本的转运 可疑病例标本放入专用标本袋，标本袋放置在带有生物安全警告标识的密封转运箱内进行转运。

2.可疑病例标本的接收 应在生物安全二级以上实验室进行；医务人员采取三级防护，操作时可能有液体喷溅时，可加戴护目镜／防护面屏，一旦受到污染应及时更换。

（五）发热门诊放射、检验科

有条件时宜使用可人机共处的空气消毒器加强消毒；环境物体表面消毒应使用1000 mg/L 的含氯消毒液擦拭消毒，不耐腐蚀的设备表面可用75% 乙醇擦拭消毒，遇污染随时消毒；仪器设备直接接触患者的部分应一患一消毒或使用一次性屏障保护覆盖物；疑似／确诊传染病病例患者检查后，应对检查室进行终末消毒。

七、住院病区防控指引

（一）住院病区的分区和布局

1.医院应设置缓冲病区，用于临时隔离可疑传染病的住院患者或需要住院治疗但未完成传染病筛查的患者；无条件的医院应在每个病区设置缓冲病房。

2.缓冲病区除污染区（患者隔离病室）外，还应至少设有潜在污染区，用于医务人员脱卸防护用品。潜在污染区的设置可利用缓冲病区相邻病房，或在缓冲病区外使用物理屏障隔出独立区域。有条件的病区，还可在缓冲病区内设置清洁区，用于穿戴防护用品。缓冲病区内清洁区、潜在污染区、污染区的相对位置应符合由洁到污的流线。缓冲病区与非缓冲病区之间应设置醒目标识。缓冲病区的病房应通风良好，关闭房门，开窗通风；通风不良时，放置可人机共处的空气消毒净化器进行持续空气消毒。采用集中通风系统时，应关闭缓冲病区的回风和送风装置。

3.缓冲病房应单人单间，设置在普通病区相对独立的位置，不应穿插在病区中间。

（二）住院患者的收治

择期住院患者应严格执行患者住院前筛查流程，如询问流行病学史、进行血常规检测、传染病抗原和抗体检测等，排除当前流行的传染病后方可收治住院。筛查结果不全的患者需要住院治疗时，应尽可能收治到缓冲病区／隔离病房；排除传染病后可转至普通病房。

（三）住院患者的安置

加强对住院患者的体温和感染相关症状监测，如病区发现可疑传染病患者时，应立即启用缓冲病区／隔离病房，并报告医院相关部门。同病区隔离患者的密接患者暂时原地隔

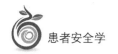

离，病区暂停患者出入院，根据隔离患者诊断结果及相关部门流调结果做好患者后续处置。

八、特殊专科防控指引

（一）康复、物理治疗

1. 接受康复治疗的患者相互之间应间隔至少 1 米，避免院内交叉感染。康复门诊诊疗过程中，合理安排候诊区域，做到一医一诊室一病患，减少交叉传染的可能。对于非必须接受康复治疗的患者，疫情期间可以通过电话、微信、视频、远程等线上方式给予居家康复或网上诊疗指导。

2. 康复医疗用品管理　康复诊疗过程中，尽量使用一次性用品，减少交叉感染。开展物理因子治疗和（或）手法治疗时，应选用一次性床单和枕套，每治疗一个患者换一次；对于使用接触皮肤的治疗性电极要一人一副，交由患者保管；对于不能选择一次性电极或一次性用品阻断接触的，均应在每人次治疗后采用 75% 乙醇棉球消毒或其他方法消毒。

3. 加强康复诊疗安全防护　在做好医患双方个人及康复设备防护的前提下，充分利用器械、智能化设备训练、物理因子，以指导患者的主动康复为主，尽可能减少"一对一"的肢体接触治疗，暂缓由医生实施的侵入性康复治疗如局部注射、针刀治疗等操作项目。对确实需要开展的近距离观察、训练和指导的相关康复治疗项目，如呼吸训练、言语训练、吞咽治疗等，应在做好严格防护的条件下酌情实施。

（二）眼科

1. 做好患者及家属的健康宣教工作，不乱摸乱碰、不揉眼睛。

2. 眼科裂隙灯检查设备安装透明防护挡板，为近距离面对面的检查提供物理屏障。

3. 眼压检查设备　眼压计位于诊室通风处，避免眼压检查时气溶胶传播。

4. 早产儿视网膜筛查仪器置于单独房间，尽量减少早产儿与其他患者接触。

5. 鼻泪道内镜治疗需要摘下口罩且接触鼻腔黏膜，根据传染病传染性的强弱，此项治疗前必要时需要行传染病的排查，并严格实行检查预约制。

6. 仪器和器械消毒　采用一人一用一消毒制度。由于眼科检查仪器属于精密器材，裂隙灯及非接触式眼压仪器等建议用保鲜膜包裹，使用后用 75% 乙醇做物品表面消毒，保护精密仪器在物体表面消毒时不受损；对于非接触性眼压计、检眼镜等眼科非接触性检查器具，可用 75% 乙醇或 3% 过氧化氢棉球仔细擦拭后使用。

（三）耳鼻喉科

1. 耳鼻喉科有许多上呼吸道感染导致的发热，如流感、急性扁桃体炎、急性鼻窦炎、急性中耳炎等。传染病大流行期间，耳鼻喉科就诊的患者可先排除流行性传染病后再到耳鼻喉科就诊。

2. 对于存在喷溅风险的患者，如电子鼻咽喉镜、鼻出血、门诊紧急气管切开术，在条件允许的情况下，应做到三级防护。

（四）口腔科

1. 口腔诊疗工作中主要风险点　口腔诊疗操作常常贴近患者口鼻，易受飞沫影响；部分口腔操作如使用气动高速涡轮手机和口腔超声设备操作，除产生飞沫外，还可以产生气溶胶。因此需要特别注意呼吸道防护、诊疗环境通风与清洁消毒及手卫生。

2. 工作人员防护标准

（1）一级防护：适用于不使用气动高速涡轮手机和口腔超声设备操作的口腔医务人员；也适用于预检分诊岗位人员、门诊药房、收费人员、咨询工作人员、一般保洁人员、所有进入诊疗区域的工作人员。

（2）二级防护：适用于使用气动高速涡轮手机和口腔超声设备操作的口腔医务人员、进入污染区的器械处理人员、缓冲病区医务人员。

（3）三级防护：适用于接诊高风险患者且使用气动高速涡轮手机和口腔超声设备操作的口腔医务人员，在隔离区操作。

3. 根据传染病的传染强度和流行程度，必要时可要求患者先经过传染病学的筛查。有条件的医疗机构可设置隔离诊室。

（五）血液净化中心

1. 建立预约机制，应严格落实预检分诊。可根据空间情况安排患者分组透析治疗。对患者及陪同人员进行体温检测和流行病学史询问，透析前后均应测量体温并登记。发现发热或符合传染病流行病学史的人员，由专人陪同患者至发热门诊排查。

2. 患者进入治疗单元前，应更换治疗时专用衣物鞋帽，患者及陪同人员均能正确执行手卫生、佩戴口罩。

3. 发热患者在排除传染病之前，可由医护人员在隔离病房先行床旁连续性肾替代治疗（continuous renal replacement therapy，CRRT）。无 CRRT 治疗条件的透析中心（室）可在其他患者透析结束后，再安排该患者在血液净化中心（室）的一角或每日的最后一班，透析结束后进行终末消毒。对传染病疑似患者可安排独立透析治疗间，或在其他患者透析全部结束后单独安排透析。

4. 环境物体表面消毒

（1）空气消毒：增加通风频率和时长，在两个班次之间应安排通风时间至少 30 分钟；不具备通风条件的区域可配备可人机共存的空气净化消毒器；如发现疑似或确诊病例，应立即关闭空调，并加强空气的清洁、消毒。

（2）血液透析机、治疗车等物体表面无肉眼可见污染物：用有效的消毒剂进行喷洒、擦拭或浸泡消毒，作用 30 分钟后清水擦拭干净。

（3）被患者血液、体液、分泌物等污染物污染的医疗器械、物体、血透机表面：应先使用一次性吸水材料清除污染物，再用有效的消毒剂等进行擦拭消毒；或使用具有吸附消毒一次性完成的消毒物品。

第二节　新发突发传染病的医务人员防控策略

一、医务人员职业暴露

在传染病大流行背景下，医务人员往往面临更大的职业挑战和更高的安全风险，如面临就诊患者量的剧增。由于传染病蔓延容易引起社会性恐慌，有些国家的医务人员还可能

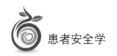
面临更高的事故、暴力、污名、疾病和死亡风险。2003年SARS疫情期间，我国内地累计报告SARS病例5329例，其中医务人员969例，占18%，是SARS的第一大高发人群。新型冠状病毒感染开始大流行初期，全国有数千名医务人员发生职业暴露后感染新型冠病毒。诊疗工作负荷、就诊患者隐瞒流行病学史、医务人员个人防护不足等成为医务人员不安全的重要因素，因此医疗机构应把医务人员安全作为患者安全政策中重要的环节。世界卫生组织明确提出，只有保障了卫生工作者安全才能够保障患者的安全。

二、医务人员职业暴露的处置指引

（一）预防是职业暴露的最佳处置方式

目前主要是物理预防措施，包括社交距离佩戴口罩、咳嗽礼仪、手卫生、环境清洁与消毒、通风及负压病房、早期发现和隔离患者。

（二）传染病病毒感染职业暴露报告制度及处置预案

为防止医护人员职业暴露，科室应有传染病病毒感染职业暴露报告制度及处置预案。

（三）根据暴露风险评估选择恰当的处置方式

呼吸道暴露风险最高，血液、体液暴露及皮肤暴露风险较低，血液、体液暴露须同时考虑经血传播疾病风险。

（四）呼吸道暴露处置

1. 常见呼吸道暴露　缺乏呼吸道防护措施、呼吸道防护措施破坏（如口罩脱落）、使用无效呼吸道防护措施（如不符合规范要求的口罩）时与传染病确诊患者或无症状感染者密切接触；传染病病原环境污染的手接触口鼻或眼结膜等。

2. 呼吸道暴露后的处置措施

（1）发生呼吸道暴露后应尽快脱离暴露现场或立即佩戴合格口罩脱离暴露现场。

（2）脱离暴露现场后尽快报告医院感染控制的有关部门，仍未佩戴口罩者尽快佩戴合格口罩。

（3）有关部门接到报告后及时评估暴露风险。若暴露源患者被确定为传染病感染者则感染风险较高；暴露时所处环境为隔离病房、发热门诊或隔离留观室，且有传染病感染者存在时感染风险较高，否则风险较低。

（4）有关部门及时为高风险暴露者指定隔离地点实施单间隔离，暴露者应佩戴口罩。

（5）高风险暴露者单间隔离14天，禁止离开隔离区。期间若被诊断为传染病病例或无症状感染者，则转送至定点医疗机构。

（6）暴露源患者诊断尚未明确的应尽快明确诊断。若暴露源患者排除传染病感染，暴露者可解除隔离。

（五）血液、体液暴露时的紧急处置

1. 发生血液、体液喷溅污染皮肤时，即刻至潜在污染区用清水彻底清洗干净，用75%乙醇或碘伏擦拭消毒，再用清水清洗干净。护目镜或防护面屏或口罩被污染时，即刻至潜在污染区及时更换；污染眼部时，即刻至潜在污染区用清水彻底清洗干净。防护服、隔离

衣、手套等被污染时，及时至缓冲间更换。

2. 发生针刺伤时，先就近脱去手套，从近心端向远心端轻柔挤压受伤手指，挤出受伤部位血液，流动水冲洗，75% 乙醇或碘伏消毒刺伤部位，戴清洁手套，然后按血液体液暴露常规处理。

三、医务人员的个人防护指引

医务人员的个人防护对于传染病控制过程中的医务人员安全起到关键作用。医务人员的个人防护、院感流程的质控等是确保医务人员安全、减少传染病暴露的重要措施。

1. 医务人员个人防护应遵循《医院隔离技术规范》（WS/T311-2009）和《医疗机构内新型冠状病毒感染预防与控制技术指南（第一版）》（国卫办医函〔2020〕65 号）的要求。

2. 各科室应按要求进行个人防护全员培训，提高防护意识，熟练掌握当前流行传染病防治的基本知识、方法与技能。规范消毒、隔离和防护工作；储备质量合格、数量充足的防护物资。

3. 降低医务人员暴露风险。发热门诊、隔离留观区、隔离病区设置三区两通道及缓冲间，有条件的可设置负压病房；普通病区设置过渡病房（室），收治待排查患者。

4. 医务人员应当执行标准预防措施，严格落实《医务人员手卫生规范》要求，做好诊区、病区（房）的通风管理，根据诊疗护理操作中可能的暴露风险选择适当的防护用品，具体如下：

（1）可能接触患者的血液、体液、分泌物、排泄物、呕吐物及污染物品时，戴清洁手套，脱手套后洗手。

（2）可能受到血液、体液、分泌物等喷溅时，戴护目镜/防护面屏、穿防渗隔离衣。

（3）可能出现呼吸道暴露时，戴医用外科口罩。

5. 在严格落实标准预防的基础上，根据接诊患者疾病的传播途径，参照《医院隔离技术规范》选择强化接触传播、飞沫传播和（或）空气传播的感染防控，严格落实戴医用外科口罩/医用防护口罩、戴乳胶手套等隔离措施。

6. 在传染病流行中高风险地区，按照接触传染病患者的风险，在标准预防的基础上增加飞沫隔离、接触隔离的防护措施。在为疑似或确诊患者进行产生气溶胶的操作时，增加空气隔离防护措施。根据不同工作岗位暴露风险的差异，科学选择防护用品，并根据风险评估适当调整，做到以下防护：

（1）一级防护：预检分诊点、急诊科、重症监护病房、密切接触者医学观察区、医务人员医学观察区、隔离病区的潜在污染区工作人员的防护用品包括医用外科口罩、一次性工作帽、工作服、隔离衣、一次性乳胶手套或丁腈手套等。门诊、普通病区以及进行普通患者手术、普通患者的影像学检查与病理学检查、发热门诊及隔离病区外的安保、保洁、医疗废物转运等工作人员的防护用品包括医用外科口罩、一次性工作帽、工作服、一次性乳胶手套或丁腈手套等。

（2）二级防护：发热门诊及隔离病区内，隔离重症病区，疑似及确诊患者影像学检查及检验，消毒供应中心对传染病区物品回收、清点及清洗时，疑似及确诊患者转运、陪检、尸体处置时，为疑似或确诊患者手术，进行传染病抗原核酸检测时采用二级防护措施。二级防护主要防护用品：医用防护口罩、护目镜或防护面屏、一次性工作帽、穿防渗

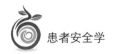

隔离衣或防护服、一次性乳胶手套或丁腈手套、鞋套等。

（3）三级防护：条件允许在为疑似或确诊患者实施可产生气溶胶操作、手术、传染病抗原核酸检测时可采用三级防护；为疑似或确诊患者实施尸体解剖时采用三级防护。三级防护主要防护用品：正压头套或全面防护型呼吸防护器、防渗隔离衣或防护服、一次性乳胶手套或丁腈手套、鞋套等。

7.正确使用防护用品，医用外科口罩、医用防护口罩、护目镜、隔离衣等防护用品被患者血液、体液、分泌物等污染时应当及时更换。

（1）医务人员进入隔离病区穿戴防护用品程序：医务人员通过员工专用通道进入清洁区，有条件的可以更换刷手衣裤、换工作鞋袜，认真洗手后依次戴医用防护口罩、一次性帽子，穿防护服或一次性隔离衣，戴护目镜或防护面屏、手套（2副）、鞋套。

（2）医务人员离开隔离病区脱摘防护用品程序

①医务人员离开污染区，进入第一脱摘区，手卫生后，脱摘外层手套；手卫生后，摘防护面屏或护目镜；手卫生后，脱医用防护服或一次性隔离衣、鞋套；手卫生后脱内层手套，分置于专用容器后进行手卫生。

②在第二脱摘区脱去一次性帽子、医用防护口罩，手卫生后，换医用外科口罩进入清洁区。

③每次接触患者后立即进行手的清洗和消毒。

④一次性医用外科口罩、医用防护口罩、防护服或者隔离衣等防护用品被患者血液、体液、分泌物等污染时应当立即更换。

⑤下班前应当进行个人卫生处置，并注意呼吸道与黏膜的防护。

8.严格执行锐器伤防范措施。患者使用后的医疗器械、器具应当按照《医疗机构消毒技术规范》要求进行清洁与消毒。

四、物体表面的清洁与消毒指引

（一）环境物体表面清洁与消毒

1.遵循原则　严格遵循《医院消毒卫生标准》（GB 15982-2012）、《普通物体表面消毒剂通用要求》（GB 27952-2020）、《医疗机构消毒技术规范》（WS/T 367-2016）《医疗机构环境表面清洁与消毒管理规范》（WS/T 512-2012）、《关于全面精准开展环境卫生和消毒工作的通知》（联防联控机制综发〔2020〕195号）等文件要求。

2.感染防控要点

（1）加强日常环境物体表面清洁和消毒工作，消除污染的环境物体表面的传播隐患。

（2）按照单元化操作的原则，强化高频接触物体表面的清洁与消毒。

（3）严格执行医院环境清洁与消毒制度，有明显污染的情况下，应先去污，再实施消毒；消毒可选用500 mg/L含氯消毒液，或采用同等杀灭微生物效果的消毒剂，有明显血迹用1000 mg/L含氯消毒液，多重耐药患者用2000 mg/L含氯消毒液。

（4）物体表面擦拭宜使用有效消毒湿巾，也可使用超细纤维抹布；地面清洁消毒宜使用超细纤维地布；清洁工具做到分区使用（如采用机械热力清洗消毒的可统一使用），保持清洁工具清洁与干燥，宜集中机械热力清洗、消毒与干燥。使用过的或污染的保洁工具未经有效复用处理，不得用于下一个患者区域或诊疗环境，防止发生病原微生物交叉污染。

（5）预防消毒与随时消毒相结合。医疗区域预防消毒至少1次/天，中高风险区域至少2次/天；有明显污染随时消毒。高频接触的物体表面应增加消毒频次。

3. 终末清洁与消毒

（1）患者一旦出院或转科，应立即对病房或患者区域进行环境终末清洁与消毒工作，有效阻断病原微生物传播。

（2）应有序实施以"床单元"为单位的终末清洁与消毒工作，从医用织物到环境物体表面，先清洁、后消毒，从上到下，从相对清洁物体表面到污染物体表面，清除所有污染与垃圾。可搬离的医疗设备与家具，应在原地实施有效清洁与消毒后，方可搬离。

（3）消毒可选用500 mg/L含氯消毒液，或采用同等杀灭微生物效果的消毒剂；有明显污染时先去污染再消毒。

（4）必要时可采取强化的终末消毒措施，即可以在上述清洁与消毒措施基础上，采用过氧化氢汽（气）化/雾化消毒，或紫外线辐照设备消毒，或采用同等杀灭微生物效果的消毒方法，按产品的使用说明进行消毒。

4. 疑似或确诊传染病患者接触物体表面、地面的清洁与消毒

（1）发现疑似或确诊传染病患者时，在患者离开该环境后，应对患者所处周围环境的物体表面、地面进行清洁与消毒，消毒可选用1000 mg/L含氯消毒液至少作用30分钟，或采用同等杀灭微生物效果的消毒剂。如为留观病房则每日消毒不得少于2次。

（2）有可见污染物时，应先使用一次性吸水材料清除污染物，再用1000 mg/L的含氯消毒液或500 mg/L的二氧化氯消毒剂等进行擦拭消毒，作用30分钟；或使用具有吸附消毒一次性完成的消毒物品。

（3）保持环境清洁、整齐。

5. 注意事项

（1）遵循"五要、六不"原则。"五要"，即隔离病区要进行定期消毒和终末消毒；医院人员密集场所的环境物体表面要增加消毒频次；高频接触的门把手、电梯按钮等要加强清洁消毒；垃圾、粪便和污水要进行收集和无害化处理；要做好个人手卫生。"六不"，即不对室外环境开展大规模的消毒；不对外环境进行空气消毒；不直接使用消毒剂对人员进行消毒；不在有人条件下对空气使用化学消毒剂消毒；不用戊二醛对环境进行擦拭和喷雾消毒；不使用高浓度的含氯消毒剂进行预防性消毒。合理使用消毒剂，科学规范采取消毒措施，同时避免过度消毒。

（2）使用合法有效的消毒剂，消毒剂的使用剂量、作用时间和注意事项参考产品使用说明。

（3）消毒剂对物品有腐蚀作用，特别是对金属腐蚀性很强，对人体也有刺激，配制消毒液、实施环境清洁消毒措施时，应做好个人防护。

（二）医用织物的清洁与消毒

1. 遵循原则 应严格遵循《医院医用织物洗涤消毒技术规范》（WS/T 508-2016）的要求。

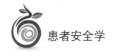

2.感染防控要点

（1）应保持清洁卫生。

（2）宜使用可水洗的医用织物、可擦拭的床垫。

（3）住院患者、急诊室患者应一人一套一更换，衣服、床单、被套、枕套至少每周更换1次；遇污染时应及时更换；更换后的医用织物应及时清洁、消毒；枕芯、被褥、床垫应定期清洁、消毒，被血液、体液污染时应及时更换，清洁、消毒。

（4）门诊诊间、治疗间的床单至少每天更换，如就诊人数较多，半天更换，有污染随时更换；如可能接触患者黏膜（如妇科检查等），应一人一换，或使用隔离单（如一次性中单等）。

（5）医务人员工作服应保持清洁，定时更换，如遇污染应随时更换；专用工作服专区专用，至少每日更换，遇污染应随时更换。

（6）宜使用具有防水阻菌阻尘功能的床上用品，可采用擦拭清洁与消毒。

（7）使用部门应备有足够的被服收集袋（桶），分别收集感染性织物、脏污织物及医务人员的工作服、被服；织物收集袋（桶）应保持密闭。

（8）有明显血液、体液、排泄物等污染的被服，多重耐药菌或感染性疾病患者使用后的被服视为感染性织物，由产生的部门负责放置在专用袋中并有警示标识，洗衣部门需要分开单独清洗消毒。

（9）明显污染且无法清洗的织物可按医疗废物处理。

（10）被服的收集运送车与干净被服发放车应分车使用，并有明显标志，收取和发放车辆应专用，并应密闭运送防止二次污染。

3.疑似或确诊患者接触织物的清洁与消毒

（1）宜使用可水洗的医用织物、可擦拭的床垫。

（2）若发现有疑似或确诊传染病的患者，其使用后的床单、被套等立即装入用双层专用袋鹅颈结式包扎的红色水溶性包装袋，并贴有警示标识，密闭转运，集中进行消毒、清洗。贵重衣物可选用环氧乙烷方法进行消毒处理。

（3）一次性床单等，使用后当作医疗废物处理。

（4）洗衣房宜单独区域进行消毒与清洗，环境通风，定期消毒，如为外包公司应认真做好交接。

（5）明显污染且无法清洗的织物可按医疗废物处理。

4.注意事项

（1）实施患者单元整理、更换、清洁和消毒，且洗衣时应做好个人防护。

（2）医用织物收集过程避免扬尘和二次污染。

（三）室内空气清洁与消毒

1.遵循原则 应严格遵循《医院空气净化隔离规范》（WS/T 368-2012）、《经空气传播疾病医院感染预防与控制规范》（WS/T 511-2016）、《空气消毒剂通用要求》（GB 27948-2020）、《医院中央空调系统运行管理》（WS488-2016）、《公共场所集中空调通风系统卫生规范》（WS 394-2012）、《公共场所空调通风系统清洗消毒规范》（WS 396-2012）、《公众科学戴口罩指引（修订版）》和《夏季空调运行管理与使用指引（修订版）》（联防联控机制综发〔2020〕174号）等文件要求。

2. 感染防控要点

（1）在建筑设计中应结合中央空调通风系统，合理配置新风系统、回风系统和排风系统，建立上送风下回风的气流组织，有效降低诊疗场所室内空气中微生物、气溶胶浓度。

（2）可选择自然通风或机械通风进行有效空气交换，每日通风2～3次，每次不少于30分钟；宜选择在中央空调通风系统中安装空气净化消毒装置，或在回风系统中安装空气净化消毒装置；室内也可配置人机共存的空气净化消毒机；有人情况下不能使用紫外线灯辐照消毒和化学消毒。

（3）负压隔离病房，在保证有效换气次数的前提下，不必额外增加空气消毒措施。在患者出院或转科后，对腾空的负压病房做好环境物体表面终末清洁与消毒的基础上，如有洁净系统，可连续开启通风机组自净1小时后使用；如无洁净系统，可使用过氧化氢汽（气）化/雾化等空气消毒设备进行空气消毒。

（4）化学消毒剂汽（气）化/雾化消毒应在无人情况下使用，可选择过氧化氢、二氧化氯等消毒剂，使用浓度和作用时间按产品的使用说明进行。

（5）中央空调系统的日常管理应按《医院中央空调系统运行管理》要求进行，安全有效使用。

3. 疑似或确诊患者所处室内空气的清洁与消毒

（1）当发现有疑似或确诊患者时，在患者离开该环境后，应对患者所处室内环境进行通风与清洁消毒。

（2）疑似或留观患者应单间隔离，并通风良好，可采取排风（包括自然通风和机械排风），也可采用人机共存的空气消毒机进行空气消毒。无人条件下可用紫外线等对空气进行消毒，用紫外线消毒时，可适当延长照射时间到1小时以上。

（3）有条件的医疗机构可将患者安置到负压隔离病房。

（4）终末消毒：可使用过氧化氢汽（气）化/雾化等空气消毒设备进行空气消毒。

4. 注意事项

（1）注意诊疗场所的气流组织，应从清洁区域流向污染区域。

（2）选择的空气消毒设备应符合国家有关管理规定，并按照使用说明。

（3）注意人员保暖。

（四）诊疗器械、器具和物品清洗与消毒

1. 遵循原则 严格遵循《消毒供应中心第1部分：管理规范》（WS 310.1-2016）、《消毒供应中心第2部分：清洗消毒及灭菌技术操作规范》（WS 310.2-2016）、《消毒供应中心第3部分：清洗消毒及灭菌效果监测标准》（WS 310.3-2016）、《医疗机构消毒技术规范》（WS/T 367-2012）和《医院消毒卫生标准》（GB 15982-2012）等文件的要求。

2. 感染防控要点

（1）按照行业标准要求做好复用诊疗器械，器具和物品的收集、清洗、包装、灭菌或消毒、储存、运送的全流程工作，确保复用器械的使用安全。

（2）应采取集中管理方式，所有复用的诊疗器械、器具和物品由消毒供应中心负责回收、清洗、消毒、灭菌和供应。内镜中心、口腔科等科室的复用器械的清洗消毒可按国

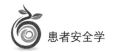

家相关行业标准处理，也可集中由消毒供应中心处理。

（3）使用后的诊疗器械、器具与物品，在使用部门应先就地预处理，去除肉眼可见污染物，及时送消毒供应中心集中处理；无法及时送消毒供应中心的器械和物品可使用器械保湿剂或及时进行初步清洗。消毒供应中心应遵循先清洗后消毒的处理程序，被朊毒体、气性坏疽及突发不明原因的传染病病原体污染的诊疗器械、器具和物品应先消毒。耐湿、耐热的器械、器具和物品首选热力消毒或灭菌方法。不耐热物品可选择化学消毒剂或低温灭菌设备进行消毒或灭菌。

（4）新使用的医疗器械与物品，应先了解材质与性能，选择合适的灭菌或消毒方法。

（5）血压计、听诊器、输液泵等医疗用品处理同物体表面。

3. 疑似或确诊患者诊疗器械、器具和物品的清洗与消毒

（1）可复用诊疗器械、器具和物品，使用后去除可见污染物后立即采用双层专用袋逐层密闭包装，做好标识，密闭运送至消毒供应中心集中进行处理；消毒供应中心可先消毒，再处理。

（2）或立即使用有消毒杀菌作用的医用清洗剂或 1000 mg/L 含氯消毒剂浸泡 30 分钟，采用双层专用袋逐层密闭包装，做好标记，密闭运送至消毒供应中心集中进行处理。

（3）灭菌首选压力蒸汽灭菌，不耐热物品可选择化学消毒剂或低温灭菌设备进行消毒或灭菌。

（4）建议使用一次性餐（饮）具；如非一次性餐具，清除食物残渣后，煮沸消毒 30 分钟；也可用有效氯为 500 mg/L 的含氯消毒液浸泡 30 分钟后，再用清水洗净。

4. 注意事项

（1）首选机械清洗、消毒，手工清洗注意个人防护。

（2）注意医疗器械处理间的环境通风、清洁与消毒。

（3）防止运送中再污染。

（五）医疗废物管理

1. 遵循原则　应严格遵循国家颁布的《医疗废物管理条例》《医疗卫生机构医疗废物管理办法》《医疗废物专用包装物、容器标准和警示标识规定》《医疗废物分类目录》等相关法规和文件要求。

2. 感染防控要点

（1）收集：医疗废物应放置在装有黄色垃圾袋的医疗废物桶中，禁止混入生活垃圾袋（黑色垃圾袋）中，医疗废物桶应加盖并有明显标识；锐器及时置于锐器盒中，避免扎伤。

（2）感染性隔离患者使用后的医疗废物需要采用双层黄色医疗废物袋，分层封扎，做好标识；生活垃圾按照医疗废物处理。

（3）治疗室外使用后产生的医疗废物严禁入治疗室存放。

（4）医疗废物袋装量达 3/4 时应扎紧袋口后放入医用废物暂存容器（转运箱）中，锐器盒装量达 3/4 时封口，转运时放入转运箱中，转运箱应加盖后扣紧环扣。存放医疗废物的容器应防渗，医疗废物袋外表面粘贴医疗废物标志（感染性、损伤性、病理性、药物性、化学性），根据废物类型进行选择。

（5）医疗废物存放时间不超过 48 小时，集中回收后移交给有医疗废物处置资质的单

位集中处置。

（6）病原体的培养基、标本和菌种、毒种保存液等高危险废物，应当在产生地点进行压力蒸汽灭菌或者化学消毒处理，然后按照感染性废物收集处理。

（7）医疗废物由医院专人、定时、定线，使用密封容器进行收集、运送，不污染环境。收集人员应做好必要的防护，如穿工作衣、戴手套等。每天运送结束后，应对运送工具进行清洁和消毒。

（8）医疗废物收集人员负责登记各部门产生的废物量，并请产生部门人员确认。

（9）暂存要求：医院集中存放医疗废物的房间必须上锁（或门禁），避免流失，并粘贴明显的警示标识和禁止吸烟饮食的标识；有防漏、防鼠、防蚊蝇、防蟑螂、防盗、防儿童接触等安全措施；有上下水、洗手等设施。每天对环境进行清洁与消毒，有污染时立即消毒；运送车辆每天清洁消毒。

3. 疑似或确诊患者医疗废物的管理

（1）患者产生的生活垃圾与医疗废物均作为医疗废物处理。

（2）医疗废物收集桶应为脚踏式并带盖。

（3）医疗废物达到包装袋或者利器盒的3/4时，应当有效封口，确保封口严密。使用双层包装袋盛装医疗废物，采用鹅颈结式封口，分层封扎。

（4）盛装医疗废物的包装袋和利器盒的外表面被感染性废物污染时，应当增加一层包装袋。

（5）潜在污染区和污染区产生的医疗废物，在离开污染区前应当对包装袋表面采用1000 mg/L 的含氯消毒液喷洒消毒（注意喷洒均匀）或在其外面加套一层医疗废物包装袋；清洁区产生的医疗废物按照常规的医疗废物处置。

（6）含病原体的标本和相关保存液等高危险废物的医疗废物，应当在产生地点进行压力蒸汽灭菌或者化学消毒处理，然后按照感染性废物收集处理。

（7）每天运送结束后，对运送工具进行清洁和消毒，可使用 1000 mg/L 含氯消毒液擦拭消毒；运送工具被感染性医疗废物污染时，应当及时消毒处理。

（8）医疗废物宜在医疗机构集中暂存于相对独立区域，尽快交由医疗废物处置单位进行处置，做好交接登记。

4. 注意事项

（1）锐器盒应符合国家标准，并严禁重复使用。

（2）医疗废物运送人员应做好个人防护。

第三节　新发突发传染性疾病的公共防控策略

根据传染病的传播机制，传染病预防方案主要是控制传染源、切断传播途径、保护易感人群，任何一方面未做到位均可能增加传染病的传播风险。

世界卫生组织（WHO）履行"使全世界人民获得尽可能高水平的健康"的宗旨，在应对公共卫生事件上，WHO 提出"无遗憾"政策——疾病暴发不可避免，但流行可以预防。

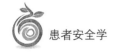

一、医院管理措施

（一）传染病确诊和疑似患者的转运

按照甲类传染病管理的传染病确诊或疑似患者，应集中患者，集中专家，集中资源，集中救治，需严格进行封闭转运管理。

1. 转运前

（1）成立转运小组：传染病患者转运应由专门人员负责，负责传染病患者的标本运送、人员转运途中相对封闭，避免在医院里与传染病低风险患者的交叉接触；根据需转运的患者数量和频次，转运小组人员可以分组、分级，可按患者病情分为重症转运组和轻症转运组，也可按转运途径分为陪检转运组、入院或转科转运组；转运人员可以设立二线或备班，以应对群体性或聚集性转运需求；医疗机构应配备负压转运车，按甲类传染病管理的患者如需在院外的转运，必须使用负压转运车辆。

（2）制订转运流程：传染病患者在医院门诊就诊后，应严格分区域管理，根据患者就诊过程制订特殊转运流程，包括院外疑似患者接收流程、门诊患者检查转运流程、疑似或确诊患者的转运流程、隔离观察或住院患者转运流程，对烈性传染病疑似或确诊患者陪检过程中，需要穿一次性防护服、医用防护口罩、护目镜、一次性医用帽、乳胶手套、一次性鞋套。

（3）患者评估及转运前准备：评估患者生命体征、症状是否适合转运；检查患者的管道固定及皮肤等情况，重症患者转运前需要开通静脉通路；评估患者转运途中可能出现的问题或病情变化；了解患者心理及家庭、社会关系，做好解释和指引，避免引起恐惧、焦虑等；携带患者转运所需的病历、检查申请等相关资料。

（4）配备转运设备及物资：根据患者病情轻重，确定患者转运选用步行、轮椅或平车的转运方式；甲类传染病管理的确诊或疑似患者转运时，医护人员应按一级防护穿戴防护服、防护口罩、护目镜、一次性帽子、乳胶手套、一次性鞋套；根据患者病情携带转运急救箱（需要包含呼吸球囊、开口器、必要的抢救药品等）。

（5）转运前沟通：医护人员确认转运需求，与拟转运科室沟通；确定患者转运目的地的出入方式；明确患者转运目的地的对接人、转运时间，并告知对方需要提前准备的物品和注意事项。

2. 转运中

（1）固定转运路线：患者及相关标本转运需要通过污染通道，减少接触，密切观察病情变化。

（2）患者交接：转运途中密切观察危重患者的生命体征及精神状态；外出检查患者需要与技师交接主要问题、检查目的等；转科、转院患者需要按照转科患者交接要求，交接患者一般资料、诊断症状、检查及治疗情况、主要护理问题及措施、患者心理情况、家庭及社会关系、患者病历资料及携带品等。

（3）避免交叉感染：如传染病患者外出检查，在检查过程中应在防护服外面再加穿一次性隔离衣、加戴乳胶手套，接触下一个患者前更换一次性隔离衣和外层乳胶手套，检查设备进行终末消毒。

（4）应急病情变化：当患者转运途中出现生命体征不稳定、严重呼吸困难、血液动力学不稳定时，需要就地隔离抢救治疗，待患者病情稳定再继续转运。

3. 转运后

（1）患者安全：转运完毕后再次检查患者生命体征、管道固定、仪器设备状态；如转运前正在接受治疗，转运完毕可恢复治疗方案；外出检查患者，需要跟进其检查结果。

（2）终末消毒：检查设备消毒、转运工具消毒；环境消毒，物体表面需要使用消毒液进行擦拭消毒，空气可通过紫外线灯照射、空气过滤方式进行消毒；患者体液、血液、排泄物、生活污水等需要经过处理后方可排出；转运医护人员按要求更换防护用品。

（二）医院陪护及探视管理

在传染病流行期间，医院住院部应保持封闭式管理，对患者及其陪护人员进行流行病学管理。

1. 加强探视和陪护管理。住院病区 24 小时管理，无关人员禁止随意出入，有条件的医疗机构可以通过门禁等信息化手段。

2. 住院患者原则上不设陪护，取消非必要的现场探视和陪护，必须陪护时严格管理执行陪护管理制度和固定一对一陪护，并签署陪护、探视温馨提示告知书。

3. 陪护人员应按医院规定接受必要的流行病学筛查及健康监测，陪护人员原则上不出病区，不串病室、不聚集。

4. 医护人员严格督导患者及其陪护人员执行佩戴口罩、手卫生、分餐等疫情防控措施。

（三）疑似或确诊死亡患者的处置

1. 基本流程

（1）疑似或确诊患者死亡后，要尽量减少尸体移动和搬运，由经培训的工作人员在严密防护下及时处理。

（2）用有效氯 3000 ～ 5000 mg/L 的含氯消毒剂或 0.2% 过氧乙酸的棉球或纱布填塞尸体口、鼻、耳、肛门、气管切开处等所有开放通道或创口；用浸有消毒液的双层布单包裹尸体，装入双层尸体袋中，由专用车辆直接送至指定地点尽快火化。

（3）死亡患者住院期间使用的个人物品经消毒后方可由家属带回家。

2. 工作人员个人防护

（1）处置患者尸体的医务人员按照要求穿工作服，戴一次性工作帽、医用防护口罩，穿一次性隔离衣 / 医用防护服、一次性鞋套，戴乳胶手套、护目镜 / 防护面屏。

（2）医务人员应按照医疗机构规定的防护用品穿脱流程在指定的区域穿脱防护用品，并进行个人卫生处置。

二、特殊易感人群的保护

传染病患者在医院内应按照就诊区域进行隔离分流，医疗机构需要重视儿童、孕产妇、老年人等重点人群的管理，执行传染病易感人群保护措施，切实降低住院患者的感染风险。

（一）儿童

由于在成长发育过程中，机体的免疫系统尚不健全，儿童对于各种传染病均属于易感人群。

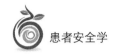

1. 儿科门诊　分区域设置普通儿童和有传染病疑似症状儿童的就诊，限制进入候诊区人数；儿科门诊限 1 人陪同，病情特殊时最多不得超过 2 人陪同；就诊人员需要与其他就诊者保持距离并做好防护。

2. 明确就诊流程　按照《医疗机构传染病预检分诊管理办法》有关规定，执行传染病疑似症状患者的接诊、筛查流程，加强预检分诊、登记、报告等工作，做好病例排查，及时识别可疑病例，认真落实特殊患者登记报告制度。

3. 住院管理　儿科病区遵照病区封闭式管理制度，在传染病流行期间，未明确排除传染病感染的患儿应安排单人单间作为观察室，排除感染后可收入普通病房。

4. 健康保健　基层医疗卫生机构在疫情期间合理调整儿童保健门诊和预防接种门诊，暂停面对面新生儿访视和儿童健康体检，暂停亲子活动、家长学校等与儿童相关的集体性活动。

5. 健康指导　鼓励家长通过微信、电话、视频等方式开展在线咨询；指导家长和儿童科学认识和预防疾病，增强防控意识，提高防护能力；家长应保护儿童免受过多负面信息的干扰，根据儿童的年龄段和认知特点，告知简单、清晰、必要的信息，树立会战胜疫情的信心。需要住院的患儿，应在住院前对家长进行疫情管理相关宣教，指导家长和儿童配合医院的传染病疫情管理工作。鼓励多陪伴儿童，多读书、讲故事、做亲子游戏，并通过抚摸、拥抱、陪伴入睡等，增强亲子关系，重建安全感。

（二）孕产妇

1. 孕产妇门急诊的管理　尽可能为产科门诊及病房设置独立进出通道；产房应设置备用（隔离）产房及备用（隔离）待产室；怀疑传染病的产妇离开产房后，应及时进行清洁及终末消毒。

2. 明确孕产妇的就诊流程　确定孕妇的产检预约及就诊流程；建立急诊、高危孕产妇就诊绿色通道；建立产房、产科病房及急诊科工作人员的联系机制；加强与传染病定点医院联系机制，高度疑似或确诊的产妇要及时转入定点医院；为疑似和确诊孕产妇提供疾病救治和安全助产服务，确保母婴安全。

3. 产房及住院病房的管理　传染病流行期间，产科病房和急诊科应及时向产房通报产妇及其陪护的疫情筛查情况；产房工作人员主动了解产妇的疫情筛查情况；产妇生产后如仍待排查传染病，可以转入产科缓冲病房，并根据传染病筛查结果处置；暂停新生儿病房探视和陪护，切实降低住院患者感染风险。

4. 高危孕产妇的管理　指导高危孕产妇按时接受产前检查，出现异常情况应及时就医，避免因疫情的担忧、恐惧而延误病情；对临近预产期的建档机构定点医院的孕产妇，要及早作出合理安排，并及时告知孕产妇，减轻其焦虑感；加强多学科诊疗机制；产妇为疑似病例、确诊病例和确诊后未痊愈者，暂停母乳喂养；加强与区域妇幼保健机构、儿童医院的协调机制，提升对高危孕产妇、新生儿的救治能力。

5. 孕产妇的健康指导　疫情期间，孕产妇应回避不良环境，尽量不外出。发挥信息化技术和新媒体作用，借助互联网＋医疗健康优势开展科普宣传，可以通过微信、APP、电话、视频等方式加强对孕产妇健康教育和咨询指导；在情绪不好时可以通过转移注意力，做自己喜欢的事情，与家人、朋友们倾诉宣泄，也可以寻求专业的心理学帮助，如科普文章、媒体相关节目、心理热线咨询等获得情感支持，及时排遣不良情绪；根据孕产妇具体情况，必要时可适当调整产检时间，去医院时不必过度紧张，做好自身和家属防护；对出现发热、乏力、干咳等症状且有流行病学史的孕产妇，要指导其及时到发热门诊就诊。

（三）老年人

我国老年人口基数较大，由于机体免疫功能减弱，多数老年人合并慢性疾病，是传染病的易感人群和高危易发人群。根据《中国-世界卫生组织新型冠状病毒肺炎（COVID-19）联合考察报告》，疫情重症和死亡高危人群为60岁以上者，且病死率随着年龄的增长而增加，80岁以上者病死率高达21.9%。保护老年群体、防止传染病的扩散蔓延是传染病防控工作中的重大压力。

1.良好的生活方式　倡导老年人养成经常洗手的好习惯，做好日常通风换气和预防性消毒。合理膳食，多吃新鲜蔬菜水果，保证足量饮水，杜绝食用野生动物，少食辛辣刺激性食物，少抽烟，不酗酒，不轻信偏方。鼓励老年人开展打太极拳和八段锦等居家锻炼活动，鼓励老年人培养适当的个人兴趣和爱好，避免因疫情隔离在家时产生孤独、恐慌的情绪。

2.建立疫情联动防控机制　基层卫生机构、社区居委会、街道办等应建立联动机制，加强居家老年人的慢病管理及社区的传染病筛查指导；养老机构应与社区卫生机构、综合医院建立联动机制，老年人慢性病加重、疫情筛查疑似时，尽快进行转诊；区域医疗中心应与社区卫生机构、专科医院加强联动机制，保证辖区内的重症老年患者得到及时的救治。如有老年人疑似或确诊，应协助老年人到定点医院就诊。

3.居家随访　老年人要尽可能避免聚集和参加集体性活动，避免到人员密集的公共场所，如商场、车站、公共浴池、棋牌室、麻将馆等。冬春交替季节的温度变化较大，老年人要注意保暖，可以在家中备体温计，尽量避免感冒。患有慢性病的老年人，要遵医嘱按时服药，做好慢性病管理，如有病情加重应及时就医；如出现疫情可疑症状，应在做好个人防护的条件下到定点医疗机构就诊，并尽量避免乘坐地铁、公共汽车等交通工具。对老年慢性病患者、不能自理的老年患者等特殊老年群体，由专职医护人员在做好个人防护的情况下提供居家养老护理服务，保证老年居家患者治疗护理的延续性，减轻医院交叉感染的风险和疫情防控负担。对于独居、行动不便、生活不能自理等的老年人，鼓励家属、亲朋好友或主要社会关系与其共同居住，营造良好的居家氛围，增加对老年人的生活保障，促进身心健康。

4.养老机构的管理　养老院、老年康复、护理等机构应当做好在院老年患者的防护措施。传染病流行期间，应减少不必要的探视；每日监测老年人的体温及症状，体温计个人专用或用后彻底消毒后使用，有条件的养老机构建议使用非接触式体温计；有条件的养老机构应设置隔离区和消毒室；如果有老年人出现发热等疑似症状，在不排除流行病学史的情况下，应执行隔离措施并尽早送医；关注老年人对于疫情的态度，监测老年人的心理变化；传染病确诊经治疗及必要的隔离后，可以返回养老机构居住；如需要社会组织、志愿服务组织参与疫情防控工作，应做好志愿者的疫情筛查和个人防护。

5.科学信息的指引　老年人拥有和使用手机、电脑等智能设备比例较低，获取疫情相关信息的全面性和信息的获取速度均远不及年轻群体，容易被虚假信息误导。指导老年人关注官方权威机构发布的疫情信息，主动获取健康卫生知识，不传播、不轻信非官方渠

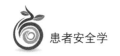
道疫情信息，以免产生不必要的盲目乐观或恐慌心理。医疗机构、社区工作者应加强疫情科普的相关知识及预防措施，不盲从、不听信未经认证的信息。引导老年人避免"重医轻防"观念，使医防职能逐渐分离，家庭医生可通过线上服务平台提供预约就诊和线上诊疗服务，避免人群扎堆，降低疾病传播风险，优化健康管理服务。

6. 健康指导 社会组织的相关老年机构，如社区老年活动室、老年社区日间照料机构、老年护理站、老年食堂、老年大学等场所，要加强对服务人员疫情防控基本知识的宣传。鼓励社会志愿组织对老年进行支持性访视，关注生活困难、行动不便、独居等重点老年人群的生活和心理。老年人也应主动接受基层卫生服务机构的疫情防控指引，减少往返医院频次，减少感染机会。鼓励老年人主动获取权威机构发布的疫情防控知识和相关信息，对于其他人转述的消息进行考证，增强对虚假、错误信息的辨别能力，防止上当受骗。鼓励亲人、朋友等通过电话或视频多关心家中老人，疏导老年人疫情期间因社会交往受限而产生的孤独感。如有确诊，应主动告诉医生自己在疫情确诊前一段时间的活动区域以及接触过的人员，配合医务人员开展相关流行病学调查。

三、政府及公共卫生组织的作用

历史记录表明，新发的传染病如未严格管控，可能引起人群之间的广泛感染，甚至造成全球大范围传播或大量人类死亡的悲剧。预防、抵御和控制传染病的大范围传播是政府机构及医疗卫生机构的重要工作。

（一）新发传染病的监控和全球协作

全球疾病检测和国际合作可以预防和控制新发传染病的国际间传播。制订合理的国际卫生条例，保障各国、各组织的利益共享、信息共享，倡导政治承诺和建立伙伴关系。

（二）新发传染病相关研究

利用现代分子生物学等技术发展公共卫生能力，鼓励和加强实验室试剂、诊断工具、临床药物及疫苗的开发，这对新发传染病的防控至关重要。

（三）素质教育与信息公开

1. 通过培训和信息交流，提升各类公共卫生人员的技能和知识水平。

2. 总结以往疫情防控经验，协调疫情防控的多部门合作，提升传染病流行期间的社会组织应对能力。

3. 倡导全民教育，利用信息技术构建公共卫生平台，宣传简单、实用和社会可接受的新发传染病知识信息，提供相关问题和政策的解读。

4. 利用研究所产生的证据，通过权威的媒体或平台向社会通报新发传染病的防控知识及最新进展，指导公众对疫情的应对。政府机构及时发布的防控信息能够为公众防控传染病提供科学依据，并能有效避免社会大众对医疗资源紧张引起的恐慌。

（四）新发传染病影响因素的管控

人类活动、生态环境的改变与新发传染病的出现紧密相关，这些因素的管控对实现新发传染病的防范至关重要。

1. 有关政府应制定在人类、动物和环境中合理使用抗微生物制剂或杀虫剂的循证政策。

2.制定合理的废物处理、水资源管理和农畜业政策，减少人畜共患病的传播。

3.加强国际间各口岸与卫生部门的沟通合作，构建联防联控机制，减少疫情在世界范围内流行。

第四节　临床借鉴

一、小汤山模式

2003年严重急性呼吸综合征（非典型肺炎，SARS）疫情最严重的时候，患者感染人数不断激增，医护人员也不断被感染，在医护人员和病床告急的情况下，北京市在昌平区的小汤山疗养院院北部空地建设 SARS 定点病房，集中用于 SARS 筛查、治疗。该临时病房建筑占地 2.5 万平方米，可容纳床位 1000 张，分为疑似区和确诊区，由 4000 名工人历时 7 昼夜完成。小汤山医院在非典型肺炎疫情时期收治了全国 1/7 的确诊患者，起到了无可替代的作用，成为当时世界上最大的传染病防治医院，被世界卫生组织专家称为"世界医疗史上的奇迹"，这种临时医院应对新发传染病的方式被称为"小汤山模式"或"小汤山经验"。

小汤山模式主要有以下几个特点：

1.启用时机为区域或局部地区出现医疗资源可能耗竭的迹象，如医护人员被感染人数持续上升、疑似或确诊患者收治困难无法缓解等情形。

2.选址附近无密集建筑，便于大型工程试工，在原有的医院附近新建或扩建，设计、建筑等专业人员大规模、集中地参与建设。

3.建设标准参照传染病医院的标准和要求，分区明确，标识明显。

4.集中接收疑似、确认患者，不设门诊，不对外开放。

5.医护人员主要由其他医院在自愿基础上选派，涵盖内科、外科、妇产、儿科、中医、检验、放射、药剂等专业；进入岗位前全部接受院感培训。

6.通风、空调和污水污物处理系统完备，经处理后才可以外排。

基于小汤山医院的成功经验，2020年新型冠状病毒感染期间，疫情最先暴发的武汉市在武汉职工疗养院基础上新建、扩建为火神山医院，在军运村旁新建雷神山医院，用于新型冠状病毒感染患者的集中救治定点医院。火神山医院、雷神山医院的建立，在中国取得抗击新型冠状病毒感染疫情阶段性胜利中发挥了至关重要的作用。

二、新型冠状病毒感染疫情期间患者及家属的心理调适

2020年新型冠状病毒感染疫情笼罩全球，由于人们对新发传染病的认识不全面，公众容易产生恐慌、畏惧心理，新冠感染疑似者、确诊者在原来的生活圈中容易被误解而遭受冷眼相待，隔离、治疗期间脱离原来熟悉的生活和工作环境，很容易产生心理问题，因此对疑似、确诊患者及其家属的心理照护非常重要。

（一）居家隔离人员心理调适

居家隔离使得以往的生活习惯、工作习惯、出行习惯等发生很大改变，由此带来了心理压力。应该尽快调整自己，适应新环境。

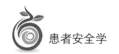

1.制订一个计划，充实个人及家庭生活　安排好每天要做的事情，特别是要保证规律的饮食和睡眠。

2.可钻研一件事情或培养兴趣　看书、听音乐、写字、学习一项新技能等，并且享受这个过程。

3.寻找一种支持　认真地与家人一起做家务和聊天。聊天的主题丰富一些，避免只聊疫情。未跟家人在一起的，可以通过电话、视频聊天等方式与家人和朋友保持联系，相互传达支持性讯息，分享积极性的体验。自我调整很困难时，可以通过热线或网络咨询寻求专业支持。

4.进行一项锻炼　定时锻炼，特别是心情烦躁时，可以打太极拳、八段锦或做自己喜欢的室内运动。可以使用运动或健身 APP，与朋友远程约好一起锻炼。

5.思考一些体验　思考自己可以从这段经历中获得什么有价值的人生体验，记录自己印象深刻的经历或想法。

（二）确诊患者及家属心理调适

1.接纳当前处境　接纳目前需要治疗或隔离的处境，觉察自己的各种心理及躯体反应，包括悲伤、孤独、自责、恐惧等情绪反应以及躯体不适感。

2.积极配合治疗　保持积极乐观的心态，进行自我鼓励和肯定，坚定治疗的信心，积极配合治疗。

3.寻找人际支持　利用现代通讯手段联络亲朋好友、同事等，倾诉感受，传达积极信念，排遣不良情绪，获得支持与鼓励。

4.善用专业的心理学帮助　寻求专业的心理学帮助，如科普文章、媒体相关节目、心理热线咨询、网络咨询以及安全前提下的面对面心理咨询和心理治疗等。

（三）疑似患者及家属心理调适

1.了解真实可靠的信息与知识　通过官方、正规途径接收疫情信息，理智关注疫情信息、客观对待疫情，减少因信息带来的心理负担。

2.接纳自己的反应　觉察自身及家人的情绪变化，当焦虑、恐惧、自责等情绪出现时，提醒自己或家人这些情绪的出现是正常的，去尝试接纳这些情绪，主动发现身边的积极情绪或事情，将疫情对生活的影响程度降至最低。

3.规律生活作息，适当放松练习　居家隔离时，尽量维持正常的生活作息，要有适当的休息，保持生活的稳定性。积极关注当下，做自己眼前能做的事情，寻找自己喜欢的放松方式来让自己转移注意力，如听音乐、运动以及写日志，也可以学习瑜伽、肌肉或呼吸放松训练等。

4.侥幸心理的调试　树立乐观的态度，客观了解疫情的特点，细心留意生活中可能感染或传播的风险，做好隔离消毒防护工作。

5.寻找支持　加强与亲人、朋友的沟通交流，相互问候、安慰、支持，或寻求心理学帮助。

（四）因疫情去世人员的亲属心理调适

1.处理情绪　容许自己和家人感到悲伤、内疚、自责、焦虑、抑郁……这些都是自然的哀伤反应，也是自我疗愈的自然过程。

避免使用励志的大道理劝自己和家人尽快恢复，每个人的哀伤节奏是不同的，需要足够的时间消化哀伤反应。

避免使用有害方式处理哀伤情绪，例如赌博、酗酒、离婚、性侵犯等。

2.保护关系　让家人及时得知亲人去世的消息（包括孩子），接受丧亲现实，避免因消息通知延迟而产生家庭冲突。与家人一起经历哀伤过程（包括孩子），如共同举行悼念活动、追忆逝者的言行、整理和妥善处理逝者的遗物、在日常谈话中自然提到逝者等。一家人尽可能住在一起，相互照顾，相互安慰，放松减压，恢复家庭日常生活秩序。

3.保护儿童　及时、简洁、清晰地告知亲人去世的消息。保证儿童随时能接触到父母或兄弟姐妹。由情绪稳定的成年人照顾儿童的生活，给儿童安排稳定的生活环境和规律的生活。允许儿童选择与家人一起参加悼念活动。每天留出亲子时间，给予儿童聆听、肯定、回应，教儿童表达情绪，放松减压，一起做些开心的事。邀请儿童参与家庭生活秩序重建，但不要让儿童承担与年龄不相符的家庭责任。避免打骂孩子。家长情绪不好，可以向成年人寻求帮助，但不要向儿童发泄情绪，避免制造更多的伤害。

4.善用家外资源　需要时可向亲友寻求帮助，或向专业人员寻求帮助。

思考题

1.新发突发传染病的上报流程和分级是什么？

2.医疗机构内不同区域的疫情防控策略有哪些？

3.医护人员发生传染病暴露后应注意哪些问题？

参考文献

1.李鹏涛.疾病改变历史——《世界瘟疫史》评介.中国减灾，2009（4）：52-53.

2.李化成.全球史视野中的环境与瘟疫.中国社会科学报，2009，7：7.

3.王宏治.中国古代抗疫病的法律措施.比较法研究，2003（5）：69-72.

4.薛永磊.极简人类瘟疫史.中国海关，2020（2）：34-37.

5.黄青，曾伟，蔡永辉.应对公共卫生事件的方舱医院运行管理标准化研究.中国标准化，2020（8）：43-47.

6.中华人民共和国中央人民政府.公共卫生事件应急预案［EB/OL］（2006-02-26）［2020-02-26］http://www.gov.cn/yjgl/2006-02/26/content_211654.htm.

7.中国健康教育中心.新型冠状病毒肺炎健康教育手册.2版.北京：人民卫生出版社，2020.

8.国家卫生健康委员会疾病预防控制局.应对新型冠状病毒肺炎疫情心理调适指南［EB/OL］（2020-3-18）［2022-3-23］http://www.nhc.gov.cn/xcs/kpzs/202002/93137a0068444f9b91a9aaa0cd8994f8.shtml.2020-02-07.

9.赖开兰，黄桑，陆青，于翠香.新型冠状病毒肺炎患者院前救护及转运的护理策略.中华护理杂志，2020（S1）：573-575.

10.陈晓华，蒋艳，陈群，等.新冠肺炎疫情期间发热门诊及隔离病区患者院内转运实践.中国护理管理，2020，20（9）：1356-1361.

11.国务院应对新型冠状病毒感染的肺炎疫情联防联控机制.关于做好老年人新型冠状病毒感染肺炎疫情防控工作的通知［EB/OL］（2020-1-28）［2022-4-30］http://www.gov.cn/zhengce/2020-01/28/content_5472807.htm.

12.国务院应对新型冠状病毒肺炎疫情联防联控机制综合组.公众和重点职业人群戴口罩指引［EB/OL］（2021-8-28）［2022-5-20］http://www.nhc.gov.cn/jkj/s5898bm/202108/25974dfc8cc045c28638e30ab8558155.shtml.

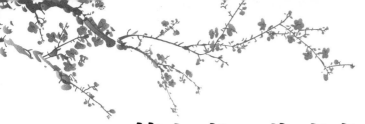

第七章　临床危急值管理

第一节　临床检验危急值管理

一、临床检验危急值管理概述

危急值是指某项或某类检验出现异常结果，而这种检验异常结果出现时，患者可能正处于有生命危险的边缘状态，临床医生需要及时得到信息，迅速给予患者有效的干预措施或治疗。危急值的及时报告与否可直接影响到患者的生命安全，因此，实验室一旦发现危急值就应该立即报告给临床医生。国内外多个临床实验室管理机构都对危急值报告提出了相关要求。国际联合委员会、ISO 15189 和美国病理学家学会对实验室危急值的识别、处理、记录和审核都有明确的要求。

美国医疗机构评审联合委员会（Joint Commission on Accreditation of Health Care Organizations，JACHO）自 2003 年开始实施患者安全目标（National Patient Safety Goals，NPSG）以来，一直将危急值报告作为其目标之一。此外，美国临床实验室改进法案修正案、美国病理学家学会的实验室认可计划和国际标准化组织发布的文件 ISO 15189:2007 中都规定了实验室应立即将危急值报告给临床医务工作人员。2007 年，卫生部将危急值报告列入我国患者安全目标；2011 年，卫生部等级医院评审标准实施细则对危急值报告提出明确要求，危急值管理成为重要的医院评价指标；2015 年发布的 15 项临床检验专业医疗质量控制指标，危急值相关质量指标占 2 项，强调危急值通报的时效性；2017 年落实临床危急值管理制度成为患者十大安全目标中最受关注的目标。建立完善的危急值管理体系，及时准确接收危急值，既是患者安全的重要保障，又是改善医院医疗质量管理的重要工作。尽管危急值报告历史已有近 40 年，但是国内外相关文献表明，在临床实验室实际操作中仍存在许多问题，主要包括以下几个方面：

（一）不同实验室纳入的危急值项目差异大

除了常见的钙、钾、葡萄糖、血气分析、白细胞（white blood cell，WBC）、凝血酶原时间（prothrombin time，PT）和活化部分凝血活酶时间（activated partial thromboplastin time，APTT）外，其他纳入危急值的项目种类和数量各不相同。

（二）危急值界限尚无统一的标准

国外的实验室多参考 Kst 教授发表的危急值界限表，或是由美国临床病理学家学会（American Society of Clinical Pathologists，ASCP）提供的危急值界限制订指南，但是就如何设定合理的危急值界限这个问题，我国尚缺乏一份标准指南。

（三）危急值界限存在个体差异性

儿童与成人的生理特点差异大，因此如何根据其生理特点纳入适宜的危急值项目，制订科学的界限值，是实验室应该考虑的重点。

（四）危急值报告过程存在出错风险

危急值报告与接获过程存在接获人员的不统一、缺乏标准的危急值记录方案、对危急值报告制度知晓率较低等问题。尤其是门诊危急值报告，往往因为不确定接获人员而错过报告。

（五）危急值报告缺乏及时性

一旦发现危急值，应该尽快报告，以便采取相应的治疗措施。但在缺乏医嘱医生姓名和部门信息的情况下，从发现危急值到报告的时间可能长达半小时。因此，实验室应寻求用于改进报告时效的方案。

（六）假性危急值

往往是由于分析前不规范操作所导致，例如在输液时采血、真空采血管抗凝剂问题和标本未及时送检等。

二、临床检验危急值现状分析

2011 年 3 月初，卫生部临床检验中心开展了国内首次全国性危急值调查研究。该调查旨在了解我国临床实验室危急值报告现状，以期根据我国现状来提供一些危急值报告建立与实施的建议，从而促进临床实验室质量的改进，更好地保障患者安全。该调查纳入了 2011 年参加原卫生部临床检验中心所开展的生化、血气分析和血液相关专业的绝大多数临床实验室，针对这三个专业的危急值制度建立情况进行调查，纳入实验室总数近 600 家。调查分两个部分，第一部分为危急值报告制度建立与实施的相关信息，第二部分为生化、血气分析和血液三个专业住院、门诊和急诊部门中危急值项目的选择、危急值界限的来源、上限和下限值。供选择的危急值项目包括钾、钠、氯、钙、葡萄糖、尿素、肌酐、N 末端前脑钠肽（NT-pro BNP）、肌酸激酶 -MB（CK-MB）、肌红蛋白（Myo）、肌钙蛋白 -I（cTn）、肌钙蛋白 -T（cTnT）、pH、pCO_2、pO_2、WBC 计数、红细胞（red blood cell，RBC）计数、血红蛋白（Hb）、PT、APTT 和纤维蛋白原（Fbg），共 21 个项目。本

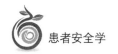

研究采用专用统计软件对数据进行分析处理。危急值界限统计同时采用正态分布参数（平均值、标准差）和非正态分布参数（第 5% 值、中位数和第 95% 位数值），并按照不同医院等级和部门来进行分组比较。

在该调查中，几乎所有的室间质评用户都表明其已制订危急值结果报告制度，并且有超过 85% 的实验室在报告结果之前对危急值样本进行重复检测。已建立确定报告有效性程序，并对实验室人员进行相关培训的实验室居多，其比例超过 90%。关于报告接获人员，在室间质评用户调查中的报告显示，一线医生和护士最为常见，各占 41.74% 和 53.92%。而报告的方式虽然包括电话报告、短信报告、传真等多种方式，但排在首位的依然是电话报告，占 94.99%。实验室中提醒实验室人员出现危急值结果方式中，选择最多的为计算机提醒。

因此，危急值管理亟待加强。

1. 加强医务人员培训

（1）加强对全院医务人员的培训，明确危急值管理的意义，重视危急值管理。

（2）通过院周会、科室业务学习、岗前培训、专题培训、继续教育等多种形式，让医务人员掌握危急值的报告、核实、接获、处理等流程，提升医务人员的依从性。

2. 科学制订危急值

（1）结合相关文件、查阅文献、咨询临床专家并根据所在医院的实际情况，与临床医生一起选择危急值项目。与临床医生讨论，尤其是心内科、肾内科、血液科和消化科等科室的医生，就不同部门界限值的设置达成共识，同时周期性地评估危急值界限，根据危急值发生数及临床救治效果来调整界限值。有多种方法来定义危急值，但分析与患者病情密切相关的临床症状可能是最客观和有效的方法。

（2）由于人体的复杂性及其他实验因素的不同，危急值会受到患者年龄、性别、种族等的影响，不同人群的危急值界限可能会有所不同。针对儿童生理特点来制订不同的危急值界限，这对肾功能、血脂异常和新生儿低氧血症的诊治影响尤其大。

以血钾危急值为例，一项关于美国创伤和医疗中心使用的临界限值的全国调查表明，最常见的试验的平均低钾限和高钾限分别为 2.8 mmol/L 和 6.2 mmol/L。一项对美国儿童医院的全国性调查确定了儿童的血钾危急值低值和高值分别为 2.8 mmol/L 和 6.4 mmol/L。另外，中国中山医院定义的血钾危急值低值和高值分别为 2.0 mmol/L 和 6.5 mmol/L。然而，此值是基于临床专家的意见，没有数据评估。在一项含 3665 例患者的大规模回顾性研究中，调查了宁波某医院汉族成人患者的血钾危急值与住院患者临床症状之间的关系，以建立血钾危急值限值，结论是血钾危急值的下限和上限分别为 2.9 mmol/L 和 6.0 mmol/L。

（3）除了选择我国原卫生部所颁布的《患者安全目标》中规定的必要危急值项目，即钙、钾、葡萄糖、血气分析、WBC、PT、APTT 和血小板计数外，实验室还应该结合其所在医院级别、收治病种、服务对象等特点来考虑。

（4）不同部门（门诊、急诊室、手术科室、重症监护室、肿瘤科、血液科等）所采用的危急值项目及其数值在规定时应有所侧重。

（5）建议记录各项目的危急值发生率，根据发生率的变化来适当调整界限值，并减少因重复出现的危急值报告所带来的工作负担。

3. 重视危急值的记录与保存　患者的检验或检查结果、处置记录、患者病情变化等规范的医疗护理文书应注意保存，这既是医疗质量与安全管理的需求，也是防范与处置医患纠纷的重要依据。

三、临床检验危急值的报告途径

（一）信息化手段报警

采用信息化自动报警、人工电话及短信推送三种方式同时进行，减少危急值报告的遗漏。

（二）医务人员掌握危急值相关知识

医技科室工作人员应熟练掌握本专业各种危急项目的危急值范围、临床意义及危急值报告、接收程序。医技、临床科室应按照危急值报告流程做好各环节工作。

1. 医技科室在确认检查结果为危急值后，应立即将危急值结果通过短信平台及电子病历平台发出，电话通知相应临床科室的医护人员，不得瞒报、漏报或延迟报告，并详细做好相关记录。

2. 各病区要建立《危急值报告记录本》，及时、准确记录危急值。

3. 值班护士接到医技科室工作人员危急值电话报告后，要复述一遍，与来电人员核对一致，内容包括患者的姓名、性别、年龄、住院号、标本类型、执行的试验、数值、标本采集的时间和日期，与双方核对无误后详细记录在《危急值报告记录本》上，并记录来电人员和接收结果者的姓名和时间（精确到分钟）。

4. 值班护士将患者的危急值立即当面报告给值班医生，医护双方再次按以上内容核对无误后，将值班医生的姓名及报告时间记录在《危急值报告记录本上》（精确到分钟）。

（三）加强危急值的处置

1. 临床医生接获危急值报告时，应立即诊查患者，判断危急值报告情况与病患病情是否相符，对患者进行进一步检查。

2. 检验结果与患者状况不相符，关注标本留存状况，必要时重新留取标本进行复查。

3. 检验结果与患者临床症状或体征相符，结合临床情况即刻采取相应的处理措施，必要时立即报告上级医生或科主任。

（四）加强对危急值执行情况的监管

1. 各临床、医技科室在实际诊疗工作中，如发现所定危急值需要更改时，须及时与医务处联系，以便增减危急值项目或数值内容。

2. 医务处、护理部等职能部门建立危急值长效管理机制，定期和不定期运用质量管理工具，对危急值制度执行情况进行监督管理与检查，总结危急值报告制度的落实情况，提出持续改进措施，督查整改效果，改进工作，不断提高危急值管理水平，确保医疗质量和患者安全。

第二节　临床危急值相关概念

一、临床危急值项目的选择

1. 凡是满足"结果的异常偏离可提示患者生命处于危险状态"这一条件的检验项目均可选择为危急值报告项目。

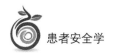

2. 以卫生部临床检验中心组织的全国性的现况调查为基础，建立危急值项目。

3. 公开发表的文献、资料等中推荐的危急值项目。

4. 患者安全目标要求开展的危急值项目。

5. 根据具体医院临床科室的特点建立危急值项目。

6. 由医院行政管理部门组织相关科室协商确定，尤其是急诊科、重症医学科、麻醉科、心内科、呼吸科、肾内科、血液科和消化科等科室的医生，与检验科就不同部门危急项目的设置讨论并达成共识，并经医院行政管理部门签字认可发布。

二、危急值界限的确定

1. 根据年龄、种族、性别等人口统计学特点来设置不同亚组的界限值。

2. 基于医学决定水平，提出可能危急值界限。

3. 基于医疗机构、不同专业科室的临床救治能力提出可能危急值界限。

4. 危急值界限确认时应考虑基于本单位检测系统的生物参考区间。

5. 以卫生部临床检验中心组织的全国性的现况调查为基础，建立危急值界限数据库，并按照统计结果制订界限值。

6. 参考公开发表的文献，以循证医学为依据。

7. 由医院行政管理部门组织相关科室协商确定，尤其是急诊科、重症医学科、麻醉科、心内科、呼吸科、肾内科、血液科和消化科等科室的医生，与检验科就不同部门具体危急项目的界限的设置讨论并达成共识，并经医院行政管理部门签字认可发布。

8. 周期性地评估危急值界限，根据危急值发生频率及临床救治效果来调整界限值。

9. 尽量限制重复致电以避免警示疲劳和对临床工作人员不必要的干扰，建议实验室设计重复警示结果政策，警示清单中不仅包含危急和非危急试验及其临界值，还要包含重复警示结果通知频率的说明。重复通知的政策只能在仔细的风险分析之后才能制订，并且要与临床医生一致，以保证有适当的程序能在交班时移交信息，并能对处于持续危急情况中的患者进行细心的监视和治疗。

同一患者同一分析物的危急值之间的时间间隔是决定是否报告所有重复危急值的非常重要的部分。如果间隔时间很短，医务人员仍在同一轮班上，他们清楚患者的状况，则可能不必报告所有重复的危急值。相反，如果间隔时间很长，必须报告危急值，以提醒医生患者的病情已改变。不同分析物的重复危急值的中值间隔时间从 4 ～ 120 小时不等，大多数分析物的中值间隔时间超过 8 小时。在这种情况下，将涉及不同的实验室技术人员、护士和医生，其中一些人员可能不知道先前危急值的状态。我们建议每次都应报告这些重复的危急值，以便为临床医生提供足够的信息。尽管通常选择 8 小时作为报告的截止点，但其他人可能会更愿意接受更长的时间范围，例如 12 小时或 24 小时内需要通知的一系列危急值中的第一个。优良作法是根据每种特定分析物建立有针对性的个性化报告策略。

患者可以有多个重复的危急值，并且这些值的重复频率与患者的预后密切相关。从理论上讲，实验室应该不报告每个重复的危急值，但往往很难制订适合不同情况的策略，尤其是当实验室技术人员的可用信息有限且需要短时间做出报告决定时。涵盖所有患者的通用策略是切实可行的，因为它对技术人员而言最容易实施，并且不会造成判断错误。为了确保患者的安全，如果实验室采取不报告每个重复的危急值的策略，则必须进行仔细评估。每个实验室都必须根据许多因素（例如间隔时间和测试项目的性质），结合报告方法和医院特征，评估在其自身工作条件下重复临界值的要求，并据此建立并实施适当的政策。

三、临床危急值的识别与报告

危急值识别越早，相关人员向临床及时报告患者危急值信息的时间越短，其临床价值就越大。报告的及时、准确及信息完整性与临床救治的及时性及抢救措施的适宜性密切相关。

（一）危急值的识别

1. 做好危急值培训，熟记或可以方便获得危急值项目及危急值界限。

2. 争取在检验节点识别和确认危急值，保证在审核节点不漏过危急值。

3. 条件允许时，最好利用自动化检测系统、实验室信息系统（laboratory information system，LIS）、中间插件等自动识别危急值，提示危急值。

4. 确认检测系统是否正常，核对标本的留取是否正确，检查仪器的质量控制是否在控，然后回顾该患者该检测项目的历史数值。

5. 规范分析前操作，杜绝因不规范抽血等引起的假危急值的产生。

6. 临床实验室可根据其质量技术与管理水平，选择是否复查后报告，如有可能，建议直接报告，但须沟通检验结果与临床指征的符合性，以决定是否查找原因及复查。

（二）危急值的报告

1. 危急值报告涉及多个科室及多个岗位的人员，直接关系到患者的生命安全，务必要制订合理的流程，指定和授权危急值报告及接收人员，对所有相关科室及人员进行培训，做到100% 知晓，并严格执行。

2. 一旦发现危急值，应立即报告，时间应控制在30分钟以内。国外有报道显示，不包括护士和医生在处理危急值时所需的时间，实验室人员需要4～6分钟才能完成对住院患者的危急值报告，而需要11～14分钟才能完成对门诊患者的危急值报告。我国一项含862所血液学机构的多中心研究显示，我国未报告危急值率、危急值迟报告率和临床未确认率相对较低，危急值报告时间的中位数为8～9分钟。

3. 对于住院患者和急诊患者，应由首次识别危急值的检验人员向患者主管医护人员报告；对于门诊患者，应首先向其主诊医生报告，必要时向门诊办公室或其他相关部门或人员报告。对于院外患者，应向诊所医生、诊所或标本送检人报告，必要时由客户中心传递危急值信息。未联系到医生的最终联系人是临床科室主任。ISO：15189认可标准和美国病理学家学会实验室认可检查清单认为，负责患者医疗的临床工作人员应该成为危急值结果的适当接收人。美国病理学家学会2007年对163个临床实验室的调查结果显示，仍有27%的实验室允许非从业者接收住院危急值报告。

4. 危急值报告可采取电话、网络消息和手机短信等多种报告方式，全国性调查显示大多数国家仍然使用传统的电话报告为基本报告途径，其他途径是参考方式。报告后均须得到接收人的确认，并保存报告与确认接收记录；危急值电子报告发出后，在规定时间内如

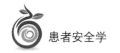

未收到电子报告接收确认信息，实验室必须立即电话报告。

最近有报道通过智能手机使用 APP 来报告危急值，响应时间由使用前的平均 11.3 分钟（中位数：7 分钟，范围：0 ～ 210 分钟）的周转时间（TAT）降至 3.03 分钟（中位数：0.89 分钟，范围：< 1 ～ 95 分钟），提高了效率，比基于寻呼机的呼叫系统更有效，能够为患者提供更好、更快的护理。

5. 危急值报告信息至少应包含患者识别信息、标本类型、标本采集的时间和日期、执行的试验、危急值项目及危急值、报告时间（精确到分钟）、报告实验室、报告人与接收人全名，接收人须"回读"危急值，且报告人与接收人均须完整记录危急值报告信息。

6. 使用网络发送的实验室，在夜间或值班期间可改用电话报告方式以缩短临床获取危急值的时间。

（三）危急值报告的监控、评估与调整

1. 由相关组织或部门实施国家或区域性医疗机构危急值报告网络监控计划，通过同行比对来客观了解自身水平，发现和解决问题。

2. 在开发信息化监控程序的基础上，实施医疗机构内部危急值报告的日常监控，设立质量监测指标，及时发现潜在的问题。

3. 临床实验室应定期评估危急值项目、危急值界限、危急值报告路径及报告时间长度的适宜性。

4. 临床实验室应定期评估危急值记录的规范性与信息完整性、危急值与临床指征的符合率、危急值"回读"率等。

5. 在日常监测和定期评估的基础上，在不影响患者安全的前提下，咨询临床专家，结合文献报道，在对本单位危急值项目的充分数据挖掘分析后进行调整，以保证实验室和临床工作效率。

6. 对每一次危急值范围的调整均应慎重，这是实验室与临床协作的一个严谨、持续不断的改进过程。

7. 调整后在一定期限内进行临床随访，以提高工作效率，促进患者安全。

8. 对危急值制度执行情况进行监督管理与检查，测量实验室人员依从危急结果通知程序的有用性能指标包括：①需要报告的危急值结果中已报告的比例；②报告危急值结果花费的平均时间（从结果最初可得到开始）；③报告的危急值结果中获得确认信息的比例。监视危急值结果报告之后采取的行动和患者的健康后果。

9. 危急值评估报告须经实验室主任签字。

第三节　临床危急值应对

临床危急值可包含检验科、放射科、心电图、病理科等部门的危急值报告。

《患者十大安全目标（2019 版）》中临床检验至少应包括血钙、血钾、血糖、血钠、血气分析、白细胞计数、血小板计数、凝血酶原时间、活化部分凝血活酶时间、细菌培养阳性等及其他涉及患者生命指征变化，需要即刻干预的指标。

一、血钙

（一）血钙小于 1.5 mmol/L

1. 首先应纠正导致低钙血症的原发疾病。

2. 为缓解症状，可用 10% 葡萄糖酸钙 10～20 ml 或 5% 氯化钙 10 ml 静脉注射，必要时 8～12 小时后再重复注射。

（二）血钙大于 3.5 mmol/L

1. 首先要处理导致高钙血症的原发疾病，如甲状旁腺功能亢进、骨转移癌等，对于维生素 D 摄入过多导致的高钙血症应立即停药。

2. 处理高钙血症的措施

（1）补充血容量：静脉滴注生理盐水 1000～2000 ml，增加尿钙排出，可暂时使血钙下降；但有心血管疾病者应注意避免容量负荷过多。

（2）袢利尿剂：呋塞米 20～40 mg 每 2～3 小时注射 1 次，可快速阻断钠重吸收而导致排钙增加；应及时补充水分，否则可继发血容量不足，诱使钙在近端肾小管重吸收增加。

（3）糖皮质激素：可用泼尼松 10～30 mg/d 口服，对肉芽肿性疾病、骨髓瘤等引起者特别有效。

（4）细胞毒药物，如光辉霉素，该药能抑制骨细胞 mRNA 合成，从而阻断骨骼重吸收。将 25 mg/kg 光辉霉素置于 5% 葡萄糖液 500 ml 中，静脉滴注 3 小时，滴注后 12 小时内血钙可以下降，以后每 3～7 天重复。注射中应注意肝与造血系统的不良反应。

（5）降钙素（鲑鱼降钙素或鳗鱼降钙素）：一般采用 4 U/kg 或 50 U 皮下或肌内注射，每 12 小时 1 次，对肿瘤性病变引起者效果好。注射前应作皮试。

（6）血液透析：使用低钙透析液进行透析，血钙水平在透析后 2～3 小时可以降低，但随后可能会逐渐恢复到透析前水平。本法对于肾功能不全者尤为适用。

（7）钙敏感受体激动剂（西那卡塞）：适用于各种高钙血症，原发和继发性甲状旁腺功能亢进，不仅可以降低甲状旁腺激素，还可增加尿钙排泄，降低血钙水平。

（8）甲状旁腺切除术：适用于难控的原发性、继发性甲状旁腺功能亢进症。

二、血钾

（一）血钾小于 2.5 mmol/L

1. 对造成低钾血症的病因积极处理。

2. 采取分次补钾、边治疗边观察的方法。

3. 如患者有休克，应先输晶体液及胶体液，尽快恢复其血容量，待尿量恢复至 40 ml/h 时再静脉补钾。

（二）血钾高于 6.2 mmol/L

1. 高钾血症有导致患者心搏骤停的危险，因此对已经诊断者应予以积极治疗。

2. 首先停用一切含钾的药物或溶液。为降低血钾浓度，可采取以下措施：

（1）使钾离子转入细胞内：①输入碳酸氢钠溶液：先静脉注射 5% 碳酸氢钠溶液 60～100 ml，再静脉滴注碳酸氢钠溶液 100～200 ml；②输入葡萄糖溶液及胰岛素：用 25% 葡萄糖溶液 100～200 ml，每 5 g 糖加入正规胰岛素 1 U，静脉滴注；③对于肾功能不全不能输液过多者，可用 10% 葡萄糖酸钙 100 ml、11.2% 乳酸钠溶液 50 ml 或 25% 葡萄糖溶液 400 ml 加入胰岛素 20 U，24 小时缓慢静脉滴注。

（2）阳离子交换树脂的应用：可口服，每次 15 g，每日 4 g。

（3）透析疗法：有腹膜透析和血液透析两种，用于经上述治疗仍无法降低血钾浓度时。

三、血糖

（一）血糖小于 2.2 mmol/L

1. 早期低血糖仅有出汗、心慌、乏力、饥饿等症状，神志清醒时可给患者饮用糖水，或进食含糖较多的饼干或点心。

2. 患者神志已发生改变，应用 50% 葡萄糖 40～60 ml 静脉注射；更严重时，可用 10% 葡萄糖持续静脉滴注。

3. 胰高血糖素的应用　如有条件可用胰高血糖素 1 mg 肌内注射，但胰高血糖素价格较高。需要注意的是，使用拜糖平治疗糖尿病的患者如发生低血糖，则需要采用葡萄糖口服或静脉注射来治疗。

（二）血糖大于 22.2 mmol/L

1. 补液　先盐后糖，先快后慢。
2. 补液总量　按体重（kg）的 10% 估算，成人一般 4～6 L。
3. 补液及胰岛素——两条静脉通道
（1）补液：前 4 小时输入总失水量的 1/3～1/2；前 12 小时输入总量的 2/3，其余部分于 24～28 小时内补足。
（2）胰岛素：生理盐水 500 ml ＋胰岛素 20 U 以 4～6 U/h 即 30～50 滴 / 分钟的速度静脉滴注；每小时复查血糖、尿酮体等。若血糖下降速度＜ 1.2 mmol/h，胰岛素用量加倍；若血糖下降速度＞ 6.1 mmol/h，则胰岛素用量减少 1/3。

四、血钠

（一）血钠小于 110 mmol/L

重度低钠出现休克者应先补足血容量，以改善微循环和组织器官的灌注，晶体液（复方乳酸氯化钠溶液、等渗盐水）和胶体溶液（羟乙基淀粉、右旋糖酐和血浆）都应使用。晶体液的用量要比胶体液用量大 2～3 倍。然后可静脉滴注高渗盐水（一般为 5% 氯化钠溶液）200～300 ml，尽快纠正血钠过低。

（二）血钠大于 160 mmol/L

首先针对导致高钠血症的病因治疗很重要。对于无法口服的患者，可静脉滴注 5% 葡萄糖溶液或低渗的 0.45% 氯化钠溶液，补充已丧失的液体。所需补液量可先根据临床表现估计丧失水量占体重的百分比，然后按每丧失体重的 1% 补液 400～500 ml 计算。计算所得的补液量一般在两天内补给。治疗一天后应检查全身情况及血钠浓度，必要时可酌情调整次日的补给量。

五、血气分析

（一）pH

1. pH ≤ 7.1 为严重失代偿性代谢性或呼吸性酸中毒。给予患者心电、血压、氧饱和度监护，保持呼吸道通畅；做床旁心电图分析，记录液体出入量，开通静脉通路，暂停可加重代谢性或呼吸性酸中毒的药物，去除引起酸中毒的病因和诱因；遵医嘱应用药物，维持水电解质、酸碱平衡，遵医嘱取动脉血复查血气分析。

2. pH ≥ 7.6 为严重失代偿性代谢性或呼吸性碱中毒。给予患者心电、血压、氧饱和度监护，床旁心电图分析；记录液体出入量，开通静脉通路，去除引起碱中毒的病因和诱因；遵医嘱应用药物，维持水电解质、酸碱平衡，遵医嘱取动脉血复查血气分析。

（二）氧分压（PO_2）

1. PO_2 ≤ 40 mmHg 严重缺氧，随时可出现呼吸、心搏骤停，死亡率高。保持呼吸道通畅，吸氧，防治误吸，必要时应用呼吸机辅助通气，心电、血压、氧饱和度监护，抢救车、除颤监护仪备用，去除低氧血症的病因及诱因，遵医嘱应用药物。

2. PO_2 ≥ 111 mmHg 长时间易致氧中毒，根据病情暂停吸氧或降低吸入氧浓度；应用呼吸机辅助通气患者，遵医嘱调整呼吸机参数，逐步降低并维持正常氧分压。

（三）二氧化碳分压（PCO_2）

1. PCO_2 ≤ 20 mmHg 低碳酸血症使心输出量减少，氧运输障碍，氧离曲线左移，脑血流量减少，导致抽搐及颅内压下降。监测生命体征，去除致代谢性酸中毒因素，癔症患者对症处理。

2. PCO_2 ≥ 70 mmHg 呼吸抑制，颅内压增加，急性期患者可由嗜睡转入昏迷。保持呼吸道通畅，促进排痰，留取痰液标本行病原微生物等化验；防止坠床，必要时应用无创/有创呼吸机辅助通气；遵医嘱应用解痉、平喘、化痰、抗感染药物或必要时辅助应用呼吸兴奋剂。

血气分析需要结合乳酸、剩余碱、碳酸氢根等指标综合分析患者酸碱中毒情况及类型，再针对分析结果给予针对性的处理。

六、白细胞计数

1. WBC ≤ $2.0×10^9$/L 绝大多数是由恶性肿瘤的化疗、白血病或其他血液系统疾病引起。重中之重在于预防感染，提高机体免疫力，采取保护性隔离措施，必要时入层流病房进行治疗。

2. WBC ≥ $30×10^9$/L 发生原因主要为急性感染，大多存在深部感染或腹膜炎，需要采取一定的抗感染治疗措施，如手术清创清除感染源、给予抗感染药物治疗。另外，白血病或非白血病恶性肿瘤患者也会出现白细胞计数增高，临床资料显示，白血病患者处于初诊状态或恶性肿瘤患者使用升白药物治疗时也会出现白细胞计数增高，重点也在于预防感染，提高机体免疫力，加强营养支持，采取保护性隔离措施，必要时入层流病房进行治疗。

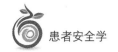

七、血小板

1. 血小板低于 $30\times10^{*9}$/L　血小板计数低于此值，可致自发性出血。

2. 出血时间 ≥ 15 分钟，和（或）已有出血，立即给予增加血小板的治疗，同时查明导致血小板降低的原因，针对病因进行治疗。

3. 血小板大于 1000×10^{9}/L　高于此值常出现血栓，若此种血小板增多属于非一过性的，则应给予抗血小板药物治疗，并针对导致血小板增高的原发病进行治疗。

八、PT、APTT 延长

（一）PT 延长的原因

1. 先天性凝血因子缺乏　如凝血酶原（因子 Ⅱ）、因子 Ⅴ、因子 Ⅶ、因子 Ⅹ 及纤维蛋白原缺乏。

2. 获得性凝血因子缺乏　如继发性或原发性纤维蛋白溶解功能亢进，严重肝病等。

3. 使用肝素，血液循环中存在凝血酶原、因子 Ⅴ、因子 Ⅶ、因子 Ⅹ 及纤维蛋白原的抗体，可以造成凝血酶原时间延长。

（二）APTT 延长的原因

1. 先天性凝血因子 Ⅷ、Ⅸ、Ⅺ 缺乏，如血友病甲、血友病乙、Ⅺ 因子缺乏症。

2. 后天性凝血因子缺乏，如肝病、阻塞性、新生儿出血症、肠道灭菌综合征、吸收不良综合征，使用阿司匹林、肝素等药物；继发性、原发性纤溶亢进，DIC。

3. 血液循环中有抗凝物质，如抗凝血因子 Ⅷ 抗体、狼疮抗凝物质等。

（三）PT 及 APTT 延长的处理

根据病因对症处理，积极处理原发病，必要时输相应的凝血因子、冰冻血浆、血小板等。

九、细菌培养阳性

应根据培养结果及药敏试验结果选用敏感抗生素治疗。

第四节　临床借鉴

一、案例分析

事件回顾：某患者因心脏不适，于下午 3 时到市医院就诊，初步诊断为"冠状动脉粥样硬化性心脏病，脑动脉供血不足，面肌痉挛，睡眠障碍"。次日 17 时 30 分出现病情变化，出现头晕、胸闷、恶心及心电图异常改变。18 时 25 分突发意识丧失，呼之不应，经持续胸外按压、气管插管等抢救无效后死亡。

反思：医院对患者病情变化的预见性存在不足，未对患者病情予以高度重视；入院后未密切复查心电图及心肌损伤标志物，对患者的评估检查不够全面，在一定程度上延误了诊断；入院后未采用充分的抗凝治疗，治疗方案存在不足；入院当日临时医嘱中的心肌标志物检查结果异常，检验科未打电话进行告知；肌钙蛋白 2.3 ng/ml，未进行危急值预警，未尽到报告危急值的责任义务。从标本接收、报告结果至临床得到结果，时间拖延，临床科室间的协作存在不足，延误处理时机。

二、案例分析

事件回顾：某患者因乳腺恶性肿瘤规律化疗中，入院血常规提示血小板数量低，达危急值，但患者并无相关症状。检验科打电话报告科室，但临床医生未建议家属使用升血小板药物或输血小板治疗，未及时给予干预。在随后住院病程中护士做口腔护理时经常发现患者牙龈部位出血，嘱患者勤漱口，未充分与临床医生沟通。直到数日后家属决定输血小板治疗方才发现患者有出血高风险。输血小板后患者牙龈出血症状明显改善。

反思：临床危急值的报告及处理应该依靠医院各个部门联动合作，形成闭环管理，才能最大限度保障患者的生命安全。医生需要对危急值出现的原因进行探究，并快速对患者进行治疗，如处置及时得当则可以挽救患者生命，否则将会出现不可预估的后果，失去最好的抢救机会，甚至造成患者死亡。针对危急值这一重要指标，完善相应管理制度，可以提高患者的生命安全，降低医疗事故的发生率。为了保证临床值管理的有效性和正确性，医院的护理、外勤和检验人员等都应该加强对危急值知识的学习，提高自身素质，保证操作规范，并实现各个科室之间及时有效的沟通，从而使患者在出现临床危急值时能够得到及时的治疗，保证患者的人身安全。

我国临床实验室危急值报告的总体状况尚不能令人满意，在实验室危急值报告制度的实施中建议利用好现有的实验室信息系统和医院信息系统，加强对危急值的管理。除了电话报告以外，还可以考虑自动化报告系统，以保证临床医务工作人员及时获得危急值信息。北京清华长庚医院检验医学部构建了危急值报告处理闭环流程（图 7-1），通过实施电子闭环实验室危急值通知系统与医院信息系统（HIS）手机短信和电话相结合的管理方式，通知率、及时通知率、及时通知接收率和临床医生反应率均明显提高，具有很强的实用性与推广性。

医技科室在确认检查结果为危急值后，立即将危急值结果通过短信平台及电子病历平台发出，并电话通知相应临床科室的医护人员。

三、建议方案

1. 医院在信息网络中，选择一套安装数据库系统的服务器作为移动电话短信服务，在检验信息系统、医学影像系统、B超报告系统、心电图报告系统的报告书写界面上增加危急值短信发送按钮，根据危急值设定数值，计算机系统进行自动判断，医技科室人员审核检验结果，确认危急值结果，发送短信到管床医生手机上；管床医生收到后需要回复，如不回复，系统每隔5分钟发送一次，共三次。

2. 与此同时，危急值会在电子病历系统（医生工作站、护士工作站）上同步提醒，临床医生在电子病历系统接到危急值报告的警告，在危急值选择框打"✓"确认，处理该危急值，并在病历中记录。

3. 临床科室值班护士接到医技科室工作人员危急值电话报告后，复述一遍，内容包括患者的姓名、性别、年龄、住院号、标本、数值，与双方核对无误后详细记录在危急值报

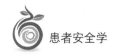

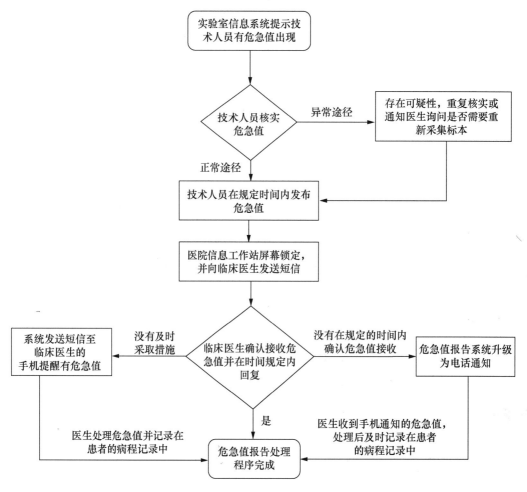

图 7-1　危急值报告处理闭环流程

告记录本上，并记录来电人员的姓名和时间（精确到分钟）。值班护士及时将患者的危急值当面报告给值班医生，医护双方再次按以上内容核对无误后，将值班医生的姓名及报告时间记录在危急值报告记录本上（精确到分钟）。临床医生接到危急值报告时，立即诊查患者，判断危急值报告情况与病患病情是否相符，对患者进行进一步检查与处置。

思考题

1. 临床检验危急值的上报流程有哪些？
2. 医护人员发现危急值时应如何应对？

参考文献

1. 王治国，费阳，康凤凤 . 临床检验质量指标 . 北京：人民卫生出版社，2016：194.

2. Lundberg GD.（1990）Critical（panic）value notification：an established laboratory practice policy（parameter）. *JAMA*，263：709.

3. International Organization for Standardization（2007）ISO 15189：2007. Medical laboratories-Particular

requirements for quality and competence.［2012-05-02］. http://www.iso.org.

4. Zhou F，Zhao B，Gu D.Evaluation of laboratory critical serumpotassium values and their association with clinical symptoms in Chinese Han patients. *J Int Med Res*，2015，43（6）：851-861.

5. Yang D，Zhou Y，Yang C.Analysis of laboratory repeat critical values at a large tertiary teaching hospital in China. *PLOS One*，2013，8（3）：e59518.

6. Orhan B，Budak H，Topkaya BC，*et al.* Analysis of Prescribed Critical Values in Istanbul Training and Research Hospital Biochemistry Laboratory：Should Critical Values Be Repeated？ *Clin Lab*，2020，66（9）：10.7754.

7. Howanitz PJ，Steindel SJ，Heard NV.（2002）Laboratory critical values policies and procedures：a College of American Pathologists Q-Probes Study in 623 institutions. *Arch Pathol Lab Med*，126：663-669.

8. Ye YY，Zhao HJ，Fei Y，*et al.* Critical values in hematology of 862 institutions in China. *Int J Lab Hematol*，2017，39（5）：513-520.

9. Lynn TJ，Olson JE.Improving Critical Value Notification through Secure Text Messaging. *J Pathol Inform*，2020，11：21.

10. Wagar EA，Friedberg RC，Souers R，*et al.* Critical values comparison：a College of American Pathologists Q-Probes Survey of 163 Clinical Laboratories. *Arch Pathol Lab Med*，2007，131（12）：1769-75.

11. 检验危急值在急危重病临床应用的专家共识（成人）. 中华急诊医学杂，2013，22（10）：1084-1089.

12. 于学忠，王成彬，赵晓东，等. 急诊检验能力建设与规范中国专家共识. 中国急救医学. 2019，39（12）：1115-1134.

13. LI R，WANG T，GONG L，*et al.* Enhance the effectiveness of clinical laboratory critical values initiative notification by implementing a closed-loop system：a five-year retrospective observational study. *J Clin Lab Anal*，2020，34（2）：e23038.

14. 赵鸿梅，刘红升. 急诊检验能力建设与规范中国专家共识. 解放军医学杂志，2020，45（1）：21-42.

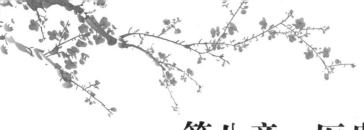

第八章 医患沟通

第一节　医患沟通概述

　　著名医史学家西格里斯曾说过："每一个医学行动始终涉及两类人：医生和患者；或者更广泛地说，医学团体和社会，医学无非是这两群人之间的关系。"所以，医患关系是指医务人员一方与患者和其社会关系一方，在诊疗过程中产生的特定人际关系。狭义的医患关系，是特定医生与患者之间相互关系的专门术语。广义的医患关系，是指以医生为主的群体（医疗者一方）与以患者为中心的群体（就医者一方）在治疗或缓解疾病过程中所建立的相互关系。从医患关系的角度来看，良好的医患关系是患者安全的基本保障，而良好的医患沟通既是保障维持良好医患关系的主要渠道，也是确保患者安全的基本前提。

一、医患沟通的基本概念及原理

（一）基本概念

　　医患沟通（doctor-patient communication，physician-patient communication）一般来说大多以前者为主，但目前尚未有一个具体的定性。在医疗卫生领域中的医患（护患）沟通定义为医患（护患）之间通过语言和非语言的交流方式分享信息（information）含义（meanings）和感受（feelings）的过程。国外关于医患沟通的涵义尚无公认的确切表述。

　　在医患沟通学中，医患沟通是在日常的保健工作以及医疗工作中，无论是医生还是患者，都需要以诊疗、伤病、健康等因素为重点，医方要站在主导位置，采取多种交流途径，科学指导患者，提高患者对疾病的认知度，争取患者的积极配合，进而建立良好的医患关系，促使医学事业和社会发展。

从上述描述中我们可以对医患沟通做出如下定义：医患沟通是基于医患双方针对患者的健康问题和诊断性治疗的过程，以此为基点进行信息交流的一种沟通性行为。其中医方是指医疗机构中包括医生、护士、技师等的临床医护人员，而患方是指患者及其家属和亲友。基于患者安全的医患沟通则是建立在患者医疗安全的基础上，为了确保患者了解医学诊疗情况，在参与医学治疗的过程中保证生命健康安全不受侵犯的一种沟通和信息交流方式。

（二）基本原理

患者安全（patient safety，PS）是指在患者接受诊疗的过程中，不发生医疗法律法规允许范围之外的对患者心理、机体造成损害、缺陷或死亡，不发生医务人员在执业允许范围之外的不良执业行为的损害和影响，也是医疗质量管理的底线和核心内容。提及患者安全，必定离不开患者参与（patient involvement）的基本概念，患者参与是指患者及其法定代理人与医务工作者积极配合，主动参与到医疗卫生保健系统的各级层面中，如诊疗护理计划的制订、不良事件的监督与报告等，患者作为整个医疗照护过程的参与者及见证者。本质上来说，患者参与是对患者安全的一个强有力的保障机制，而患者沟通也是患者参与的信息交流环节，更是为患者安全打下了坚实的信息沟通基础。因此一般来说，这三个定义相辅相成，紧密衔接，密不可分。一般来说，基于患者安全下的医患沟通主要包括四种基本方法和原理：

一是医方的知情：是指医护人员在对患方采取医疗行为前，应当获取比如性别、患病时间、年龄、职业、生活方式、病情发展程度、病史以及是否有遗传病等相关信息，即患者基本资料。

二是医方的告知：是指医护人员应向患方说明疾病诊断情况、检查项目、治疗手段、预后情况、药物不良反应、手术并发症、医疗费用等情况。

三是患方的知情：是指患方要知道与医疗行为相关的一切活动内容，是其对病情、治疗方案、治疗后预期产生的后果等信息的知悉。

四是患方的同意：是指患方根据医疗活动自愿做出的决定并采取相应行为。医方有责任为患者提供其所需的相关数据，但由患者决定自身的治疗方案。

以上四种基本方法可以视为医患沟通的四个基本环节和基本流程。

二、医患沟通对患者安全的重要性

近年来，我国频频暴发各类医疗安全事故，医患事件给患者、医疗机构和社会都带来较大的影响。据有关调查表明，80% 的医疗纠纷直接由医患沟通不良或障碍所致，其余20% 的医疗纠纷也都与医患沟通不到位密切相关。沟通、告知不到位成为医疗安全不良事件频发的重要因素之一。而从患者安全的角度考虑，保持良好的医患沟通对患者安全主要有以下三个方面的重要价值。

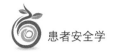

（一）良好的沟通，是提高疾病诊断正确性的前提

患者就诊的目的是解决生理上和心理上存在的问题。患者就医时，医生首先对其病史资料进行采集。没有良好的沟通，一方面可能致病史资料采集不完整，甚至获得不真实的疾病资料；另一方面，体格检查时，如果不边查边问，不与患者沟通体格检查时的反应，就难以获得确切的体格检查资料，给疾病诊断带来困难。即使有先进的仪器检查也难以弥补医患沟通不足带来的问题，易造成误诊、漏诊，存在安全隐患。遇到老年人、儿童、智力或精神障碍者，更需要医务人员与其进行有效沟通。有些疾病一时难以诊断，除了请上级医生、相关科室会诊或转上级医院进一步诊疗外，需要进行临床观察。这种临床观察需要与患者的密切沟通和配合，对疾病演变过程进行认真观察和分析，才能获得有意义的临床资料，从而对患者作出恰当的诊断和评估。

（二）良好的沟通，是安全治疗疾病的重要措施

任何一种治疗手段的实施都必须取得患者及其家属的同意并配合实施，如普通医嘱的执行、特殊用药和特殊检查、手术等。否则，忽视患者及其家属的知情权，缺乏告知意识，不进行有效沟通甚至没有沟通，强行实施某一治疗手段，必然埋下安全隐患。同时，医务人员疏忽大意、盲目自信，对家属告知存在不及时、不全面，或使用医学术语使之不理解等，会导致患者及其家属对治疗结果不满意。尤其是手术科室的医务人员术前与家属谈话避重就轻或不到位，担心患者或其家属害怕手术风险放弃手术或转院，这样会导致结果事与愿违，发生医疗纠纷。临床诊疗是一个十分复杂的认识过程，患者的病情往往瞬息多变，医生对自己的判断应持谨慎的态度和负责的精神，不仅要小心地接受实践检验，而且要随时诚心倾听患者和同行的反馈，才能及时纠正错误，将医疗不安全的后果控制在最小范围。

（三）良好沟通，是建立和谐医患关系的有效途径

现代医学模式的转变，提出了以患者为中心，从人的整体性出发去认识和治疗患者，即要求医生在诊断、治疗过程中不仅要了解患者的生理特征和病理状态，还要了解患者的心理人格特征和社会环境因素，深入患者的心理、人格结构和社会生活的各方面去认识、揭示病症和病因。这就表明，医生只有通过与患者进行良好的沟通，建立和谐的、相互依赖的平等关系，才能实现治疗目标。"良言一句三冬暖，恶语伤人六月寒"，良好的沟通能给患者及家属带来温馨、关爱、平易近人的感觉，增添患者及家属对医务人员的亲近、信任。沟通不良，与患者沟通时态度生硬、语言简单甚至粗暴，使患者心理上产生反感，就不能建立和谐的医患关系，易产生信任危机。这样一方面是新医学模式下的诊疗活动难以进行；另一方面，没有良好的医患关系，由于医疗信息的不对称，任何细微的医疗不当，不管其是否产生不良后果，都易引起患者质疑，发生医疗纠纷，甚至造成严重的医疗安全后果。

三、医患沟通中可能存在的问题

近几年来，我国的医疗卫生体制建设取得了一定的改革性历史成果，各级医疗机构在硬件配备、诊疗技术、服务能力和管理水平等方面均得到了一定程度的提高，提供的医疗服务基本能满足人民群众的就医需求。但是，在看到如今医疗体制成就的基础上，我们依然无法忽视在医疗机构运行过程中，针对患者的安全管理仍然存在一些医患沟通障碍的问题，这些问题的存在导致医患沟通之间存在障碍，同时对医患沟通产生了不利的影响。

（一）医患沟通意识的缺乏

我国医学界整体上对医患沟通重视不够。从 2000 年开始，医患关系紧张情况的出现至今已有二十余年；医护人员、患者及社会大众都意识到医患之间充分沟通的重要性和紧迫性，并为之做出积极的努力：开展课题研究、发表研究论文、各地区制订医患沟通制度等，但至今未能形成统一的规章制度。目前我国教育部门对医患沟通教学也不够重视，导致医学生在最初学医的过程中，只重视医疗技术而忽略沟通能力的培养。2003 年，我国才出版了第一部医患沟通方面的统编教材《医患沟通学》（王锦帆主编.北京：人民卫生出版社，2003）。时至今日，医患沟通课程也尚未在全国范围内的医学高等教育中普及。

最重要的是部分医护人员从思想上不重视沟通，错误地认为根本不需要与患者进行沟通，患者就该听从医护人员安排，服药、检查、治疗均只需遵从医嘱执行，不屑为患者履行最基本的告知义务。在当前的临床护理工作中，很多护理人员仍受传统医学护理模式的制约。传统的护理观念中，护理人员觉得医生是自己的领导，自己按医嘱做护理工作和相关临床操作，单纯将完成医嘱工作当作护理目的，却不积极主动地和患者进行交流和沟通，服务态度较差，甚至带着很差的态度去和患者交流。有的护理人员专业水平和素质也较低，不仅护理态度差，护理操作也不规范。这些都会导致护患之间的沟通工作无法有效落实，也会不利于后期护理情况评估，无法实现最终的护理目标。

（二）患者需求造成的冲突

研究表明，在生理需求方面，患者需要医院提供舒适的就诊环境，包括等候输液时间、输液座椅舒适度、输液室卫生清洁、去卫生间是否便捷等；在医疗安全方面，输液安全是患者首要需求，包括确认患者与输液单、静脉穿刺疼痛度、有无气泡进入血管、护士巡视患者频率等；在感情需求方面，包括护士的服务态度、注意事项指导、双方沟通感受等；在尊重需求方面，患者希望在输液过程中，医护人员征询患者意见；在自我实现需求方面，患者希望拥有自我选择权，包括指定服务护士或穿刺部位。

大多数的医患矛盾往往发生在患者需求未得到很好满足的情况下。比如在围绕医疗环境、医疗技术水平、硬件设施、就诊流程便利情况、医护人员服务态度、相关疾病知识的了解和获得尊重和关爱的基本需求没有得到充分满足的情况下，患者会与医护人员之间产生沟通上的障碍，进而造成医患矛盾和冲突，为后续的治疗产生不利影响；并且在临床护理过程中，由于在各类患者之间存在明显的文化差异，而有效利用信息化沟通化解这一问题便是其中的关键。因此在护理人员和患者交流和沟通过程中如果不具备基于信息化下的有效交流，就容易出现信息认知问题。在一般护理常识问题上，大多数的医疗部门之间尚未具备一定的信息化沟通平台，没有有效利用信息化的沟通资源，因此导致存在的一个问题是对护理常识性问题没有以数据化的方式加以整合呈现，导致护理人员和患者之间可能存在认知差异，且在药物剂量确定上，患者也可能提出不同的意见。在护理人员工作忙碌的时候，如果无法耐心与患者讲解相关信息，就会导致患者承受能力下降、对信息认知错误，无法保证患者和护理人员进行正常交流。

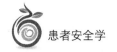

（三）医患沟通管理的不足

医患沟通管理的不足主要体现在人文关怀、信息反馈机制中。从医患沟通的人文关怀角度来看，大多数医院只重视业务知识培训，忽略了在临床工作中的医患沟通培训，而大多数的医患培训内容是基于如何更好地调节医患人员之间的矛盾而建立，因此忽略了在基于患者安全的前提下，如何通过良好的沟通帮助医护人员更好地了解患者的病情，和医护人员之间如何通过简明扼要的沟通来帮助患者理解病情。致使现在的医务人员在加强医疗安全内容方面的沟通意识比较淡薄，缺乏沟通技巧。各种因为病情沟通而产生的伤医事件背后是医护人员的继续教育中的沟通学、社会学、心理学等人文课程的占比较低。

在信息反馈机制方面，医护人员往往忽视患者提供的一些重要信息，或未能及时将信息反馈给患者。将信息输送出去的同时，并未将其作用结果接受回来，也未对信息再输出发生的影响和起到的控制作用进行有效的把握，导致医患信息反馈机制未达到预定的目的。未体现出反馈有针对性、及时性及连续性。从护患人员沟通的有效管理来看，很多医院不仅护理环境比较差，且护理过程中用到的设备也严重不足，同时信息化平台机制建设尚未完善，未有效利用患者投诉等平台机制。这样就会增加护理人员的护理工作量，导致护理人员在平时的工作中十分忙碌，无法抽出时间来和患者进行正常的交流和沟通。另外，有很多护理人员在上岗之前未进行专业培训，临床护理经验严重不足，从而无法掌握和患者进行良好交流的技巧，无法为患者解答专业问题，无法有效运用自己的专业知识，无法给予患者心理护理和健康知识教育，导致出现护患人员之间沟通不畅、护患纠纷等诸多问题。

（四）特殊人员的沟通问题

住院患者来自不同的地域、不同行业，个性不同，文化水平及对医学专业知识的了解程度不同，不仅存在文化程度较低的患者对医护人员的专业化语言无法理解等问题，还存在各地方言的差异性问题。如果护患沟通时护士过多采用专业术语与患者交流，一方面患者容易产生误解或不解，影响交流效果；另一方面则是受到各地方言的影响，导致患者对医护人员的解说等产生误读，或者是无法与医护人员展开更好的交流和沟通。

（五）信息化沟通机制建设问题

如今我国的医疗体系和沟通机制不断发展，信息化沟通系统基本完善，互联互通基本形成。医院信息化建设至今，各部门的信息化覆盖程度和使用效果很好，基本满足了医院信息化需求。目前已建设完成医院信息系统（hospital information system，HIS）、电子病历（electronic medical record，EMR）系统、检验信息系统（laboratory information system，LIS）、医学影像传输与归档系统（picture archiving and communication system，PACS）、就诊一卡通系统等37个主要信息系统，实现了各级部门的有效串联和贯通。然而在临床系统当中，依然存在的显著问题是功能缺失、业务流程不顺畅，管理制度不明确、规则不清晰而导致的系统相关功能缺失等。信息系统还未建立起与区域内其他医院和基层医疗卫生机构的连接，分级诊疗、双向转诊等新型服务模式实施难度大，区域化医疗在经济、效率方面的优势尚未得以体现，这导致与患者之间的沟通存在信息连通和同步的差异，无法对患者的早期情况作出及时的判断和掌握，也无法根据信息化平台接收患者对于治疗和医护的建议和意见。

（六）社会外部因素的冲突

社会外部因素的冲突主要表现在社会机制建设的不完善中。现行的医疗体制机制主要包括以下三个层次：一是国家相关卫生法律法规对医疗体系运行的规定，如卫生法规、执业医师法、医疗机构管理条例等；二是卫生部门、医院制订的具体制度规范，如首诊负责制度、三级医师查房制度、会诊制度、危重患者抢救制度等医疗核心制度；三是为社会大众普遍认同的公序良俗道德规范。导致我国基本医疗卫生制度不完善的原因主要有：一是医疗领域的特殊性决定的，基本医疗制度改革这一难题在世界范围内仍然处于探索阶段；二是我国医疗资源相对于医疗需求严重不足的供需矛盾；三是我国医疗卫生制度改革起步晚，情况复杂，实施成本高，改革难度大。因此导致患者和医护人员之间难免存在信息不对称的问题，导致有些患者不清楚医疗过程中的一些情况或治疗方案，而对此提出疑惑或异议时，医护人员又没有过多时间给予解释，导致双方关系紧张，患者对医护人员的信任度降低，从而产生了相当不利于医患沟通的局面。

四、影响医患沟通的要素

（一）社会宏观因素

受经济发展水平程度的制约，我国目前医疗保险的覆盖面相对有限且不均衡，甚至相当多的社会群体需要个人支付大部分或者全部的医疗费用。目前全国 40% 的城镇居民、72% 的农村居民为自费医疗，而且个人医疗支出在卫生总费用中所占比重还在不断加大，由此导致医患关系是公益关系这一基本性质发生改变。受到地区经济发展的不平衡、社会地理环境等诸多因素的影响，我国的医疗资源配置亦呈现相应改变。经济发达、人口稠密的省会城市等地区，大型医疗机构数目相对较多，高新诊疗技术、先进医疗设备和优秀人才相对集中；相反，在不发达地区则严重缺乏卫生人才、各种设备和药材。欠发达地区患者在当地不能得到有效救治，多集中到发达地区的大医院就诊，大医院就医负担急剧加重，造成了基层城市看病贵、看病难，进而加大了医患矛盾。

（二）沟通意识因素

医患沟通有两个主要内容，一是医学信息交流，二是社会情感交流。患者的疾病必然带来其心理上的变化。因此，真正的医患沟通离不开真诚的情感沟通。研究表明，医学的科学精神与人文精神的分离是医患沟通的最大障碍。医患沟通强调医生和患者之间的交流，缺少任何一方都不能称其为医患沟通。部分医生未提前告知患者的诊断、治疗方案和可能带来的不良反应等，或者告知不够清晰，使患者的知情权受到损害；部分医生不重视及时化解医患间的小摩擦，使医患矛盾逐步升级，进而导致医患纠纷的发生。部分来自不发达地区的患者，其知情同意的愿望并不强烈，思想认识薄弱，也是导致医患沟通不充分的主要因素。医患双方的认知差异为医患沟通的顺利进行造成障碍。

（三）患者意识因素

医疗行业的职业风险巨大，未知因素和病情突发变化很多。范景敏等指出，医疗技术局限性与患者对医疗技术的过高期望之间的矛盾已经成为医患关系紧张的重要原因。患者缺乏相关医学知识，不能足够理解医疗工作的高风险和局限性，对医务人员寄予过高期

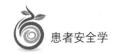

望，片面地认为医务人员理应承担患者病情恶化、死亡的责任。这些错误的认知是导致医患纠纷的重要原因。一方面，部分医生过多关注患者疾病转归和治疗情况，忽视了与患者的有效沟通；认为患者缺乏医学知识，不懂医疗技术，因而不关注患者的疑问。一些有心理障碍的患者，希望从医生那里寻求安慰，而部分医生片面地认为心理问题应该找心理医生。另一方面，患者因深受心身疾病的折磨，往往产生怨恨心理，会将病痛无法治愈的原因归结于医生本身。

（四）沟通监管因素

近年来，在一些社会不良风气的影响下，部分医务人员在工作中背离医学根本宗旨，过多注重医疗服务创收，把为患者服务变为了为金钱服务。加之部分医务人员缺乏责任心，出现种种失误，诸如诊断错误、检查化验失准、治疗方法不当等，由此导致医患纠纷频频发生。部分患者或家属受某些不良传统观念的影响，片面地认为应尽可能地以经济补偿医生，从而客观上造成医患关系的"物化"和"量化"。医院为谋求自身利益和发展，疏于对医疗行为的监管，对出现的医疗纠纷多采取"花钱买平安"的做法；部分医务人员重视科室创收，忽视了沟通技巧的相关培训，未认识到医患沟通的重要性，缺乏与患者沟通的技巧或沟通不当；医院管理部门对医患沟通的重要性重视不够，未建立相关制度，最终导致医患沟通无章可循。

五、患者安全视角下的医患沟通

（一）完善医疗保障制度，提高医院公益性

医疗保障制度在解决医患矛盾频发问题中起到很重要的作用。首先，政府应加大对卫生事业的投入力度，降低个人支付比例，扩大医疗保险的覆盖面，给医疗保险以充足的资金保证。同时，降低医院对经济效益的重视程度，重还医院的公益性。其次，合理配置医疗资源，建立健全各级社区卫生服务网络；加大对医疗机构的监管力度，规范医疗相关行业行为，营造良好的就医环境；建立健全大病医疗救助机制，确保弱势群体享受到医疗服务。

（二）强化宣教，增强医患双方沟通的自主性

管理部门可采取视频播放、板报专栏、学术交流等多种形式，大力弘扬医患沟通相关内容，使医务人员充分认识到医患沟通等同工作职责，有效的医患沟通与诊疗活动同等重要；而且有效的医患沟通对医生的诊疗效果可以起到促进作用，因为与患者进行有效沟通，可以让医生充分了解患者病情和心理变化，提高诊断的正确率，增强诊疗措施的有效性。此外，有效沟通还可使医患双方建立信任，从而减少医患纠纷的发生。

（三）强化医德医风建设，构建诚信医患关系

医德医风建设是减少医患纠纷的重点。因此，一方面要加强医务人员的医德医风培训，坚决抵制拜金主义和收受红包、礼金的歪风邪气，树立正确价值观，用无私奉献、救死扶伤的光辉形象取得患者信任。另一方面要强化服务意识，医务人员要真诚接待患者，要让患者感受到医务人员的真诚。再者，医务人员要加强工作责任心，在技术上注重探索，精益求精，对每位患者均应表现出高度负责的态度，减少诊断错误的发生，从而赢得

患者信任。

（四）强化制度监管，确保有效医患沟通

首先，倡导以人为本、患者至上的管理理念，把患者利益放在第一位。其次，提高医患沟通在医疗工作中的重要性，管理者尤其要起到带头引领作用，着重宣扬医患沟通的重要性，旨在形成人人参与、彼此协作的良好氛围。最后，建立健全相关制度，包括医疗活动服务制度，工作问责制度，医务人员、患者守则等。

（五）加强培训，注重积累人文沟通技能

人文技能的缺失已成为医患矛盾频发的重要原因。因此，必须加大对医务人员的人文技能培训。可通过举办学术讲座、板报专栏等形式宣扬微笑医疗服务，注重提高医务人员的人文素养。本着以预防为主的原则，把医患沟通贯穿于患者住院的每个环节，随时注意患者的病情、情绪和心理变化，及时进行针对性的疏导沟通，预防医患纠纷的发生。同时要严抓特殊问题的沟通。针对病情反复、治疗意外、费用等容易引起医患纠纷的问题，医务人员要保持冷静，具体问题具体分析，做好及时沟通，避免医患矛盾激化。在沟通过程中保持语言沟通顺畅。医务人员沟通时，应避免使用专业术语、刺激性语言，要使用通俗易懂的语言，注意语气的亲和力，以增进亲近感，同时也要着重心理沟通。对伴有心理障碍的患者，针对其容易出现的敏感、多疑、烦躁等不良情绪，医务人员尤其要注意沟通技巧和方法，对患者尽量多安抚、多鼓励，帮助他们调整不良情绪，树立信心，医患双方建立信任，避免纠纷的发生。

第二节　医患沟通前准备

一、了解患者角色

患者角色是一个角色丛的患者在诊断治疗过程中可能扮演的不同角色，比如，医疗自助者、医疗求助合作者、医疗拒助者、医疗失助者、医疗反助者或医疗受试者等。医疗卫生工作者对患者角色内涵的理解，直接影响着医学认知、医学教育改革、医患关系及以患者为中心的落实。

（一）医疗自助者

当前，自我保健热正遍及全球，自我保健包括自我诊断和自我治疗。有此种情况时，即进入患者角色。此时，个人如确实患有疾病，且进行了自我诊断、自我用药等自我治疗，则属于外显患者角色；个人如确实患有疾病，但未能自我诊断、自我治疗，则属于内隐患者角色。从医患关系角度看，自我保健是人们克服对医生的迷信、自己担负健康责任，特别是在自我诊断明确且没有监护的条件下，自行选择治疗方法、药物，自己掌握所用药物的适应证、不良反应和禁忌，以及消毒、注射、换药技术、变态反应的处理方法等本来属于医疗技术范围内的知识与技能。因而，这时的患者角色属于医疗自助者。

（二）医疗求助合作者

在主动-被动型、指导-合作型、共同参与型等三种医患关系模式中，患者分别扮演

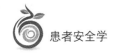

求助者、合作者和参与者的角色。求助行为决定了患者的被动地位，削弱了患者的权利。在现实社会中，特别在缺医少药的地区，求助者角色作为患者角色主要内容的现象，可能还要存在相当长的时期，医患关系向前发展的进度恐怕也要大打折扣。患者处于求助者角色时，需要医生更强的责任感和同情心。合作者角色下，相较主动-被动型医患关系，患者作为求助者的被动成分少了些许或许多，亦即患者的主动地位和平等程度要高一些，但在医生的防御性医疗行为方面和患者的知情权及同意权方面，并无实质上的明显改变。共同参与型的医患关系是一种近似相互平等、相互协作和共同参与的新型医患关系。在此种模式中，患者扮演着参与者的角色。这种医患关系中，患者作为参与者，其主动成分较主动-被动型和指导-合作型医患关系要大得多，亦即患者与医生有近似相等的权利和地位，这是一种更大的进步。

（三）医疗拒助者

当一个人的角色从健康人转为患者之后，一般会表现出一系列的心理特点，如焦虑、恐惧、孤独、恐慌、任性、以自我为中心、情绪异常、自尊心增强、依赖性增加、猜疑心加重、自卑感增加、攻击性增加、悲观失望等，其中一部分患者还有逃避和拒认，本文将此类患者归结为患者的医疗拒助者角色。这类患者不愿意接受自己患病的现实，或不愿承认，或猜疑医生诊断有误，常逃避就医，不自助、不求助、不合作，致使病情延误，健康危险因素增加，健康生命质量减低，甚至存在死亡的危险。这其实是一个健康人与患者两种角色冲突导致的角色行为失范。

（四）医疗失助者

当一个人扮演患者角色以后，大部分人会通过自助或求助行为积极诊治，除了少数拒助者外，仍有相当一部分人处于失助状态，成为本文所谓的医疗失助者。这些人多属弱势群体，如伤残、孤寡、失业人员或经济拮据的农民。他们与拒助者的最大区别在于，拒助者是主动拒医，他们是被迫拒医，亦即自觉不自觉地成为失医者。从我国实际情况来看，患者作为医疗失助者的角色的改变，主要应依赖于初级卫生保健的实施。

（五）医疗反助者

在医疗实践中，医生常会遇到一种情形，即患者夸大病情或健康人装病，以便开取自己并不需要的药品或休养建议。这是一种暂时免除正常社会责任或在公费医疗中投机的行为。这种行为的结果对于医疗活动的运行、医学的进步和社会规范的形成都是不利的，本文将这种患者角色称为医疗反助者。作为一个角色丛中的患者角色，医疗反助者和医疗求助合作者是与在医生的交往中互动功能体现的最明显的角色。这正好验证了乔治·米德之所以把角色概念引入社会心理学以便更好地解释人们之间的互动的目的。此时，医生作为一种职业角色所遇到的冲突，是一种角色内冲突。作为医疗求助合作者的患者希望医生对他们认真负责，而作为医疗反助者的患者则希望医生对他们马虎从事。这种互为矛盾的角色期望，常常使医生感到无所适从，但同时也是对医生职业水准的考验。

（六）医疗受试者

"医学的进步是以研究为基础的，这些研究最终在一定程度上均有赖于以人类为对象的试验"（《赫尔辛基宣言》）。这就清楚地界定了患者作为医疗受试者的角色。事实上，现在世界许多国家对新药临床试验做出的种种严格规定，都是患者以受试者角色付出高昂代价后得来的。这就需要医生充分尊重患者作为医疗受试者的选择权、知情权，需要医生从高于科学和社会的角度考虑患者利益，需要医生在试验过程中本着公开、公正的原则，尊重患者人格，力求使作为受试者的患者有最大程度的受益和尽可能避免伤害。

在临床诊治过程中，患者角色因阶段的不同而有自助者、求助合作者、拒助者、失助者、反助者或医疗受试者的内在变化，因变化而存在着不同角色间的冲突，但相对于急于从一名患者转变为健康者的目标而言，患者角色间的内在冲突最终都要走向整合，否则，任何一个人都有可能永远摆脱不了患者角色。患者角色的冲突，一方面与个体生理和心理结构差异有关，与个体所处环境如所在单位和亲属、同事、朋友的刺激有关，与医生的态度、医术和医院条件有关，另一方面还与国家的经济社会发展水平和相关政策、制度有关。对医生来说，处理好医患关系的一个很重要的前提就是，需要对患者角色内涵有一个正确而深刻的理解。

二、理解患者病史

随着医学科学技术的进步及医疗设备的不断创新，医生最基本的物理诊断手段逐渐被冰冷的仪器设备所取代，重辅助检查的唯技术论现象的加重使医患关系日益疏远。临床研究显示，大部分常见疾病都可以依靠高质量的病史研究和体检进行准确诊断，并不需要使用费用高昂的辅助检查。而现代医学模式的转变，要求从生物学、心理学、社会学三个不同领域综合考察人类的健康和疾病，从整体的角度诊治患者。对于基层医院的全科医生而言，询问病史和常规体检是最常用的诊断方法。因此正确理解患者病史对于加强医患之间沟通、确保患者医疗安全具有相当重要的现实价值和实践意义。

理解病史并不是单纯询问病史，只看到病史的表层病症，而是要把它上升一个高度，亦可以称为调查研究。我国著名内科学泰斗张孝骞教授曾说："50%以上的病例能够从病史得出初步诊断或诊断线索，30%的病例单纯通过体征可以得到诊断，单纯通过实验室检查得到的诊断不足20%。"对于病史的理解主要包括以下几个方面。

（一）强调病史的客观性

患者对于自身疾病是第一个有感觉的，有时这种病痛的感觉要早于世界上任何先进的仪器设备。一切病史都跟症状有关。医生通过病史认识患者，了解疾病。医生和患者第一次接触都是遭遇战。患者的生物属性、社会属性、心理属性都不可忽视，它们一起决定着疾病的走向，询问病史使医生有了面对面、近距离接近患者的可能。多数患者只知道难受，不知道难受的原因。因此，医生不仅要熟悉各种临床症状，更要知道症状可能所指向的原因或疾病，要在与患者接触中体察患者体验，了解患者的真实病史。

（二）根据病史鉴别病症

理解病史就是寻求疾病的诊断，有时疾病看上去一模一样，但实质不同。如果存在一时诊断不了的情况，可以根据患者的病史做出排除诊断。同时在与患者进行沟通时，要根据疾病的发生、发展找寻规律，找到疾病的主线。许多疾病有时间性，症状有起伏性，治疗有规律可循。搞清时间先后顺序，分辨事件轻重关系，对疾病诊断有事半功倍的效果。

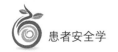

（三）从患者的生活细节深究病因

疾病与日常生活和情绪有密切关系。只有在了解患者的生活细节之后，才能够真正地从根源理解病史。与患者进行有效沟通，根据患者的生活细节不断发掘疾病的源头。同时要注意病史不是一锤定音，可以根据患者的实际情况及时修订补充。医生在和患者的沟通中，不断了解原始病史中可能存在的遗漏、疏忽、不准确之处，将患者的生活细节作为一个关键的切入核心，以此为基点进行有效沟通。

三、知晓患者的权利和义务

（一）患者沟通的知情同意权

在医患双方信息不对称的前提下，医患沟通最基本的目的就是让患者知情同意。知情同意是指当事人在完全知悉某种内部信息的情况下的答应或允诺，它实际上包含了知情、理解、同意或否决这三个过程。知情是指对信息的完全知悉，常涉及知情人对信息是否理解或理解程度的问题；同意是在知情基础上的同意，是理性的、自愿的，它一般涉及的是知情人的行为能力问题。

患者的知情同意权包含了患者的知情权和同意权两项权利。知情权是指患者在医疗机构就诊的过程中，有了解自己的病情、医生将要采取的治疗措施以及可能面临风险的权利。同意权是指患者在医疗机构就诊的过程中，医务人员根据疾病治疗的需要而拟定的诊疗方案、手术方案以及有创检查、重大检查、自费或贵重药品等，都需要患者授权和同意，以便医务人员可以实施这些检查和治疗。1998年颁布实施的《中华人民共和国执业医师法》和2002年实施的《医疗事故处理条例》，首次以法规的形式明确了医方的告知义务，同时也在法律上赋予了患者知情同意权，并且规定更为详细、具体，可操作性强。

（二）患者沟通是医院的法定义务

在医疗活动中，医方就患者的病情、医疗措施、医疗风险等与患者进行有效沟通是一种法定义务。这与患者的知情同意权是对立统一的。

1.关于沟通的内容与范围，法律做了两点原则性规定

（1）患者的病情、诊断、医疗措施、医疗风险。

（2）手术、特殊检查、特殊治疗等。具体内容与患者知情同意权的内容相统一。

2.关于沟通的要求，法律做了两点原则性规定

（1）如实，即实事求是的原则。

（2）避免对患者产生不利后果。《中华人民共和国执业医师法》第26条规定：医师应当如实向患者或者其家属介绍病情，但应注意避免对患者产生不利后果。《医疗事故处理条例》第11条规定：在医疗活动中，医疗机构及其医务人员应当将患者的病情、医疗措施、医疗风险等如实告知患者，及时解答其咨询。

关于不履行沟通义务应承担的法律后果问题，仅在《医疗事故处理条例》中作了原则性的描述。《医疗事故处理条例》第56条规定，医疗机构及其医务人员，未如实告知患者病情、医疗措施和医疗风险的，由卫生行政部门责令改正，情节严重的，对负有责任的主管人员和其他直接责任人员依法给予行政处分或纪律处分。

（三）患者沟通的权利和义务的一致性

法律视角下的医患沟通，体现了患者知情同意权和医生告知义务的对立统一。作为医务人员，在执业过程中，应当不断增强法律意识，要认识到与患者进行有效沟通、取得患者的授权和配合，不仅仅是自己的责任或医院规定，也是医生这一职业的法定义务。由于患者在医患沟通中处于被动或弱势地位，所以法律没有对患者在医患沟通中的义务做出明确规定。但患者也应该明确自己的责任和义务，如实向医生讲述病史，甚至包括自己的隐私，并主动配合医生的治疗。因患者自身的原因造成沟通不畅，延误诊断或治疗，医生应当是免责的。

另外，法律法规对沟通的程序、形式、实质要求都没有明确界定，这为实际的操作留下了很大的空间和隐患。对不履行沟通义务的后果，也仅规定了行政和纪律处分，对刑事责任没有规定。但在现实的司法审判案例中，已有对相关刑事责任的判罚。相信随着卫生法律法规的不断完善，医患沟通将会不断得到加强和改进，医患关系将会更加和谐。

四、了解患者的一般心理特征

近年来医患纠纷有增加趋势，医患矛盾作为社会矛盾激化的一个焦点备受关注。医患矛盾激化有多种因素，其中长期以来医患之间缺少有效的沟通是重要因素之一。如何从患者的心理状态入手，运用心理学知识，广泛提高医务人员的沟通能力，从而实现医患有效沟通，达到进一步改善医患关系的目的，值得探讨。根据患者的临床病症的心理测量和具体表现，以及与患者沟通过程中患者的行为、个性、动作、沟通方式等，患者在沟通过程中所呈现的一般心理特征主要有以下几类。

（一）对客观世界和自身价值的态度发生改变

患者除了内部器官有病变或功能障碍以外，他们的自我感觉和精神状态也会发生变化。疾病可以使人改变对周围事物的感受和态度，也可以改变患者对自身存在价值的态度。这种主观态度的改变，可以使患者把自己置于人际关系中的特殊位置上。

（二）患者将注意力从外界转移到自身的体验和感觉上

患者一旦知道自己患病以后，注意范围会变窄，会立刻把注意力由外部世界缩向自己的体验和感觉上。这时，他们往往只关心自己的机能状态。由于注意力的转移和兴趣的缩小，患者的心理会相应地发生一过性的改变。

（三）情绪低落

情绪低落是大多数患者的共同特点。由于情绪低落，运动必然减少，语言也黯然无色。

（四）时间感觉发生变化

当个体感到生命受到威胁时，他对时间的感觉也会发生变化。不是感觉时间过得很快就是很慢，他们会陷入一连串的往事回忆之中。疾病所引起的各种心态都会成为回忆的诱发因素。这些回忆有时很强烈，可以抑制对未来的信心。

（五）精神偏离日常状态

严格地说，患者的精神状态从疾病开始便可能发生变化，由于疾病明显破坏了正常生

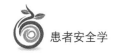

活节律，使人的日常劳动、休息和睡眠受到很大的影响。生活节律的破坏成为一种强烈的信号，冲击着患者的内心世界。再加上对疾病症状的体验，患者的兴趣、爱好、思维方式都可以发生某些改变。

医患沟通是改善医患关系的重要途径，是建立医患双方相互信任、保障医患双方利益的有效手段。在工作中，应用心理学知识，洞察患者的心理状态，以患者为中心，更新服务理念，营造和谐的沟通氛围，做好优质服务，力求患者满意。在此基础上，最大限度保障患者的生命健康安全。

五、了解不同类别患者的心理特征

（一）门诊患者的心理特征

1. 患者的恐惧和紧张心理　当代社会不断发展，国家不断加大对医院的投入，为改善就医环境出台多项政策。虽然医院的治疗环境有了很大提高，但是对于门诊患者，尤其是第一次到医院就诊的人来说，好的环境并不代表好的心理感受。人的正常心理都会对陌生的事物产生排斥和恐惧，而患者由于生病的特殊状态，这种恐惧情绪会更强烈；加上患者对就诊流程很陌生，在陌生的环境中不能迅速找到目标地点；接待的护士素质低下、态度不够热情，患者几经周折就会产生无助的情绪，因此产生恐惧的心理。

2. 患者的焦虑和烦躁心理　医院的常规治疗程序很繁琐，患者在进行各种就诊医疗过程中，各个部门科室不在同一地点，科室内专业化程度较高，患者不断往返于各个诊室。患者的心理是特别敏感脆弱的，复杂的看病程序本身已经让患者着急，情绪容易发生波动，期间若护士不理不睬，检查的医生过于冷漠或是总说一些专业词语让患者听不懂，他们就会立刻感到焦虑不安，可能会怀疑自己的病情，即使病情不严重患者也会信心大减，这种焦虑、烦躁的情绪严重影响患者的病情。

3. 治病的迫切心理和失望心理　患者不愿意自己处于生病状态，因此他们希望到医院后能够得到立刻见效的治疗，恨不得大病化小、小病化了，他们对医院的期望很高，更愿意相信所有的病都能药到病除。一旦病情得不到快速的治疗，巨大的反差会导致患者产生失望心理，有时碰见职业素质低的医生，不给患者一个明确的答复，不能很好地了解自己病情的患者失望感会更强。

4. 患者的怀疑心理　医院的每个环节处理不好都会对患者产生负面影响，这些负面情绪也会常常发生连锁反应。目前医院内存在很多问题，患者对医院的信任感逐年下降，虽然其中一部分是患者本身的问题，但是大部分原因还是在于医务人员的态度和医院制度。医务人员工作好不好当然要让患者评价，而目前的状况是患者对医生、护士的信任感不断下降，对医院的制度产生怀疑，对治疗不放心。患者对医生都失去了信赖感，何谈治疗。

5. 患者的消费心理　我国的医疗事业正处于成长期，与国外的一些成熟医疗事业相差甚远，摆在患者眼前的就是实实在在的医疗费用。患者的经济条件不同，消费水平差别较大，对医疗消费的观念也有很大区别，他们对医院的治疗服务质量有不同的要求，加上现在的就医消费攀高，很多人只能选择能力范围内的治疗，只有一些有经济能力的患者才肯花钱获取高质量的医疗服务。

（二）住院患者的心理特征

1. 不适应心理　刚入院的患者对医院环境生疏，生活不习惯，还要受到疾病的折磨，心理负担重，疑虑重重。因此，医务工作者要为患者安排一张安静、整洁、舒适的床位，并主动介绍医院的环境、设施及有关制度、病友等，使其尽快适应新环境。医生不仅要有过硬的医疗技术，还要有热情和蔼的态度，使患者在精神上有所寄托，以减轻孤独感，而且医生要以严谨的工作、精湛的技术使患者有安全感和信任感。

2. 焦虑心理　患者入院后均有焦虑不安的心理，并且非常想了解自己的病情、愈后情况、是否会影响以后的工作和生活等。医生可在不涉及医疗保密制度的前提下，恰如其分地解释有关问题，同时鼓励安慰患者克服急躁情绪，尽快适应病后生活。

3. 否认心理　部分患者最初听到诊断时很难接受，不愿进入患者角色，对可能发生的后果缺乏思想准备，有的患者不但否认病情恶化的事实，还谈论病愈后的设想和打算。这就需要医务人员关心、帮助患者逐渐接受现实，逐步适应，稳定患者情绪。

4. 期待心理　诊断确立后，患者期待有一名医术精湛、尽职尽责的医生，以得到及时有效的治疗，希望医护人员多对自己重视和关怀。医护人员要以严肃、认真、热情的工作态度对待患者，尽可能向患者提供有关疾病诊断、治疗护理及愈后康复等信息，赢得患者信赖，增加患者对治疗的信心和勇气。

5. 怀疑心理　患者来到医院希望尽快治愈，不使病情发展。尤其是难于控制其发展的慢性病或住院时间较长的患者，有时在检查、治疗方面提出疑问，若病情不见好转或疗效不佳时，就会对医生的技术和护士的能力持怀疑态度。医生要根据不同情况做好解释工作，切不可置之不理或强令患者接受某项治疗，而是要使患者信服、愉快地接受治疗。

6. 愤怒心理　患者知道已无法否认病情时，会感到悲观绝望，表现为愤怒、烦躁，拒绝治疗，有时会无缘无故地发大脾气，或将怒气发泄到家属或医务人员身上。根据角色理论，愤怒是患者开始进入角色的初期心理反应。所有患者都存在程度不同的愤怒，这就要求我们理解、同情患者，耐心听取其申诉与怨言，同时给患者讲解有关疾病的知识，引导患者正确对待疾病，了解病情，坚定康复信念，切不可被患者的情绪激怒，口出怨言等。

六、沟通前医方的准备

1. 医方示善　医疗服务中，医护人员应该主动显示善意的行为和语言，体现人道与仁爱的医学人文精神，这也是我国的文化传统。医护人员有效表达善意，可以有效开展工作，和善的肢体语言结合亲切的口头语言，可以使患者及其家人感受到温暖、被尊重及诚意，并要在之后的沟通中继续保持。这部分的技巧特征是医护人员单方面主动显示友好的人文言行。

2. 医方倾听　了解患者信息主要通过倾听。患者诉说过程经常被医生打断会影响医患有效沟通。倾听可以更好地了解患者信息，不随意打断患者说话，要准确理解并掌握患者的重要信息，多使用"要点反馈"技巧。倾听技巧中的特征是医护人员将医学思维与人文言行有效结合，医生对获取的患者信息需要运用医学知识和经验分析进行判断，并整理出有利于诊断和治疗的信息，同时要尊重患者的诉说，否则，患者的关键信息将会缺失，也会降低患者对医方的信任。

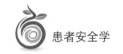

3. 医患谈话　医患谈话是医患沟通的主要环节，要遵循以下四大原则：①换位原则：医务人员与患者及其家属沟通时，应尽量站在患者的立场上去考虑问题；②真诚原则：医务人员与患者进行沟通要表现出真诚和负责的态度；③详尽原则：医务人员在与患者及其家属沟通时，要把医疗行为的效果、可能发生的并发症等详尽告诉患者及其家属；④医方主动原则：医务人员作为医疗行为的主动实施者，积极主动的医务行为会营造积极的医患沟通氛围。同时，采取多种沟通技巧，密切结合人文言行与医学思维，以展现医学艺术与医患之间的和谐。医患谈话主要包括要点反馈、职业语言、讨论及选择、鼓励语言、告知坏消息、回避难题、聊天等内容，这些内容直接影响到医患关系。

4. 医患合作　医患双方需要进行多次沟通后才会达成一个共同意向或决定，这时也就建立了医患和谐的互信关系。医护人员在患者配合下，以主导的姿态和负责的行为对患者实施医疗服务。针对每个患者的情况进行沟通合作，但不同患者的特点及病情的不同在医疗服务过程中还是会产生新的问题或矛盾，此时医患沟通又进入了一个新的过程，仍从医方示善开始。

七、注意沟通失误的前期预判及其对策

（一）沟通失误的前期预判

1. 医务人员方面的原因

（1）医务人员服务态度：服务态度的好坏对医患关系影响极大，是患者不满和医疗纠纷的主要原因。主要表现为：对工作不负责任，与患者谈话漫不经心，相互推诿，没有尽力帮助患者解除痛苦，以致延误或加重病情；医患沟通不当：只重视手术、治疗，忽略了患者的心理和情感需要；语言表达过于简单，交待预后情况不客观；对患者缺乏同情心；开大处方、搞不正之风，收受、索要红包。

（2）医务人员自制力：个别患者修养较差，说话出格，有的患者违反医院规章制度，不遵医嘱又不听从劝阻，从而使医患关系紧张。有些医务人员缺乏自制力，计较患者态度，从而使矛盾不断升级，以致发生医患冲突。

（3）医院管理：此方面的缺陷是造成医患冲突的重要原因，如患者反映的问题得不到及时、合理的解决，后勤服务差、就诊环境差，门诊就诊等待时间过长等。

2. 患者方面的原因

（1）对医务工作要求过高：医疗服务是一种面对无数未知领域的高风险服务，有其不确定性。据统计，即使在西方发达国家，临床医疗确诊率也仅有 70% 左右，而患者对医务人员要求只许成功、不能失败，对医疗效果期望过高等是医患冲突的重要原因。

（2）患者维权意识的提高：一方面，随着社会进步、人民生活水平的提高，群众文化水平也相应提高，人们的法律意识、自我保护意识不断提高，对医学常识有一定了解的患者比例也日益增多。在就诊过程中，对医务工作者表现出来的怠慢或疏忽表现出强烈的维权意识和自我保护意识，从而容易引发投诉；另一方面，一些患者单纯地认为"我花钱看病，我就是上帝，你就该为我服务，让我满意"，却忽视了医疗行业不同于一般服务行业的高风险、高科技的特点，以致患者稍有不如意或不满，就会造成医患关系紧张。个别患者甚至自持是"上帝"，不尊重医务人员的劳动，无理取闹，影响正常的医疗秩序。

（3）患者盲目追求经济赔偿：近年来，部分媒体对医疗纠纷过分渲染，在报道的医疗纠纷案件中过多强调医院对患者的经济赔偿，患者受其误导；一些患者以为只要投诉就能获得经济赔偿，这是追究医院责任、盲目追求经济赔偿的投诉。

（二）沟通失误的解决策略

1. 明确医务人员责任　首先代表医院和医务工作人员向患者及其家属表示诚挚道歉，注重言谈和肢体语言的表达，让投诉者的愤怒心态在和蔼亲切的态度中得以缓和与平静，为下一步矛盾的解决备好前奏；其次，对于责任较轻、患者或家属意见较小的投诉，可当场组织医患双方沟通并做好解释工作。对因工作繁忙不能当场沟通的医务人员，我们代其向患者或家属作出解释并道歉，征得他们的谅解；对于责任较重、患者或家属意见较大的投诉，我们依据制度对有过失的医务工作人员进行严厉考核，并向全院公布考核结果，以对其他医务人员起到警示作用，且及时告知投诉者处理结果，以征得他们的谅解。

2. 加强基础医疗知识普及　对此类投诉，在充分理解的前提下，向投诉者表达同情、关心，并尽量提供帮助，再用通俗的语言向他们介绍医学科学发展的现状，使其了解医疗技术的局限性与高风险性的特点，树立科学的就医观念，理智对待医疗结果，正确评估医疗效果。对于个别无理取闹、行为过激的投诉者，在劝说无效的情况下也绝不妥协，可运用法律手段维护医院及医务工作人员的合法利益不受侵犯。

3. 完善医院管理制度　要意识到这类医疗服务投诉对于医院管理而言，其实是一种可利用的资源。认真分析、加以利用和整改医院管理工作中存在的不足，对医院改善服务态度、提高服务质量、优化选购建设成效有很大帮助。所以除了向投诉者表示歉意，及时与相关部门沟通协调，尽力完善种类设施、就诊流程外，更要向他们表示感谢。

第三节　医患沟通中的配合

一、医患人员的语言沟通

医护人员与患者之间的沟通主要以口头语言为主，这种语言沟通是一种有意识、有目标的沟通活动。医护人员应做到目标明确、有的放矢，强调吐字清楚、用词得当、语言规范，同时要有系统性和逻辑性，注重语言沟通的艺术性。要以真诚的态度加强与患者的情感交流，态度谦和，语言文雅，使患者感到亲切。应慎重选择语言，切不可伤害患者的尊严，更不能侮辱患者的人格，一定要避免使用任何刺激性语言伤害患者。医护人员的语言不仅体现出个人修养，更与患者的生命健康有着直接的关系。

（一）语言的沟通技巧

通过沟通医务人员可详细了解患者的病情、病史等资料。在实际的临床工作中并不是所有的护士都能与患者建立良好的沟通，这除了与操作技术有关之外，还与沟通能力有直接的关系。护士应引导患者进行沟通。患者认为自己的病痛严重，而对护士而言这种病痛很常见，在与患者的沟通中，若护士没有同情心，患者只会感受到冷漠，从而不愿意与护士交流。此外在交流的过程中应掌握谈话技巧，不可一味地询问病情，应找患者感兴趣的话题，但要控制好"度"，以免引发患者的反感。另外，在沟通过程中护士应拉近与患者

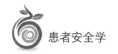
的关系，语气亲切，避免音量过高，以免被患者误以为是对他的不满。

（二）语言的沟通方式

1. 鼓励性语言　在医院里医患之间的沟通，患者是较为被动的，通常是医生问，患者答，在沟通过程中使用美好的语言可获取患者的好感，患者在自述病情时也会毫不保留。优美的语言不仅能促进患者的康复，更体现了医护人员的素质。患者因受到疾病的折磨，心理比较脆弱，此时急需他人的安慰鼓励，医务人员在沟通过程中使用鼓励性的语言可缓解患者的不良心理情绪，利于疾病的康复。鼓励性的语言对于患者来说不仅仅是一种安慰，更是心理支持。如车祸患者在经过有效治疗后，下半身有麻木感，且活动困难，疑为瘫痪，因此对生活失去了希望且情绪起伏极大，此时护士应对患者进行劝慰、鼓励，给予心理支持，告知患者通过有效的治疗加康复会有最大程度的恢复，协助患者树立战胜疾病的信心。

2. 安慰性语言　安慰性语言可缓解患者的疼痛感，也会使患者感到温暖。如在查房的过程中除了必要的询问外，可以与患者进行有效沟通；或者在患者刚入院时主动与患者沟通，向患者做简短的自我介绍，并带领患者熟悉病房环境。当患者因疾病的折磨而产生不适感时，护士应给予安慰，并陪伴在患者身边。

二、医患人员的非语言沟通

美国著名心理学家、传播学家艾伯特·梅拉比安（Albert Mehrabian）博士的经典研究发现，在面对面的交谈中，55% 的信息来自于非语言性的眼神、面部表情、手势、身体姿势，38% 的信息来自于音质、音量、语调、语速等言词的表达方式，仅 7% 来自于所使用的言词，即语言性沟通。因此，医务人员恰当利用非语言性沟通形式对于提高医患沟通的质量和效果、进而促进医患关系的和谐有着重要的意义。

（一）非语言沟通的技巧

在与患者沟通的过程中，目光的接触发挥着重要作用，通过目光可以传递情感，但是目光接触的时间不宜过长。此外护士也不要回避患者的目光，以免引发患者不必要的猜疑。

（二）非语言沟通的方式

非语言沟通是指通过非语言符号，如表情、目光、手势、仪表和姿势等载体来完成医患之间的信息交流和情感沟通，可分为身体语言沟通、副语言沟通和物体的操纵等。

1. 身体语言沟通　身体语言沟通是指通过动态无声性的目光、表情、手势等身体运动或是静态无声的身体姿势、空间距离及衣着打扮等形式来实现沟通，例如快乐时的欢笑、赞同时的点头、不屑时的撇嘴、无奈时的耸肩、痛苦时的垂泪等，均是在利用身体语言表达相关情感。在医患沟通过程中，医务人员一方面要善于捕捉患者的目光、面部表情、手势、姿势等的变化，由此发现其中所包含的重要信息，正确理解患者的情感和心态；另一方面，医务人员要意识到自己展示在患者及其家属（以下简称"患方"）面前的身体语言并能够适时调整，用恰当的行为举止使患方感受到医务人员的关爱和善意，增强患方的亲切感，消除陌生感受。

2. 副语言沟通　副语言沟通是通过语言的声音特征，如音质、音量的高低，语速的快慢变化来实现的。医患之间进行直接的语言沟通时，辅以语气、语调、语速等副语言形式的表达，其生动而又深刻的含义可以起到在帮助表达语义的同时表现自身情感的作用。这对医患双方情感的把握具有重要的提示意义。所以，在与患方沟通时，要特别注意自身语气、语调、语速等因素对沟通效果的影响。

3. 物体的操纵 除运用身体语言、副语言外，医务人员通过对医疗器械的操作、患者通过对生活用品的使用也能进行非语言性的沟通。医务人员对器械的熟练操作，不仅展现了其良好的职业素养与职业技能，而且也在一定程度上消除了患者的恐惧，增强了治疗的信心。同样，通过观察患者操纵物体，对医务人员了解其行为习惯、个性特征乃至诊断病情、提供适当的治疗方案都有很好的辅助作用。

三、生物-心理-社会模式下的医患沟通

（一）问诊方法

在诊疗过程中，医生除了注意"病"以外，更要坚持"以人为本"，重视心理社会因素对疾病的影响。要了解病痛对患者情绪的影响，对患者日常生活、睡眠和工作的影响；同时也要了解工作、生活和情绪对症状的影响。医务人员在与患者沟通过程中，要通过恰当的方式方法表达对患者的支持和理解，这样不仅可以加深我们对于疾病的理解，还可以加强患者对我们的信任。BATHE 问诊模式是一个可以帮助医生在心理社会层面了解患者、与患者共情、拉近医患距离的有效方法，非常适用于首诊患者。

BATHE 问诊模式如下：

1. B（background，背景） 你生活中发生了什么事情？

2. A（affect，情感） 这些事情对你的情绪影响如何？

3. T（trouble，烦恼） 在这种情形下，对你影响最大的是什么？

4. H（handling，处理） 你是如何处理这种情形的？

5. E（empathy，共情） "这确实是一件令人伤心的事情"；"任何人都会有像你一样的感受"；"我能理解你的感受"。

（二）语言技巧

在医务工作者与患者沟通的艺术中，要安定患者情绪以及使患者有安全感。例如，某些检查与治疗，不仅医者需要承担风险，患者同样需要承担，而需要医患共同承担，医者就必须具备良好的沟通能力，取得患者的充分理解、信任和配合。因此加强医生人际交流和沟通的培训，才能更准确地表达内心想法，更容易获得患者及家属的理解、信任与称赞。因此与患者沟通时要亲切和蔼，并且能够温和地批评患者，使其理解并感激医务工作者。医务工作者的使命是治病救人，不仅要尊重患者的独立人格，还要执行知情同意原则，保证患者知晓自己的诊疗情况以及相关风险。医务工作者还应了解患者的心理，进行及时有效的沟通。人与人之间的平等交往、互助合作与关爱是处理好医患关系的重要准则。

医务工作者的语言艺术来源于对医学的深入了解、广博的社会经历，以及对患者心理状态的发觉，并要具备高尚的医德素质。医患之间的交流，具有较强的逻辑性、科学性以及情感性，能使患者理解并引起心理上的共鸣，使患者表现出强烈的乐观和抗病精神。语言要符合承担的社会任务，也要符合社会角色，不是肆意的，更不能不负责任地乱说。

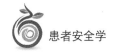

（三）行为艺术

行为是无形的语言，行为沟通是语言沟通的必要补充。行为沟通主要包括各种动作、表情、姿势等。如微微点头表示认真倾听患者诉说病情；发现患者或家属紧张不安，医务工作者可以拍肩或握手以示关心、安慰患者。目光的沟通同样可以鼓励和增强患者对抗疾病的信心，注意不可紧盯患者的眼睛，以避免造成高高在上的感觉；也不能斜视，以免造成轻视患者的误会；此外，如果目光一直游弋患者的全身，会使患者误以为倾听不认真或另有所图。表情时刻与患者的内心情感一致，每当患者诉说痛苦经历时，医务工作者应该表现出严肃、专注，紧跟患者情感变化；当患者表现出喜悦心情时，医务工作者应该微笑示意，分享其欢乐；当患者讲述病情的起因、过程时，医务工作者应该专注聆听，并予以点头示意，表示理解；当患者讲述隐私病情时，医务工作者应身体前倾，为其保密。

（四）辅助条件

除了语言、行为沟通方式外，建立融洽、和谐的现代医患关系还需要其他沟通方式，包括良好的诊室环境、医务工作者仪表以及病房查房艺术。安静的诊室环境不仅对身心俱疲的患者至关重要，而且还有利于医生详细询问病史，明确诊断，并且有利于更好地保护患者隐私，形成良好的医患沟通。医务工作者整洁的仪表，有利于给患者一个稳重、可靠的心里暗示。良好的查房艺术有利于医患关系的良性沟通和交流，包括主动向患者打招呼、不当面指责下级医生，以及多问候患者的饮食、睡眠等日常问题。

四、高效问诊的沟通

问诊是临床医师的基本功，良好的问诊不仅可以高效解决患者的问题，还可以拉近和患者的关系。RICE问诊模式可以帮助我们明确患者就诊的原因、想法、关注和期望。通过应用RICE模式，可以帮助我们有的放矢地解决患者的问题，既提高了工作效率，又关注了患者整体，能在短短几分钟内了解其所思所想，最大程度上去帮助患者。

（一）问诊方法

RICE模式问诊包含4个部分：

Reason（原因）：患者今天为什么来？

Idea（想法）：患者认为自己出了什么问题？

Concern（担忧）：患者忧虑什么？

Expectation（期望）：患者认为医生可以帮助他做些什么？

医生在与患者沟通的过程中要深入了解患者的想法，分析他们的顾虑，理解他们的期望。这样，患者的依从性才会一步步地提高。

（二）问诊沟通技巧

1.程序性问诊的语言技巧　程序性问诊一般指整个问诊的语言结构与组织。诊断学教科书规定的问诊内容主要包括引言和话题选择形式、问诊主体（主诉、现病史、过去史、系统回顾、个人史、家族史等）和结束语。程序性问诊的语言技巧，通过对症状出现的部位、性质、持续时间和程度以及缓解和加重的影响因素等的提问，了解疾病所在系统或器官及其病变的范围和性质。

2. 差异性问诊的语言技巧　差异性问诊是指医生问诊时根据不同的问诊类型（初诊或复诊、门诊或住院等）问诊。对于不同的患者及其文化、社会经济状况应采取不同的问诊方法。问诊语言的个体差异性原则主要包括三个方面：一是区别初诊或复诊、门诊或住院患者，实施不同的问诊方法。二是根据不同患者采用不同的语言交流方式，如针对不同年龄、文化素质、经济社会背景等对患者采用不同的问诊方式。三是根据患者所患疾病的不同，采用不同的语言交流方式。主要根据患者疾病的种类、病情轻重缓急、治疗难易程度、患者心理状态和对医生问诊语言的敏感性等方面区别对待。

3. 过渡性问诊的语言技巧　过渡性问诊是指用于两个项目之间转换的问诊语言，是向患者说明即将讨论的新项目及其理由。使用过渡性语言的目的，就是让患者跟上医生的问诊思路，明确下面将进行问诊的内容以及问诊的目的，从而使患者更好地配合。如果按问诊顺序归纳，常用的过渡性语言主要出现在病史过渡、家族史过渡和过渡到系统回顾三个方面的转换。

4. 涉及患者隐情问诊的语言技巧　有时患者处于尴尬之中或在乎别人对自己的看法和态度，表现出对病情、致病原因、自己的心理感受有所保留和隐瞒，特别是涉及私生活和隐私所引发的疾患时更是如此。涉及患者隐情问题的问诊技巧一般表现在三个方面：一是医生关注的是患者而不是患者疾病的社会与道德评价。医生在言语方面不能对患者形成压力，只能是关怀和同情。二是当患者有意隐瞒病因时，医生要运用婉转的探寻式问言，不可强求追问。三是巧妙、真挚地使用语气和语调。由于问询涉及患者的隐情，医生问诊的语调应低声轻柔，语速徐缓，所用语气、语调使患者意识到这种谈话仅仅是医患两个人之间的絮语。

五、跨文化的医患沟通

（一）重视非医疗沟通或情感沟通

与以患者为中心的沟通相似，跨文化沟通也需要医生重视非医疗性沟通或以信任、尊重以及共情为核心的人际沟通，这也是患者满意度的关键因素。一项基于医疗卫生服务提供者与患者双方的认知调查的研究显示，作为医疗环境中跨文化沟通能力的主要组成部分，共情与跨文化沟通能力呈正相关。在跨文化医患沟通中，具备良好倾听能力并能设身处地为患者着想的医务人员更具有积极性、知识性、技巧性、适切性和有效性。因此，面对跨文化情境，在以患者为中心的沟通技巧基础上，尊重患者的意愿，满足其心理需求，并尊重患者的人格；医生应表现出友好以及开放的态度，对可能存在的文化差异作出适当的反应，建立医患之间的尊重与信任。医患沟通的过程也是关系构建的过程，要形成情感上的共鸣，医方必须清楚，患者的体验是具体而独特的。注重倾听患者的感受，将量化的现代医学特征转化为基于患者个体感知、生活经验以及文化信仰等多重要素的情感体验。

（二）注重患者的文化背景与习俗，增强文化敏感性

跨文化视域下医患沟通需要医生基于患者不同的文化背景、就医经验、文化的敏感度等。无论患者所属的国别、声望与文化程度如何，医生都必须给予患者在特殊文化背景下尽可能充分、没有偏见的引导、沟通与治疗。对患者来说，医疗服务领域所有的互动都是跨文化的，因为相对于医务人员，患者缺乏所有与健康文化规范有关的能力。缺乏文化敏

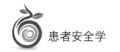

感性会导致沟通不当，导致医患双方的不满、焦虑和压力。同时，在问诊过程中，医患沟通可能涉及患者所处环境的习俗及地方道德文化观念等，患者对一些疾病的认知可能非常敏感，容易产生情绪波动。因此，为了有效地与不同文化背景的患者进行沟通，医生应注重培养自身的文化敏感性。文化敏感性包括愿意在与患者沟通互动时使用文化知识、在讨论和建议治疗时考虑文化因素。它还包括理解和尊重他人的价值观、信仰和态度。检查所建议的治疗计划是否符合患者的文化习惯，在开具医嘱时充分考虑患者的背景，例如药物摄入量或饮食建议，从生物医学交流风格转向基于患者的文化背景和期望。

（三）尊重医患双方在疾病认知上的差异

重视医患双方在疾病认知上的文化差异，增强文化差异意识的管理。例如，重视患者的肢体语言、使用通俗易懂的语言、尝试理解患者的观点和意见等。为了进行有效沟通，在咨询过程中，由于不同文化背景对诊疗决策方案的接受程度不同，医生和患者应该就患者的病情交换意见。尝试用不同的方法去解释病情，及时观察患者是否理解医疗信息、对疾病的认知程度与期望值，并对患者进行期望管理，减少由于患者期望过高而导致的冲突。因此，在面对患者无法理解疾病认知上的差异时，医生应该尝试寻找多个机会在适宜的时间向患者或家属解释病情，及时消除误解，如高龄、疾病规律、类似患者的预后等。

（四）医学教育要将以患者为中心的沟通与跨文化沟通相结合

目前医学教育及实践课程逐渐开始加强以患者为中心的沟通知识与技能的培训，以提高医学生在将来面对患者时医患沟通的有效性。在跨文化背景下，由于医患之间的民族、国别、学历背景、信仰存在差异，医学教育课程需要将跨文化沟通与以患者为中心的沟通结合起来，在尊重理解文化差异的基础上完善以患者为中心的沟通。加强对医学生在医患沟通过程中注重患者的文化心理特质的培训，从而丰富医学生跨文化诊疗的经验，例如询问患者的语言能力、检查治疗方案是否与患者文化背景相一致等，从而提高医学生与来自不同文化背景的患者沟通的能力，以提高医疗服务质量，改善患者的健康。

六、综合问诊的医患沟通

在生物医学领域内，医学的临床决断和伦理学决断是结合在一起的。问诊作为医生的临床诊断技艺，总是被限定在伦理价值的预设框架之内，进而使患者深切感受到问诊过程中的人文关怀。由于科学和社会关系的变化，科学家需要改变工作内容和风格，要比以往任何时候更加维护科学工作者的诚信、公正，并积极担负起对社会的责任，医生也不例外。目前，医务人员语言不当引发的无过失医疗纠纷是医疗纠纷高发的原因，医生的语言对患者具有极其重要的影响力，特别是那些绝症患者、怀疑自己患绝症的人和精神疾病患者，医生的语言（包括肢体语言）可以对其健康状况产生直接而深远的影响。有资料表明，医患纠纷中，有60%以上是由服务方面的问题引起和诱发的，而其中又有一半以上是由于医务人员语言不当造成的。我国医务人员坚持礼貌性、解释性、安慰性、鼓励性和保护性问诊用语，这是基本的临床医疗伦理要求。郭照江在概括了当前医疗用语中存在的淡、少、专、硬、偏突出的问题的基础上，建议我国现阶段医疗用语应该"以社会主义医德基本原则和医疗实践中的伦理原则为指导，牢固树立尊重、关爱、同情、保护和方便患者的观念，在医疗全过程中友善、科学、文明、通俗和谨慎地使用口语语言，融洽医患关系，优化医疗过程，积极维护和增进患者的身心健康"。

（一）礼貌性语言要求

礼貌性语言是人类文明的标志，是人们进行和谐交流的润滑剂，是人性的自尊和尊重他人的本质表现，是道德或伦理意义的一项行为准则。问诊中的礼貌用语包括医生的基本礼貌用语、谈话礼貌用语和称呼礼貌用语。基本礼貌用语要求医生做到接待患者有"问候声"，患者询问有"应答声"，照顾不周有"致歉声"等，如您、请、您好、慢慢讲、不着急、打扰了、别生气等。问诊时，要求医生不仅用礼貌用语，还应做到语调亲切诚恳，语言表达得体，简洁明了，音量恰当。当有事需要离开，要向患者打招呼，如"对不起，请稍等"。称呼礼貌要求医生根据患者的年龄、身份、性别、婚否等使用恰当的尊称，而不能直呼其床号或挂号顺序号。

（二）解释性语言要求

解释说明性语言在医学语言中属于难度较大的一类语言，而在现代医学诊疗过程中，解释说明性语言却是医者的义务和本职，是必备的能力之一。大部分患者是不具有医学知识的人，当患者受到疾病的折磨，躯体和精神上有痛苦时，常常表现为心理的紧张和对环境的高要求。患者住院后，改变了原来的生活规律和特定习惯，对陌生环境和诊疗检查等产生恐惧和焦虑。医生在问诊时要及时向患者进行解释疏导，让患者了解所患疾病的特点和诊疗措施，使患者解除紧张和焦虑情绪，让患者树立信心，积极配合治疗。临床诸多案例告诉我们，很多患者所患疾病，如果从医学技术角度来看并不难治疗，他们需要更多的不是医学技术，而是耐心的说明和心理安慰。

（三）安慰性语言要求

患病是一种不幸，患者常常因为不幸而心情沉重、神情沮丧，需要医生安慰。安慰是使患者摆脱由于患病痛苦而产生的悲观愁苦心境的职业言语行为，是医生职责范围内的工作。医生对患者在病痛之中的安慰和鼓励，实际上是对患者的心理支持，其温暖沁人肺腑，对调动患者与疾病做斗争的积极性非常重要，所以医生在问诊时应当学会讲安慰、鼓励性话语。因为患者生病以后的主要情感反应一是焦虑情绪，表现为情感低落、悲观失望、缺乏自信；二是情绪不稳，表现为对外界一些不良刺激反应强烈，经常为小事发火，有的甚至处于闷闷不乐、忧愁压抑的抑郁状态，自尊心降低，感到沮丧和无助。医生在问诊时首先应通过语言帮助患者减轻心理负担，保持心理平衡，增添战胜疾病的信心和勇气。医生在对患者进行伦理性安慰时，应遵循融情、恰当（恰当地调整气氛、选择时机、组织语言材料）和激励的伦理原则。对于不同的患者，要寻找不同的安慰性语言。如对牵挂丈夫、孩子的女患者，可安慰其"安心养病，他们会照料好自己的。有不少的孩子当大人不在时会学得更加懂事"；对病程较长的患者可告知"既来之，则安之，吃好、睡好、心宽，病会慢慢好起来的"。

（四）保护性语言要求

问诊时医生的保护性用语，可以避免语言不当引起对患者不良心理的刺激。对于有不良预后的患者，在患者没有心理准备的情况下不宜直接向患者透露，以减少患者的恐惧，可先与家属沟通。有时为了得到患者的配合告知预后实属必需，也应得到家属的同意与配

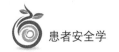

合，并注意语言表达的方式与方法。避免使用训斥、指责、讥讽、暗示等伤害性语言和不当议论，以免加重患者的心理负担乃至病情。酌情向患者保守病情秘密，给患者生的希望，是医务人员的神圣职责。保护性语言有时需要"假话真说"，让患者心服口服，目的在于避免患者受到不良刺激，提高治疗信心，增加对医务人员的信任，以配合治疗。如果医务人员语言不慎，用语夸张，过度渲染患者的病情，就有可能增加患者的惧病心理，导致医源性疾病，此时语言行为充当了道德失衡的工具，这是医德所不允许的。医疗语言要审慎，这是医务人员所必备的医学伦理素质和不可缺少的道德修养。现代医学模式下，医学行为不仅包含着对医疗技术的审慎选择，还包含着言语交流的审慎使用，而且保护性语言本身就承担了心理辅导与治疗的部分功能。

七、对倾听的沟通建议

（一）保持安静

在听患者说话时尽量保持安静，这样有助于听说双方集中注意力。同时，这也是对患者的尊重，表明你愿意给他说话的机会。医生不仅应当在动作、声音方面保持安静，还要注意保持内心的安静。即使对患者的话不完全同意或不耐烦，也不要急于与患者争辩或解释，而是仍然保持安静的心态，听患者把话说完。

（二）用目光、言语帮助倾听

医生不仅可以用耳朵来听，还可以用眼、用口来听。人们常说"眼睛是心灵的窗口"，倾听患者说话时，适宜用温柔、关切的目光看对方，让患者感到你在关注他、注意听他说话。用口倾听的技巧通常被称为回应性倾听，其原理是把医生当作一面镜子，不论听到患者说什么，都给予患者相应的回应。对于听明白的地方，可以简单地以"嗯"或"哦"作为回应；对于患者所说的重要部分，则可以简单地重复他的原话作为回应，或改以新的表达方式进行回应。

一般而言，患者最需要得到回应的话语成分包括情绪感受、愿望与目的，以及情绪性判断。例如，患者提到一种感受或体验，你可以给予同情性的回应，如"你是说你非常难受，是吗？"这种回应表面上看来似乎是冗余的话，却正是患者所需要的回应，可以让他感到你的关心和理解。这样就达到心理学上的"共情"，有利于医患沟通；更重要的是，这能够帮助患者更深刻地理解并表达其内心感受。道理很简单，人们对于复杂的内心感受往往并不十分清楚，需要逐渐发掘、整理。同情性的回应为患者提供了良好的互动环境，从而能使其更有效地进行这种探索。

（三）避免就某问题或事实直接争论

如果医生对患者所说的某个问题或事实有不同看法，最好不要直接对患者进行诘问，如"你能证明给我看吗？"或"这不可能！"等。这样的说法带有很强的攻击性，易使患者感到你不仅对这个问题或事实有看法，而且对他本人都有意见，从而造成不愉快，堵住了沟通渠道。你可以以征询的口气与患者就某一点进行友好的探讨，例如可以说："这确实是一个很值得关注的现象，我非常愿意和你就这一问题交换看法。"这样，首先征得对方的允许，这会让对方比较容易接受，对方一般也会礼貌地给予回报，愿意听你表达自己的观点。

八、医务人员沟通配合

（一）SBAR 沟通介绍

1. SBAR 的概念　SBAR（situation background assessment recommendation，SBAR）最先起源于美国军事系统，后引入航空系统。现普遍应用于医疗系统，以规范沟通方式，使沟通有效、准确。SBAR 是指 4 个步骤。

现况（situation）：描述当前情景，患者现在出现的问题是什么；

背景（background）：提供一个简要的背景，患者疾病基本信息；

评估（assessment）：采用最佳的判断，对患者做一个基本的评估（视、触、叩、听）；

建议（recommendation）：提出可以采取的行动建议。

不同专业、不同级别或不同值班者之间进行患者病情传递时，从这 4 方面的内容精简信息，规范沟通。

2. SBAR 在医务人员沟通中的应用　SBAR 主要应用于患者病情出现变化需要及时处理时的信息传递，一般情况下，护士护理患者时发现病情变化，通过 SBAR 的方式向医生报告。也可以应用于下级医生向上级医生报告患者病情，或者护士与护士之间就患者病情进行的交接。

3. SBAR 的作用与意义　能帮助年轻的医务人员在报告病情前整理好思路，提高评判性思维能力；也能够帮助有经验的医务人员节约时间，减少沟通障碍。

（1）提供一个计划的平台，优化医务人员的知识结构，对当前的问题快速做出判断和决定。

（2）使医务人员表达合理，获得信任，特别是对于新员工。

（3）增强了医务人员的自信，提高了自我效能，同时使信息能及时、恰当地传递，最终增加了社会资本。

（4）明确了信息传递者的职业定位。

根据医疗服务领域中的沟通特点，在 SBAR 的基础上升级为 ISBAR，I 代表明确／介绍（identify/introduction），是指自我介绍和确认患者的床号、姓名、住院号等一般资料。

（二）核查表

1. 概念　核查表是一种价廉的、方便的、有效的患者安全管理工具。核查表起源于美国军事医学图书馆，是将某个关键环节的所有元素呈现在一张表格上，定期进行核查，防止执行任务时重要元素的遗漏，提高沟通的准确性。

2. 制订核查表遵循的原则

（1）建立在使用者的需要和实际操作过程的基础上。

（2）尽可能将关键问题放在前面。

（3）核查表不要太长。

（4）关注核查表的使用功能，例如核查所需时间、给使用者和患者带来的潜在不良反应、使用后的反馈等。

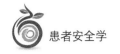

（5）在广泛使用前先谨慎使用。

（6）设计团队应该包括所有使用者和本专业的专家。

（7）定期评价和更新。

3.核查表的结构和内容　核查表的结构和内容由具体应用的环节决定，如手术患者安全核查表包括麻醉前、手术前、手术后3个时间点对患者身份、手术名称、部位、气道情况、拟施手术步骤、估计失血、所需器械等内容的核查；监护室患者每日目标核查表包括患者身份、水电解质控制、营养、心肺功能、感染控制、神经系统功能和激素应用等内容的核查。

4.核查表的应用　在医疗系统中，核查表主要应用于监护室患者核查、急症室患者核查、手术室患者核查等方面。核查的实施可具体到每一个细节，如麻醉前仪器准备时的核查、医护查房时的核查、患者从手术室转入监护室时的核查等。

5.核查表的作用应用　核查表对关键环节的操作标准化，包括应该参加的人员、关键的信息、如何操作等，给操作者提供一个可具体操作的框架，提高应急能力。

（1）核查表在监护室的应用中，明显缩短了患者在监护室的住院时间，减少了呼吸机使用时间、呼吸机相关性肺炎的发生，达到了合理镇静、预防胃溃疡和深静脉血栓的目的。

（2）在急诊室的使用中，降低了患者的住院时间和再入院率。

（3）在手术室的使用中，减少了患者的手术相关感染、非计划二次手术、严重手术合并症，降低术后死亡率。

（三）患者安全走访

患者安全走访又称管理者走访，是为了增进上级与下级，即管理者与一线工作人员的沟通交流，提出管理者80%的时间用来聆听一线的声音。

（四）Caldwell 安全巡查

Caldwell 安全巡查的目的是为了增进查房时医生和护士之间的沟通，强调查房时护士的参与，指出医生查房时护士的参与可以提升质量，有利于信息的及时反馈和诊疗计划的实施。加强不同级别和不同专业医护人员之间的沟通，营造和谐合作的团队气氛，可以明显提升患者安全。

第四节　医患沟通后反馈

一、医患沟通的评估

医患沟通是医护人员在对患者进行健康照护过程中使用的重要交流方式，贯穿整个医疗活动。中华医院管理学会维权协会对 326 所医疗机构的调查表明，当前医疗纠纷中的80% 不是由医疗技术引起，其中 49.5% 是服务不到位造成的。有效的沟通包括会谈者在会谈过程中具备适应力、反应力及自我意识的管理能力。医患沟通技能的评价对评估医护人员的沟通能力、分析沟通培训效果的有效性有重要意义。具体见表 8-1。

表 8-1　医患沟通评价量表

准备	能做到	不能做到
1. 有礼貌地称呼患者		
2. 说明此次问诊的理由（了解情况 / 进一步诊断治疗 / 汇报上级医生）		
3. 介绍问诊和查体的过程（如问诊的内容、先后顺序等）		
4. 建立个人信任关系（如适当做自我介绍 / 讨论一些目前疾病以外的话题）		
5. 保护患者的隐私（如关门等）/ 尊重患者的选择权 / 隐私权信息收集		
6. 让患者讲述对其健康问题和（或）疾病发展过程的看法		
7. 系统询问影响疾病的物理 / 生理因素		
8. 系统询问影响疾病的社会、心理 / 情感因素（如生活水平、社会关系、生活压力等）		
9. 与患者讨论既往治疗经过（如自我保健措施、近期就诊情况、以前接受的其他医疗服务等）		
10. 与患者讨论目前疾病对其生活的影响（如生活质量）		
11. 与患者讨论健康的生活方法 / 疾病预防措施（如疾病危险因素）		
12. 避免诱导性提问 / 命令式提问		
13. 给患者说话的时间和机会（不轻易打断患者的讲话）/ 无尴尬停顿		
14. 用心倾听（如面朝患者、肯定性的语言、非语言的意见反馈等）		
15. 核实 / 澄清所获得的信息（如复核、询问具体的数量）		
16. 解释诊断性操作的理论依据（如体格检查、实验室检查等）		
17. 告诉患者他（她）目前的身体情况（如体格检查 / 实验室检查等）		
18. 鼓励患者提问 / 核实自己的理解 / 安慰、鼓励患者		
19. 根据患者的理解能力进行适当（语速、音量）调整（如避免使用 / 解释专业术语）		
理解患者	**能做到**	**不能做到**
20. 认同患者所付出的努力 / 所取得的成就 / 所需要克服的困难（如感谢患者的配合）		
21. 体察患者的暗示 / 配合默契		
22. 表达关心、关注、移情 / 使患者感到温暖 / 树立信心		
23. 始终保持尊重的语气		
结束问诊	**能做到**	**不能做到**
24. 问患者是否还有其他的问题需要探讨		
25. 进一步说明下一步的诊疗方案		

二、医患沟通的调试

（一）专家评价

专家评价法是由沟通领域的专家通过观察，对医护人员的沟通表现进行评价。在沟通技能的评价中，由于专家评价的内容是直接对沟通行为的分析，因此，它被认为是沟通技

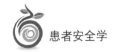

能评价中最重要的方法。评估沟通技能的过程之所以复杂，是因为技能的评估不能脱离行为的表现而仅依据笔试结果，对技能的评价必须结合个体的表现。因此，专家评价法必须基于医患间的互动进行评价，需要真实患者或模拟患者的配合。无论是采用真实患者还是模拟患者，两者各具优势，与真实患者的互动能为医护人员提供最真实的医患沟通场景，而模拟患者的优势则在于它能反复模拟相同情景，使医护人员置身于安全的、不会引起医疗纠纷的互动过程。可以通过对模拟患者的反复培训，提高医患沟通评价的信度，因此，它更适合用于沟通技能评价的过程。

（二）自我评价

自我评价法运用于医护人员沟通技能的评价主要包括两方面内容：近效评价，即直接评价目前行为状态，如沟通自信程度、互动时的舒适度、技能的运用情况等；远效评价，即评价总体的状态，如工作满意度、职业倦怠感、工作压力等。由于采用自我报告的方式获得信息，因此自我评价法在方法学上可能存在一定的应对偏倚，即研究对象对研究内容产生不同的反应而造成的偏倚。自我评价法是一种主观测量，由于自我评价法的评价工具就是研究对象本人，因此其测量本身就可能影响到评价的结果。所以，采用自我报告的方式评价沟通培训的效果，即使出现阳性结果，也可能是由于应答者存在不想反映出培训结果无效的主观意愿，其原因可以用认知失调理论来解释。

（三）患者评价

患者评价通常是患者根据自己的感受对医生沟通行为进行评价。患者对医护人员沟通技能评价主要包括两部分：近效评价（患者对医护人员沟通行为的认知、患者对会谈的满意度等）和远效评价（患者对照护的依从性、焦虑程度、生活质量或是一般生活状态等）。实际上，两个评价部分是互补的，因为前者是通过客观的观察方法评价医护人员沟通行为，而后者强调从患者的主观感受来评价沟通的效果。

第五节　临床借鉴

一、案例描述

案例 1： 患者女，45 岁，以"左手电锯切割伤致三指断离 1 小时"入某医院，因该院未开展断指再植技术，医生给予伤口简单包扎后，建议患者转上级医院进一步治疗。针对断指在转院途中如何保存，医患双方之间没有采取任何形式的沟通。因当时正值盛夏，患者家属基于生活的一点经验，将断指直接放到冰块中保存。待转到上级医院时，断指因保存不当发生冻伤而丧失了再植的机会。事后患者以此为由，申请医疗事故鉴定。专家鉴定意见：患者断指保存不当与医方告知不到位（缺少口头交代和书面转诊记录）存在因果关系，构成医疗事故。

案例 2： 患者女，28 岁，以"头晕、晚餐后 1 小时突发腹痛"入某医院急诊。问诊：平时月经规律，4 ～ 5 天 /40 天，既往体健，无药敏史。查体：血压 110/66 mmHg，神清，轻度贫血貌，腹软，脐周及下腹部压痛，无反跳痛及肌紧张。诊断：腹痛待查。请妇科医生会诊，经追问病史，疑诊为：卵巢囊肿蒂扭转（破裂？）宫外孕？并向患者及家属交代疾病的风险及可能引起的不良后果，建议立即入院完善相关检查以明确诊断。但患者及家属拒绝任何检查和治疗，自认为此次腹痛与饮食不当有关，医院存在过度检查，签字后离院。第二日凌晨，患者出现腹痛伴晕厥再次入该院急诊。经相关检查，诊断：宫外孕、失血性休克，于急诊行剖腹探查术，术后诊断：左输卵管峡部妊娠破裂、失血性休克，经对症治疗病情好转后出院。事后，患者以医方在其首次就医时，未能正确及时地做出诊断并实施抢救，以医方延误治疗为由提起鉴定。专家鉴定意见：医方已充分履行书面告知义务，但患方拒绝医方的任何检查及治疗，签字离院，故患者因宫外孕破裂大出血导致的失血性休克，医方不承担责任。

案例3： 患者王某某，男，69岁，因"半个月前无明显诱因出现腰痛不适，且感右下肢疼痛"，于2016年10月8日入住康复科，既往有冠脉搭桥手术史；2型糖尿病病史；腔隙性脑梗死病史。入院时 T：36.5℃，P：78次/分，R：18次/分，BP：160/80 mmHg，神清，轮椅推入病房。初步诊断：①腰椎间盘突出症；②高血压3级，极高危组；③冠心病冠脉搭桥术后；④2型糖尿病；⑤腔隙性脑梗死。经治疗，患者述腰痛伴右下肢疼痛有所改善，但左下肢间歇性跛行，行走时疼痛加重。2016年10月22日超声显示：双下肢股动脉及其分支粥样硬化斑块形成，左侧足背动脉血流信号减低。2016年10月28日转血管外科，10月29日行双下肢动脉CT血管成像检查，诊断：双侧股动脉粥样硬化，左侧股动脉中下段闭塞，范围长约15.6 cm，其远侧血管显影（考虑为侧支循环形成），右侧股动脉狭窄约70%。2016年11月2日在全麻下行"动脉硬化斑块切除术"，手术顺利，术后患者一般情况尚可。2016年11月5日，患者病情突然恶化，心跳呼吸停止，考虑心源性猝死，立即进行气管插管、胸外按压、强心、护脑等心肺复苏治疗，最终患者因救治无效死亡。该患者死亡后，患方家属认为院方术前未充分取得患方的知情同意，手术知情同意书上只有患者本人的签字，而没有任何家属的签字，不符合诊疗规范。患方的法律依据是《医疗机构管理条例》第五章执业中第六十二条"医疗机构应当尊重患者对自己的病情、诊断、治疗的知情权利。在实施手术、特殊检查、特殊治疗时，应当向患者作必要的解释。因实施保护性医疗措施不宜向患者说明情况的，应当将有关情况通知患者家属。"该案经过医疗纠纷人民调解员委员会（简称医调委）处理，医调委调解人员认为医方在履行告知义务取得患方知情同意方面存在瑕疵，最终医院赔偿患方3.5万元。

案例4： 患者男，7岁，因垂体可疑病变异地就诊，门诊病历记载："嘱随诊观察，1年后做垂体增强"。随后的1年中，患者病情发展迅速，治疗后患者出现中度智力缺损、右眼盲目5级，评定为六级伤残。患者家属表示就诊时大夫并未告知该病风险，故未予足够重视。鉴定意见：医生嘱1年后复诊可能导致病情延误，同时缺乏对疾病性质及发展转归的告知。

案例5： ①患者，男，59岁，2014年行三叉神经痛颅神经根微血管减压术后出血死亡；②患者，女，60岁，2015年行三叉神经痛颅神经根微血管减压术后出血，呈植物人状态；③患者，女，76岁，2016年行三叉神经痛颅神经根微血管减压术后出血死亡。上述3位患者均患三叉神经痛且术式相同，最终均因术后出血导致死亡或者一级伤残。鉴定专家认为，3位患者在手术过程中均为暴露手术区域而切断一支或多支岩静脉，而术后出血与切断岩静脉导致血液回流受阻有关。可见，为暴露术区而"切断岩静脉"这一操作会大大提高术后出血风险，但若不切断岩静脉则会影响手术进行，且术前无法评估是否需要切断岩静脉。在诉讼过程中，患者家属均表示，术前告知中并未有医务人员告知术中可能切断岩静

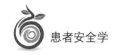

脉，也没有告知切断岩静脉会增加出血风险，仅仅是简单读了知情告知书后让其签字。家属表示，应将是进行"切断岩静脉继续手术"还是终止手术的选择权交给患者或其近亲属。

二、案例分析与建议方案

以下是对应上述案例的案例分析与建议方案。

分析与建议方案 1：转诊是医疗机构及其医务人员的法定义务，转诊前对患者的生命体征做准确评估，转诊过程中需要注意的问题要详细告知，做好书面记录是每个医务人员都应遵守的诊疗常规。本案主要问题是医生责任心欠缺，转诊时告知义务履行不足。因此，医患之间有效的诊前、诊后沟通，能大大减少医疗纠纷的发生。

分析与建议方案 2：本案中患者文化程度较低，对社会不良舆论缺乏正确判断，导致对医生的信任缺失，发生了本可以避免的不良结果。医方在本次纠纷中书面告知方面比较完善，对不配合的患方留有了法律依据。医方虽不承担责任，但医务人员的心情却是沉重的。如何增加医患间的信任，值得医务人员深思。

分析与建议方案 3：关于医疗告知的对象，即知情同意的主体，法律法规的规定存在不一致，法条之间存在冲突：《病历书写基本规范》《医疗事故处理条例》《侵权责任法》要求是患者，《执业医师法》要求是患者或者其家属，而《医疗机构管理条例》则要求是患者以及家属。关于医疗告知的相关法律层次较低，保护力度不够，没有形成统一的体系。

分析与建议方案 4：医务人员在一定程度上进行了告知，甚至是符合规范性文件形式要求的告知，但未达到应有的告知效果，使原本有可能避免的损害未能避免。其根本原因在于医患之间并没有形成有效沟通，患方并没有意识到疾病的风险。患儿家长慕名异地就诊足见对患儿疾病的重视，如果医务人员和患儿家属进行了有效沟通，使其意识到疾病的风险，患儿家属可能会更密切关注患儿病情发展，及时就诊。

分析与建议方案 5：格式化版本的手术同意书，多有概括性条款对术中、术后出血风险进行描述，但格式化的告知未能使家属意识到这一操作的高风险性，从而无法更为准确地作出判断。医生则认为，为暴露术区切断岩静脉是手术进行中常规且必要的操作，无须特别告知。《侵权责任法》第五十五条规定："医务人员在诊疗活动中应当向患者说明病情和医疗措施。需要实施手术、特殊检查、特殊治疗的，医务人员应当及时向患者说明医疗风险、替代医疗方案等情况，并取得其书面同意；不宜向患者说明的，应当向患者的近亲属说明，并取得其书面同意。"切断岩静脉增加出血风险即《侵权责任法》中所规定的应予告知的医疗风险，而"终止手术"就是其"替代医疗方案"。对于这类较为明确的高风险手术操作，首先医生应提高技术水平，尽量降低风险；若必须开展操作，应按照《侵权责任法》的规定在术前（全麻、局麻患者）甚至术中（局麻患者）将医疗风险及替代医疗方案对患者及其近亲属进行明确、重点告知，以保证患者生命安全。

思考题

1.医患沟通中可能存在的问题有哪些？

2.影响医患沟通的要素有哪些？

3.如何进行高效问诊的医患沟通？

参考文献

1. 庞聪，王国豫．精准医疗背景下的知情同意：困境与反思．中国医学伦理学，2021，34（2）：137-142.

2. 袁静，赵琼姝，刘锦钰，等．儿科医患沟通及其影响因素探讨．中国医学伦理学，2021，34（2）：162-167.

3. 闫柏刚．如何将"坏消息"妥善告知患者．健康报，2021-01-27（05）．

4. 陆泉，李畅，刘婷，陈静．在线医患沟通中的知识不对称研究．信息资源管理学报，2021，11（1）：90-97.

5. 李桂玲．医院医疗活动常见问题分析与管控策略研究．继续医学教育，2020，34（12）：71-73.

6. Heneghan C，Godlee F. Surgical mesh and patient safety. BMJ，2018，363：4231-4233.

7. 段雪溪，彭迎春，张如意，周娇娇．"互联网＋医疗"背景下新型医患关系构建对策的质性研究．中国医学伦理学，2020，33（12）：1496-1500.

8. 解龙，韦雪侠．新形势下医德医风的挑战及应对策略研究．财富时代，2020（12）：193-194.

9. 王宗忠，徐淑芹，杨梦菁，张捷．健康和社会照护标准下的人文性医患沟通研究．中国医学人文，2020，6（12）：19-23.

10. 赵新河．医患关系的多重属性与化解医患矛盾的法律进路．河南司法警官职业学院学报，2020，18（4）：66-71.

11. 郑雷雷，叶连敏，夏洁，黄其东．叙事管理在患者疾病管理中的质性研究．中医药管理杂志，2020，28（23）：220-221.

12. 刘江华，李骄阳，封恬恬，等．我国医学生医患沟通能力住院患者评价量表的编制及信效度检验．中国全科医学，2021，24（5）：614-618.

13. 施辉，蔡吉，汪娇，冯丽．医患沟通对急诊患者参与自身医疗安全意愿的影响分析．中国实用护理杂志，2020，36（33）：2610-2615.

14. 唐成杰，刘桥．后疫情时代口腔医疗机构的医患矛盾风险及防范．中华口腔医学会口腔医疗服务分会．2020年中华口腔医学会口腔医疗服务分会第十四次全国口腔医院管理学术会议论文汇编．中华口腔医学会口腔医疗服务分会：中华口腔医学会，2020：5.

15. 刘宗劲．医患沟通的检视与突围：五个基本维度．自然辩证法通讯，2020，42（11）：111-116.

16. 唐思哲，邵建文，王锦帆．新冠肺炎轻症患者诊疗中医患沟通的作用及启示．中国医学伦理学，2020，33（10）：1210-1215.

17. 高静，夏宇曦，周利平，等．医疗纠纷诉讼视角下某三甲医院医患沟通问题及解决对策研究．中国医学伦理学，2020，33（10）：1216-1221.

18. 周君涵，高英，朱雪琼．医患共同决策在妇产科的应用与探讨．医院管理论坛，2020，37（10）：31-34，21.

19. 叶砾，冯小玮．医患会话国内外对比研究．医学与哲学，2020，41（20）：61-66.

20. 胡洪贞，韩聪，蔡治国，李伟．"仁"爱思想助力医患和谐．中国医学人文，2020，6（10）：14-16.

21. 张玥，邵建文，王锦帆．基于 CiteSpace 的中外医患关系研究热点及趋势的比较研究．医学与哲学，2020，41（19）：57-62.

22. 丁碧岚．大型公立医院加深医患沟通的实践与探讨．办公室业务，2020（19）：39-40.

23. 谷立杰，王玲，朱楠，等．医患沟通技能培训在肾内科住院医师规范化培训中的应用．中华医学教育杂志，2020，40（10）：817-820.

24. 冯文林．中国环境下医患会话中的寒暄语．中国中医药现代远程教育，2020，18（18）：143-145.

25. 张蕾，刘芬．对急诊创伤患者潜在医患冲突原因的现况调查．新疆医学，2020，50（9）：949-952.

26. 王彪．结合两起医疗纠纷案例探讨医疗风险告知．现代医院，2020，20（1）：25-27.

27. 阎毅，王璐奇，司志宇，等．医患沟通不畅成因分析及其对医学教育的启示．医学与哲学，2019，40（24）：55-57.

28. 唐灵芝，梁娟，彭晓欣，等．门诊输液患者需求与护士对患者需求认知情况调查分析．中国实用护理杂志，2009，25（8）：74-76.

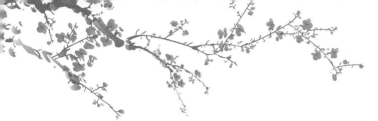

第九章　患者意外伤害的防范

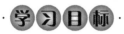

知识目标

　　1. 掌握患者意外伤害的概念；患者存在何种意外伤害的隐患；各种意外伤害出现的原因与结果；如何处理患者出现的意外伤害。

　　2. 熟悉医院对患者意外伤害处理的应对管理流程。

能力目标

　　能在护理患者时正确运用相关知识，减少患者意外伤害的发生。

素质目标

　　通过学习患者意外伤害的原因及预防和处理程序，工作认真、求实，预防和控制患者意外伤害的发生，及时处理患者出现的意外伤害。

　　安全是人类的基本需要，保障患者安全是世界各国医疗行业共同关注的话题，也是评价医院的核心标准之一。伤害是一种突发事件，是生活中严重威胁人的生命安全和身心健康的一种危险因素，是与人的健康和生命密切相关的公共卫生问题。世界卫生组织已将伤害、传染性疾病、非传染性疾病列为当今社会面临的三大公共卫生问题。伤害事件不仅耗费大量的卫生资源，也给政府和人民带来沉重的疾病负担和精神压力。

　　住院患者由于病情复杂，需要较长时间的住院，由于安全隐患较多、居住环境陌生等因素，易发生意外伤害。意外伤害事件具有突发性，且无固定模式和地点。发生意外伤害不仅给患者带来极大的痛苦，而且容易引起医疗纠纷，造成不必要的资源浪费。因此，医护人员除了要对患者进行意外伤害的评估并采取必要的防范措施外，还需要对患者进行细心的观察及护理。

第一节　患者意外伤害的相关概念

　　虽然当今医学科学已经发展到了一个新的阶段，但是医学仍然是一个探索性、实践性极强的学科。医学在发展，对疾病的认知也在发展，人们对医学上许多问题的认识仍然不完备，对许多疾病的认识至今仍然十分肤浅，甚至对许多问题根本就没有认识。因此，由于认识的局限性，难免会出现意想不到的意外风险事件。

一、相关概念

（一）意外伤害的定义

　　意外伤害（injury by accident）指外来的、突发的、非本意的、非疾病的使身体受到伤害的客观事件。影响因素包括各种生物、化学和物理因素，如各种医用气体、电器设备、放射线、致病微生物及化学药品等。患者意外伤害的种类包括跌倒、坠床、治疗或措施异常、烧/烫伤、误吸、约束意外、走失等。

（二）意外的定义

意外（accident）是指就人的主观状态而言，伤害的发生是事先没有预料到的，或伤害的发生违背了人的主观意愿。

1. 人事先没有预见到伤害的发生　可理解为伤害的发生是人事先所不能预见或无法预见的；或者伤害的发生是人事先能够预见，但由于人的疏忽而没有预见到。这些伤害应该属于偶然发生的事件或突然发生的事件。

2. 伤害的发生违背人的主观意愿　主要表现为人预见到伤害即将发生时，在技术上已不能采取措施避免；或者已经预见到伤害即将发生，在技术上也可以采取措施，但由于法律或职责上的规定，不能躲避。

（三）伤害的定义

1. 伤害（injury）　指因为能量（机械能、热能、化学能）的传递或干扰超过人体的耐受性造成的组织损伤或窒息导致缺氧，影响正常活动，需要医治或看护。

2. 受伤的程度分为轻度、中度、重度。

轻度：经初步处理1周内很快愈合；

中度：需要经过一定时间的治疗及护理，但未造成后果；

重度：影响生命体征，需要进行抢救或造成残疾。

二、导致患者意外伤害的原因

（一）患者因素

1. 感觉功能　人们依赖感觉功能来了解周围环境，良好的感觉功能是帮助人们了解周围环境、识别和判断自身行动安全性的必要条件。任何一种感觉障碍，均会妨碍个体辨别周围环境中存在或潜在的危险因素而使其易受到伤害。如白内障患者因视物不清，易发生摔伤、跌倒等意外。

2. 年龄　年龄会影响个体对周围环境的感知和理解能力，因而也影响个体采取相应的自我保护行为。如新生儿与婴幼儿均要依赖他人的保护；儿童正处于生长期，好奇心强，喜欢探索新事物，容易发生意外伤害。随着我国人口的老龄化，住院患者中老年人的比例不断增高，而老年人又多存在多器官功能下降、适应能力差、自理能力低下、感觉迟钝、动作迟缓等问题，因此，在住院期间易发生坠床、跌倒、走失、自杀及取暖时烫伤等多种意外伤害。

3. 健康状况　当前的健康状况不佳容易使人发生意外和受到伤害。如疾病可致个体身体虚弱、行动受限而发生跌伤，严重时影响人的意识，使之失去自我保护能力而更易受伤；免疫功能低下者易发生感染；焦虑或有其他情绪障碍时，个体因注意力不集中而无法预警环境中的危险，也易发生伤害。

（二）医务人员因素

通常是指医务人员素质或数量方面的因素。医务人员的素质包括思想政治素质、职业

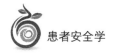

素质和业务素质等。例如，护士是护理措施的主要执行者，因而护士的责任心、整体素质的高低及人员配备是否符合标准直接影响患者安全，充足的人员配备有利于及时满足患者的基本需求和病情监测，但当护士专业素质未达到护理职业的要求时，就有可能因行为不当或过失，造成患者身心伤害。

（三）医院环境因素

医院的基础设施、设备性能及物品配置是否完善规范，也是影响患者安全的因素。医院的患者安全文化是患者安全的重要组织行为保障。此外，熟悉的环境能使人较好地与他人进行交流和沟通，从而获得各种信息与帮助，增加安全感；反之，陌生的环境易使人产生焦虑、害怕、恐惧等心理，因而缺乏安全感。

（四）诊疗方面的因素

针对患者病情采取的一系列检查与治疗是帮助患者康复的医疗手段。但一些特殊的诊疗手段，在发挥协助诊断、治疗疾病及促进康复作用的同时，也可能会给患者带来不安全的因素，如各种侵入性的诊断检查与治疗、外科手术等均可能造成皮肤的损伤及潜在的感染等。医疗意外通常是在对患者诊断治疗过程中，医务人员虽然是按照常规操作，并未违反有关法规及医疗操作的常规规定，但由于对疾病认识不足和疾病本身的复杂性，出现了预想不到或无法抗拒的特殊情况，并导致了不良的后果。

第二节　患者意外伤害的类型

一、跌倒

（一）概述

跌倒是一种不能自我控制的意外伤害，指个体突发的、不自主的、非故意的体位改变，跌倒时脚底以外的部位停留在地上、地板上或者更低的地方。国际疾病分类（ICD-10）将跌倒分为两类：①从一个平面至另一个平面的跌落；②同一平面的跌倒。住院患者可能因跌倒而致外伤、骨折等，严重影响日常生活质量。跌倒可对患者的身心健康产生巨大影响，导致严重的身体伤害和情绪受损。跌倒需要额外的检查和治疗，延长住院时间，增加医疗费用，并可能导致医疗纠纷。因此患者安全是医疗机构最重要的问题，防止住院患者跌倒不仅是医院管理的重要内容，更是评价医院医疗护理安全质量的重要指标。跌倒的原因很多，例如创伤、衰竭性疾病、环境危害、年龄、精神状态、住院时间和性别。

（二）全球预防跌倒16种策略

目前，跌倒仍然对患者构成重大威胁。跌倒不仅会影响患者，还会影响其家庭成员，他们还可能对护理人员失去信心。医护人员可能会感到羞耻、尴尬或内疚。美国护士使用评估工具对患者跌倒风险进行分层，评估工具包括"莫尔斯跌倒量表""亨德里希II跌倒风险模型"以及"约翰·霍普金斯跌倒风险评估工具"。护士为有跌倒风险的患者提供预防措施，包括臀部护具、矮床以及采取视觉警示标识（如黄色的袜子或毯子）等。跌倒是全球意外或非故意伤害导致死亡的第二大原因。尽管有基于证据的预测和预防跌倒方法，但每年仍有成千上万的人特别是老年人跌倒，造成的损失难以估计。目前，一些预防跌倒的措施已经取得了成功，存在跌倒问题的医院和社区可能会考虑实施这些预防策略。以下是各国为减少跌倒和防止跌倒伤害而采取的方法。

1.病房外的便携式护理站可减少跌倒发生　在英国，一项名为"留在病房"（stay in the ward）的干预措施，即在一定的病房区域（包含4～6张病床）设置便携式护理站，让护士完成日常工作的同时有更多的时间与患者相处。便携式护理站由一张带滑轮的桌子和配置的电脑、带密码锁的抽屉（用于存放医疗记录）组成。设有单人间的楼层，每间病房外面都有一个便携式工作站。护士在便携式工作站工作时，尽可能让病房的门打开，以便于观察。医院鼓励护士尽量在 SITB 工作，而不是在一个大的护理站去完成日常事务。研究发现，护士能够干预跌倒高风险的事件，如提醒患者使用助行器，可在 12 个月中将跌倒率降低 27%。护士更好的亲密度也能增加护患接触时间以及其他医护人员与患者的接触时间。

2.通用跌倒预防措施有利于所有患者　在英国，研究者筛选相对有跌倒风险的患者，英国的医院假设所有住院患者都有跌倒风险，并制订针对每个患者的跌倒预防计划。对患者的评估包括视力、移动能力和设备需求等方面，并围绕关注的领域制订针对性计划。这使得医院能够节约消耗在无限拓展的各种预防措施方面的资源，如购买特殊袜子以识别跌倒"高风险"患者的费用。

3.视频监控有助于减少跌倒　在美国，Cournan 等在对康复患者进行了 21 个月的监测后得出结论：视频监控可以通过减少跌倒来提高患者的安全性，可减少照护者使用和相应花费，并能提高患者、家属和工作人员的满意度。技术人员对患者进行远程监控，并且可以和患者对话，也可联系工作人员。

4.让患者成为共同的护理伙伴　在美国，研究者在入院时引入"跌倒风险和预防协议"，有助于让患者及其家人共同参与跌倒风险和预防的相关讨论。Vonnes 和 Wolf 发现，内科肿瘤患者往往高估自己的能力和功能状态。让患者和家属共同参与护理计划可将跌倒率降低 37%。

5.审查与国际"最佳实践"的差距　巴西圣保罗的一家公立教学医院认识到遵守世界卫生组织（WHO）发布的最佳实践的重要性，医院采用了"JBI PACES"和"GRiP"审查工具，即循证卫生保健中心（Joanna Briggs Institute，JBI）临床证据实践应用系统（practical application of clinical evidence system，PACES）和研究结果的实践转化（getting research into practice，GRiP）以促进卫生实践的变革。研究人员发现，最佳实践和当前实践之间存在明显差距。通过调整临床工作人员的做法，减少了患者跌倒的发生。

6.评估员工对评估工具的理解并提供培训　在威尔士，如果护士不理解跌倒风险评估工具的正确使用，就不能进行准确的评估。培训前基线调查显示跌倒评估不充分，评估工具完成率低。护士参加了一个由老年病学专家领导的系统化培训项目，并使用了"计划-实施-学习-行动"的方法学，培训后显示，护士的跌倒评估依从性得到改善。

7.基于证据的协同跌倒预防项目是有效的　在埃及，研究人员实施了一项基于证据的多因素跌倒预防策略，该策略评估了埃及 100 名老年男性和女性的个体风险因素，包括视力、步态障碍、骨骼健康和家庭健康危害因素等。比较基线资料和随访一年后的数据，跌倒发生率（63.4% 对 49.5%）和再次跌倒率（40.8% 对 25.8%）均有统计学意义。

8.使用六西格玛方法减少患者跌倒　在沙特阿拉伯，六西格玛工具 DMAIC［定义

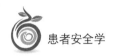

（define）、测量（measure）、分析（analyze）、控制（control）〕帮助 King Fahd 医院在 3 个月内将跌倒率从每 1000 名患者日 6.57 降至 1.91。工作人员提出并实施了 8 项策略，包括对患者跌倒风险状况的认识和沟通、工作人员培训、统一认识和床头报警器的使用。

9. 审查是否符合最佳实践 在西班牙，研究人员重复了在新西兰、中国、澳大利亚和沙特阿拉伯进行的研究，发现回归基础并遵循最佳实践能够更好地降低跌倒的发生率。Comino-Sanz 等使用实施前和实施后审查方法对神经内科病房 20 ～ 30 名患者进行了为期 15 个月的评估。项目团队进行了跌倒的基线调查，设计并实施策略以解决基线调查中发现的不符合问题，包括不完整的跌倒登记、缺乏跌倒预防方案和缺乏跌倒知识，并进行进一步审查以改进当前的做法。项目审核标准包括：①入院时进行跌倒风险评估；②在条件改变时或跌倒后重新评估；③使用跌倒评估工具准确评估跌倒风险；④根据跌倒风险因素确定干预措施。项目成果包括成功增加审查标准的最佳实践，并随着时间的推移进行相应的改变。未来的审查将包括受伤和未受伤的跌倒发生率。

10. 一个多因素跌倒预防项目改善了平衡、步态能力和对跌倒的恐惧 在韩国，研究人员将 25 名卒中患者分成两组。一组接受物理治疗和跑步机锻炼，而另一组在此基础上还接受平衡和灵活性锻炼，并对患者进行教育以减少对跌倒的恐惧。Jung 等得出结论，多因素跌倒预防措施在改善步态、平衡和对跌倒的恐惧方面是有效的，并有助于建立患者的自信心。

11. 健身游戏有助于改善老年人的身体和认知功能 韩国的研究显示，一些健身游戏改善了老年人的身体和认知功能。各种常见锻炼项目虽然可以提高力量和平衡，但对项目依从性差会阻碍其有效性。Choi 等发现，为了使锻炼项目成功，该项目应该是令人愉快和易于执行的。与完全不干预相比，顶球游戏和障碍滑雪等运动有助于改善平衡。

12. 以呼救为主题的动画电影可以减少摔倒 在日本，大阪市立大学医院为患者和护理人员开发了一部 3D 动画电影，以帮助减少跌倒的发生。跌倒预防剧场主题：给护士打电话！剧中的 Ichiko 护士和一只名叫 Koo-pyon 的兔子举例说明不同的跌倒场景和面临的压力，同时强调"不要犹豫，马上给护士打电话"。为了检查护士的指导和患者的理解之间的差异，对患者和护士进行为期两周的干预前和干预后问卷调查。Etsuko 等指出，动画是预防住院患者跌倒的有效教育工具，即使是对于老年人群也同样有效。

13. 薰衣草可以帮助焦虑的患者恢复平静并且减少跌倒 在日本，有三家养老院研究了薰衣草嗅觉刺激对预防跌倒的作用。在干预组的居民枕头上放置含薰衣草香味的贴片 365 天，干预组比安慰剂组跌倒发生率低。使用 29 项焦虑评估量表调查显示，干预组居民的得分也有所改善。

14. 太极拳可以帮助改善平衡能力和减少跌倒 在中国的研究显示，太极拳锻炼能减少帕金森综合征患者的跌倒。太极组练习太极拳每周 3 次，每次 60 分钟，共 12 周。与对照组相比，太极组患者表现出更好的平衡能力。随访 6 个月发现，太极组跌倒发生率更低（21.6% 对 48.7%）。研究提示，可将此方法推广应用到非帕金森综合征患者中。

15. 运用熟练的推理对每个患者采取正确的行动 在新西兰，在制订跌倒干预计划时，没有"一刀切"。临床医生必须根据每个患者先前存在的风险状况量身制订干预计划和支持策略。评判性思维和推理通常匹配或优于跌倒风险评估工具。一名因痴呆和脱水入院的患者和另一名因跌倒行髋关节置换术后康复的患者都可能有跌倒的风险，但他们却是完全不同的风险特征。

16. 传播简单信息的无声视频片段可减少跌倒发生　在澳大利亚，研究者以通用肢体语言为特征的无声视频片段来告知患者相关信息，包括那些有认知障碍的患者，而不受患者母语限制。Chan 等发现，痴呆症患者的视觉记忆通常比语言记忆受到的影响更晚，这表明视频可能是传达主题的有效方式。研究者开发了一个 3 分钟的无声视频，指导患者在上厕所时如何寻求帮助。视频中的绿色勾标记表示正确的方法，"X"表示错误的方法。由于情感场景比普通场景更容易记忆，所以通过骨折场景强化视觉教学，以唤起情感记忆。

二、坠床

坠床是患者住院期间发生率较高的一种不良事件。坠床发生率也是评价医院护理质量与安全的重要指标之一。在医院，疾病可致个体身体虚弱、行动受限、平衡能力较差。患者起卧床期间，容易由意识模糊和平衡障碍等引发坠床情况。如神经内科或康复科患者由于偏瘫导致的行动能力障碍常引发坠床，家属看护不当也会导致该种情况出现。跌倒／坠床后，不仅增加了患者的痛苦，也给家庭增加了经济负担，给医院带来医疗纠纷。

三、医疗意外

医疗意外是指医务人员在对患者诊断治疗过程中，虽然是按照常规操作（并未违反有关法规及医疗操作的常规规定），但由于对疾病认识的不完备和疾病本身的复杂性，出现了预想不到或无法抗拒的特殊情况，并导致了不良的后果，称为医疗意外。医疗意外一般包括以下含义：一是患者在诊疗过程中确实发生了不良的后果，但这种后果不是因为医务人员的失职或违规行为造成的；二是虽然患者出现了不良后果，但并非医务人员由于技术不熟练或技术能力达不到造成的，完全是由于疾病的特殊性和意想不到的原因造成的。

四、烫伤

烫伤是外科常见急症，是由高温液体、高温固体或高温蒸汽等所致的皮肤损伤。烫伤处皮肤出现红、肿、热、痛、水泡，不仅给患者带来痛苦、增加费用、延长住院时间，同时也增加了护理人员的工作量。医院中对感觉障碍患者在进行相关治疗时，如出现误诊或相关操作不规范，未及时、准确地观察患者的皮肤状况和体位，就极易导致皮肤灼伤情况；患者家属未按照相关医院要求采取保暖措施，如使用不合规格的热水袋、电热器温度过高等，都会导致烫伤。

五、意外拔管

意识障碍疾病患者在进行治疗时，常需要对患者进行插管辅助治疗，如尿管、吸氧管、输液管、胃管等。患者常因为行动不便或者身体不适而出现意外拔管情况。如患者存在思想负担，不配合医生进行治疗也会出现拔管情况。同时，部分医疗护理人员未按照相关规定进行相关医疗插管，并且未认真强调相关的注意事项，或者未及时约束患者时也会出现该种情况。意外拔管会增加感染率，增加患者痛苦，还会延长患者的住院时间，威胁患者的生命安全，同时加大患者的经济负担。出现意外拔管后应分析意外拔管的原因，掌握拔管的指征，实施有针对性的防范干预措施，以有效降低意外拔管率。

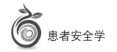

六、输液外渗

外渗是指输液时由各种因素造成局部血管壁损伤，进而具有刺激性或腐蚀性的药物进入静脉周围组织，造成不同程度的损害。临床上各种因素导致的药物外渗已成为常见的护理问题，患者进行输液治疗时，经常会用到高危药品，包括高浓度电解质制剂、肌肉松弛剂及细胞毒化药品等。如行甘露醇和其他升压药物输液治疗时，未及时进行外渗处理，极易导致患者局部组织出现坏死，引发新的并发症，影响治疗效果。对已发生输液外渗而又未及时采取措施者，轻者可出现局部皮肤颜色改变、肿胀以及不同程度的疼痛，重时可导致局部组织溃疡甚至深部组织坏死，严重者出现某些器官功能的损害，引起护患纠纷。渗漏一旦发生，第一时间应更换输液部位，及时给予有效的治疗，消除组织水肿，同时消除药物对细胞组织的毒性作用。做到早期发现并及时采取正确的防治措施，以避免给患者带来更多的痛苦。

七、误吸

误吸是指进食或非进食时，在吞咽过程中有数量不等的液体或固体食物（甚至包括分泌物）进入声门以下气道。误吸的危险因素包括意识状态改变、吞咽功能障碍、体位不当、胃内残留量、胃肠功能减弱、喂养量与方法、鼻饲管位置等。误吸可影响患者的呼吸功能，造成吸入性肺炎、呼吸循环衰竭等严重后果，甚至因窒息而死亡，增加了患者住院时间和住院费用。有数据表明，误吸患者中肺炎的发生率比没有误吸的患者高 11 倍，而肺炎可使脑卒中患者的死亡率升高 3 倍。

八、走失

痴呆症患者和精神障碍患者如看护不当，或未进行 24 小时看护，就容易出现患者走失情况。住院患者走失是指既往有走失史、老年痴呆症、智力障碍、精神病性症状或使用致幻剂等的住院患者离开医院后迷路，无法返回医院甚至下落不明。美国医院评审联合委员会发布的《2018 年患者安全目标》中明确规定，医院要防范有走失风险的患者。

九、约束意外

患者因精神症状或危重患者的谵妄状态导致认知和控制能力下降，常出现伤人毁物、自伤自杀、治疗不合作等行为，为确保患者的安全及住院与治疗的顺利进行，护士对患者常采用保护性约束等强制措施，即用保护带将患者强制固定在病床上，使其活动受限而制止自伤或冲动暴力行为，防范不良事件的发生。在约束过程中，由于患者的极力反抗，可能对其造成损伤与伤害，并常因此导致护患冲突，具有较高的风险隐患。

第三节　患者意外伤害的处理

意外伤害中跌倒、坠床发生率较高。意外伤害由多种因素引起，包括患者、设备、护理操作因素，但患者因素是引发意外伤害的最主要因素。容易发生意外伤害的患者因素是患者自身身体机能弱、行动障碍、视力障碍等；而部分住院患者个性好强，不愿麻烦别人，对一些做不到的事情也要尝试去做，尤其是个人生活上的事情，这样容易引发意外伤害。同时病理因素也是引发意外伤害的重要原因，例如患者头晕、肌力下降、步态不稳，易引起跌倒、碰伤、撞伤、扭伤。意外伤害可对患者的身心健康产生巨大影响，导致严重的身体伤害和情绪受损，降低生活质量，延长住院时间。

一、住院患者发生跌倒摔伤的应急预案及程序

（一）应急预案

1.检查病房设施，不断改进完善，杜绝不安全隐患。医院保证患者治疗环境的安全性，如进行地面防滑、干燥处理，厕所设置扶手，轮椅设置刹车等。

2.患者突然摔倒时，护士应立即到患者身边，检查患者撞伤情况，通知医生，判断患者的神志、受伤部位、伤情程度、全身状况等，并初步判断跌倒摔伤原因或病因。

3.对疑有骨折或肌肉、韧带损伤的患者，根据跌倒摔伤的部位和伤情采取相应的搬运方法，将患者抬至病床；请医生对患者进行检查，必要时遵医嘱行 X 线检查及其他治疗。

4.对于跌倒摔伤头部、出现意识障碍等危及生命的情况时，应立即将患者轻抬至病床，严密观察病情变化，注意瞳孔、神志、呼吸、血压等生命体征的变化，通知医生，迅速采取相应的急救措施。

5.受伤程度较轻者，可搀扶或用轮椅将患者送回病床，嘱其卧床休息，安慰患者，并测量血压、脉搏，根据病情做进一步的检查和治疗。

6.对于皮肤出现瘀斑者进行局部冷敷；皮肤擦伤渗血者用碘伏清洗伤口后，以无菌敷料包扎；出血较多或有伤口者先用无菌敷料压迫止血，再由医生酌情进行伤口清创缝合；创面较大，伤口较深者遵医嘱注射破伤风针剂。

7.加强巡视，及时观察采取措施后的效果，直到病情稳定。

8.准确、及时书写护理记录，认真交班。

9.向患者了解当时摔倒的情景，帮助患者分析摔倒的原因，向患者做宣教指导，提高患者的自我防范意识，尽可能避免再次跌倒摔伤。

（二）程序

患者突然摔倒→立即通知医生→检查患者跌倒摔伤情况→将患者抬至病床→进行必要检查→严密观察病情变化→对症处理→加强巡视→观察效果→写护理记录→认真交班→健康教育。

二、住院患者发生坠床的应急预案及程序

（一）应急预案

1.对于有意识不清并躁动不安的患者，应加床档，并有家属陪伴。

2.对于极度躁动的患者，可用约束带实施保护性约束，要注意动作轻柔，经常检查局部皮肤，避免对患者造成损伤。

3.在床上活动的患者，嘱其活动时要小心，做力所能及的事情，如有需要，应请求家属或医护人员帮助。

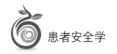

4. 对于病情有可能发生变化的患者，要认真做好健康教育，告诉患者不做体位突然变化的动作，以免引起血压快速变化，造成一过性脑供血不足，引起晕厥等症状，易发生危险。

5. 教会患者一旦出现不适症状，最好先不要活动，陪护人员及时告诉医护人员，如需要给予必要的处理措施。

6. 一旦患者不慎坠床，护士应立即到患者身边，通知医生，检查患者坠床时的着力点，迅速查看全身状况和局部受伤情况，初步判断有无危及生命的症状，骨折或肌肉、韧带损伤等情况。

7. 配合医生对患者进行检查，根据伤情采取必要的急救措施。

8. 加强巡视至病情稳定。巡视中严密观察病情变化，发现病情变化及时向医生汇报。

9. 及时、准确记录病情变化，认真做好交接班。护士对患者住院期间发生的意外伤害应及时、准确地进行记录，以便为护理风险管理提供评估的依据。

（二）程序

做好安全防范→发生坠床时→护士立即赶到→通知医生→查看受伤情况→判断病情→采取急救措施→加强巡视→严密观察病情变化→准确记录→做好交接班。

三、住院患者发生医疗意外的应急预案及程序

（一）应急预案

1. 保护现场，及时报告

（1）院内遇有意外伤害，应立即通知急诊科值班人员，由急诊科负责组织实施抢救。

（2）遇有突然死亡、自杀或他杀时，要在第一时间保护现场，报告保卫科、分管院领导，分管院领导根据初步判断报告派出所。

（3）对因突然发病死亡人员，先确认是否可救，如未死亡，应就地实施抢救；如确定已经死亡，应协助公安人员查验死亡原因。

（4）对自杀死亡人员，首先保护现场，劝阻无关人员靠近，待公安、保卫人员到达后，寻找死者遗书等证据材料。

（5）对他杀死亡人员，首先保护现场，观察周围有无可疑人员，不许无关人员靠近，待公安人员到达后，汇报情况和提供有关线索。

2. 做好善后工作

（1）当公安、保卫人员查清死者的死亡原因后，应及时做好社会沟通工作。

（2）如死者是来院就医或探视患者，应尽快与患者家属及单位取得联系，详细说明死亡原因。

（3）做好周围群众及住院患者的解释工作，打消大家的猜疑与恐惧心理。

（二）程序

做好安全防范→发生医疗意外时→护士立即赶到→通知医生，积极抢救，采取急救措施→上报护理部、医务科→保管原始资料，现场实物封存保留→准确记录→做好交接班→做好后续工作。

四、住院患者发生走失的应急预案及程序

（一）应急预案

1. 发现患者失踪时立即报告值班医生、区护士长、保卫科（夜间报告保卫科、护理总值、行政总值）。

2. 组织人员在病房及医院内寻找。

3. 查找患者及家属电话号码。

4. 先联络患者，必要时联系家属。

5. 告知家属患者失踪情况。

6. 了解患者可能的去向，继续寻找。

7. 记录患者失踪时间及处理经过，填写《护理不良事件报告表》。

8. 按程序及时向各级报告（失踪 24 小时应向当地派出所报案）。

（二）程序

患者走失→立即报告医生、科主任、护士长、行政总值班、安保科→联系患者家属，告知患者走失情况，了解患者可能去向→组织人员寻找→详细记录患者走失时间。

五、住院患者发生误吸的应急预案及程序

（一）应急预案

1. 当患者发生误吸时，大声呼救并通知医生。

2. 患者意识清醒时，取站立前倾位，护士站在患者身后，两臂绕至患者腹前抱紧，一手握拳以拇指顶住患者腹部，可略高于脐上、肋缘下，另一手与握拳的手紧握，并以突然、快速的向上冲力挤压患者腹部，可反复多次，使异物从喉部沿口腔喷出。当患者处于昏迷状态时，使患者处于仰卧位，头偏向一侧，护士以跪姿跨于患者胯处，以一手置于另一手之上，下面手的掌根部放在患者腹部，以快速向上冲力挤压患者腹部，同时进行负压吸引。

3. 检测生命体征和血氧饱和度　如果出现严重发绀、意识障碍及呼吸异常，应立即报告医生，再采用简易呼吸器维持呼吸并进行胸外心脏按压等急救措施。

4. 做好记录，必要时遵医嘱开放静脉通道，备好抢救仪器和物品。

5. 通知家属，向家属交待病情。

（二）程序

发生误吸→立即抢救→立即报告医生、科主任、护士长→清理呼吸道分泌物→生命体征监测→告知家属→详细记录抢救过程。

六、住院患者发生外渗的应急预案及程序

（一）应急预案

1. 停止　立即停止药物注入。

2. 回抽　不立即拔针，尽量回抽渗入皮下的药液。

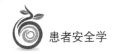

3.评估　评估并记录外渗的穿刺部位、面积、外渗药液的量、皮肤的颜色、温度、疼痛的性质（记录于护理记录单上），并向护士长、床位医生汇报。

4.涂抹　可用50%硫酸镁湿热敷（化疗药物除外）、多磺酸黏多糖乳膏（喜疗妥）、软膏等直接涂患处并用棉签以旋转方式向周围涂抹，涂抹范围大于肿胀部位，每2小时涂1次。

5.抬高　药液外渗48小时内应抬高受累部位，以促进局部外渗药液的吸收。

6.外渗部位未痊愈前，停止在外渗区域周围及远心端再行各种穿刺注射。

7.必要时请外科医生会诊。

8.加强交接班，密切观察局部变化。

（二）程序

发现外渗→立即停止输液→立即报告医生→回抽局部残留药液→拔出针头→局部处理→患肢抬高→观察局部变化，必要时请造口专科或皮肤科会诊→记录外渗情况→做好交接班。

七、住院患者发生意外拔管的应急预案及程序

（一）应急预案

1.对于清醒患者，及时做好心理护理，取得患者配合，防止意外拔管。

2.对于躁动患者，应当给予适当约束，必要时应用镇静剂。

3.使用优质固定带，妥善固定气管插管套管，固定带松紧适宜，固定绳结，松紧以伸入一小指为宜。

4.医护人员需要定时检查气囊。

5.置管后应测量气管插管外露长度并对相关事宜进行交接。

6.呼吸机显示高气道压报警时应立即查明原因并及时处理。

7.床旁备简易呼吸气囊全套、吸痰设备、喉镜及气管插管。只有医护人员、患者及其家属共同配合，才能有效预防拔管。

（二）程序

患者发生管道脱落→立即通知医生和护士长→由医生确认并进行处理→及时做好相应的治疗和护理工作→做好解释工作，避免发生医患冲突→严密观察病情并及时做好记录→科室讨论→上报护理部。

附：各种管道脱落的应急流程

1.经口气管插管脱落的应急流程　发现患者有人工气道脱落的征象（氧分压降低，发绀，呼吸机气道高压报警，双肺呼吸音不对称或无呼吸音，气管插管距门齿或鼻长度变短）→立即通知医生→配合医生进行紧急处理（若部分脱出，松解气囊，尝试回插，听诊双肺呼吸音对称即可妥善固定；若无呼吸音，需要立即拔出导管开放气道，予高流量面罩加压给氧）→协助医生重新插管→及时完成相应的治疗和护理→严密观察并及时做好记录→报告科主任和护士长。

2.气管切开导管脱落的应急流程　发现患者有人工气道脱落的征象（氧分压降低，发

绀，呼吸机气道高压报警，双肺呼吸音不对称或无呼吸音，气切套管外脱或用球囊通气阻力大）→立即通知医生，并通知耳鼻喉科医生协助紧急处理→配合医生进行紧急处理（若部分脱出，松解气囊，尝试回插，听诊双肺呼吸音对称时即可妥善固定；若无呼吸音，立即拔出导管开放气道，用厚棉垫或油纱布封住切口，用面罩扣住口鼻部予高流量加压给氧）→协助医生重新置管→及时完成相应的治疗和护理→严密观察并及时做好记录→报告科主任和护士长。

八、住院患者发生烫伤的应急预案及程序

（一）应急预案

1.用凉水冷却烫伤部位（10～15分钟），直到没有痛与热的感觉。

2.烫伤部位被衣物等粘住时不可硬脱。可以一边用冷水冲，一边用剪刀小心剪开。

3.烫伤范围过大时，可全身浸泡在浴缸中（冬天除外），如出现颤抖，要立刻停止。

4.烫伤部位冷却后，用干净的纱布轻轻覆盖烫伤部位。如有水泡，不可压破，以免引起感染。

5.勿在烫伤处涂味精、酱油等。

（二）程序

发现烫伤→移除热源→评估病情→紧急处理烫伤部位→通知医生及护士长→安慰患者→记录烫伤情况→继续观察皮肤情况。

九、常见意外伤害的预防措施

（一）建立健全规章制度

建立健全规章制度是患者安全的重要保证。重视医护人员的安全教育，组织医护人员学习有关法律法规，提高法律意识和自我保护意识；建立完善的、系统的跌倒防范制度是老年患者跌倒防范管理的依据，有利于帮助缺乏经验的护理人员更好地为老年患者提供护理服务，从而减少老年患者跌倒的发生率。

（二）加强患者的安全教育

由接待患者入院的护士对患者进行有关跌倒、坠床、烫伤、压疮、走失等安全教育及简单的预防方法宣教，责任护士应常调查患者的知晓度，适时进行宣教，对存在的安全隐患及时处理，保证医疗安全；保证相关护理人员和家属明确相关疾病的危害和常见的意外伤害及紧急处理措施，积极进行安全措施教育工作。

（三）加强护士的安全防范知识培训

护士应懂得安全护理的重要性，具有评估影响个体及环境安全的知识和能力。在护理工作的各个环节把好安全关，努力为患者提供一个安全的治疗和休养环境，以满足患者的安全需要。护士能否全面评估患者意外伤害的风险因素是患者意外伤害防范管理的关键，是预防意外伤害的最重要环节。要求护士知晓意外伤害的危害、易发时间等，以强化护士的安全防范意识；同时模拟患者意外伤害情景，对护理应急预案进行演练，加强护士的应

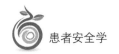

急能力训练和培养，掌握风险评估表的正确使用方法；严格遵守预防意外伤害安全管理制度，强化护士的工作主动性和责任心，熟练掌握预防意外伤害的举措，使得患者住院期间安全有保障。

（四）评估危险因素

医院中可能存在物理性、生物性、化学性等各种影响安全的因素，如各种医用气体、电器设备、放射线、致病微生物及化学药品等。医务人员应及时评估医院中是否有现存的或潜在的影响患者安全的因素，同时还要评估患者的自我保护能力及其影响因素，及时采取防护措施，确保患者处于安全状态。如针对老年患者各器官功能逐渐减退及自身疾病的特点，容易发生坠床跌倒、烫伤、走失等意外事故，笔者所在医院对老年患者进行意外伤害风险评估，针对风险的相关因素实施预见性护理措施后，减少了患者意外伤害的发生，最大限度地保障了患者的安全，提高了老年患者的生活质量。但是老年患者意外伤害的发生状况各种各样，具有突发性，且无固定模式和地点，故除了对老年患者进行意外伤害评估以便进行防范外，仍需要广大医护人员及陪护人员的细心观察及护理。

1.安全需要评估　对患者安全需要的评估可分为以下两个方面：

（1）患者方面：

①意识是否清楚，精神状态是否良好，是否有安全意识，警觉性如何。

②是否因年龄、身体状况或意识状况而需要安全协助或保护。

③感觉功能是否正常，是否舒适，是否能满足自己的需要。

④是否有影响安全的不良嗜好，如吸烟等。

⑤是否熟悉医院环境等。

（2）治疗方面：

①患者是否正在使用影响精神、感觉功能的药物。

②患者是否正在接受氧气治疗或冷、热治疗。

③患者是否需要给予行动限制或身体约束。

④病房内是否使用电器设备，患者床旁是否有电器用品。

2.保护措施

（1）预防跌倒：在评估患者的安全需要后，护士应针对具体情况采取预防保护措施，为患者建立和维护一个安全、舒适的环境。

对有跌倒危险的患者，要加强安全防护措施。对患者进行安全指导时，要告知患者相关因素，以引起患者的重视，增加其依从性，告知患者人体从平卧位转变为直立位时，由于身体低垂部分的静脉充盈扩张，比在卧位时多容纳 400 ～ 600 ml 血液，这一变化相当于失去相当量的血液，可导致暂时的动脉血压降低。患者跌倒后多发头面部损伤，以眉弓和前额处最多，因此，要教会患者跌倒时尽量双手护头。头晕、乏力患者指导其起床活动时有人搀扶，行走时如感到头晕应立即扶物，如身旁无扶持物时应下蹲，以将跌倒伤害减到最小。肌力下降、步态不稳的患者指导其活动时有人搀扶或使用助行器，每一步都站稳后再活动，防止扭伤。

以下为预防住院患者跌倒的护理策略：

①为患者和家属提供书面的预防跌倒的健康教育宣传单。

②让患者熟悉住院环境，根据患者的需要对住院环境的宣传和教育可重复进行。

③教会患者床头呼叫器、沐浴间紧急呼叫器的使用方法。

④告知患者跌倒的高危因素，使其认识跌倒的危险。

⑤告知患者所穿服装、鞋尺码应合适，穿防滑鞋，行动不便者应正确使用助行设备，如拐杖、轮椅等。

⑥告知患者在日常生活起居要严格遵循"3个30秒"的原则，即醒后30秒再起床；起床后30秒再站立；站立后30秒再行走。

⑦教育患者在上轮椅、上车或上床时要确保先锁好轮子，防止滑动。

⑧教育患者及家属床栏的使用方法，保证患者及家属能正确使用，并告知患者尽量不要独自下床，勿跨越床栏。家属变换时须重新进行教育。

⑨教育成人沐浴时使用座椅，沐浴后坐着穿衣服，避免弯腰捡东西。

⑩患者在有需要时（如步行、上厕所、洗漱、拿物品等）应请求家属或护士的帮助。

⑪教育患者需要改变体位（如起床、站立或坐起）时，如果有头昏、眩晕等症状，要请求家属或护士帮助。

⑫教育患者，当其腹泻、尿频或有灌肠、拔尿管后，需要便器时应按床头呼叫器请求护士或护理员帮助。

（2）预防坠床：烦躁、意识障碍、精神异常、偏瘫、痴呆患者应加床栏保护，必要时适当约束肢体，要求专人陪护，并向陪护者说明床栏和约束的重要性。

（3）预防烫伤：对瘫痪、感觉减退、感觉障碍的患者在擦浴时注意水温不宜过高，用正规的电热设备，尽量不用热水袋，必须使用时温度不超过50℃，并在热水袋外加布套，避免热水袋直接接触皮肤，且不宜长时间置于一个部位，并加强巡视，定期检查皮肤情况，做好交接班。

（4）预防意外拔管：对留置管道的患者，插管前应告知患者及其家属留置管道的重要性及注意事项，使其理解和配合；插管后妥善固定，必要时征得家属同意后使用约束带，患者翻身时注意保护好管道，以防脱出；严格交接班，每班检查管道位置及固定情况。

①熟悉患者的病情以及所置管道的名称、性质、作用、部位及数量并做好标识。

②维持良好的固定。检查固定方法是否妥当，需要胶布固定的管道应选用黏性好的胶布，如为缝针固定或水囊、气囊固定者，应定期检查缝合处是否牢固，水囊、气囊是否有泄露。

③患者翻身、排便、下床时应防止引流管脱出；患者搬移，因卧位改变，应注意保护各管道，防止滑脱、折断或受污染。

④引流液应及时倾倒，防止引流液过多因重力作用使管道拔出。

⑤对管道过长的导管应注意观察是否有无扭曲缠绕现象，应妥善固定于衣服或床单上，穿衣或翻身时先松开，调整好管道位置后再固定妥当。

⑥对于烦躁不安、不合作的患者，在征得患者或家属知情同意下可使用保护性约束，放松约束期间有专人守护，防止患者自行拔管。

⑦做好健康宣教，反复向患者和家属或陪护强调管道的重要性及保护方法，防止发生非计划性拔管。

（5）预防误吸：窒息的高危人群主要是意识障碍、球麻痹、吞咽障碍患者。因此，患

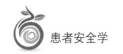

者入院时应评估吞咽障碍程度，做好指导，患者进食时宜取坐位，喂食前摇高床头 45°，因疾病不能摇高者，则应侧卧位，喂食后保持该体位 30 分钟，以避免窒息的发生。观察有无呛咳现象并及时处理，必要时插胃管鼻饲流质；对于行鼻饲的患者，护士应严格掌握并按照要求执行鼻饲规范。首先，正确判断胃管位置，鼻饲前应先吸净痰液。鼻饲时抬高床头 45°，检查胃内容物残留情况，如＞ 100 ml，应适当延长鼻饲间隔时间，鼻饲后保持该体位 30 ～ 60 分钟。鼻饲前吸净痰液，取半卧位，鼻饲后尽量少吸痰，避免刺激引起的呕吐。

（6）预防走失：精神异常、意识障碍、年老、痴呆患者应佩戴手腕带，24 小时陪护，并在患者口袋内放入注明姓名、地址、联系电话的卡片；做到医护人员和家属两方面的看护，保证患者 24 小时处于看护状态，以免出现走失和其他危险情况。外出检查提前与相关科室联系，由专人陪护，尽量缩短外出时间。

（7）预防用药意外：用药宣教应针对老年科患者用药的特殊性，高血压患者用药前后都要严密监测血压。对助眠类药物，护士要指导患者在生命体征平稳的情况下上床后再服用，糖尿病患者严密监测血糖的同时，督查他们准时进餐，随身携带糖块。对病区相关患者进行药物宣教，减少药物不良反应导致的跌倒。

十、其他类别措施

1. 物理性损伤及防范　物理性损伤包括机械性损伤、温度性损伤、压力性损伤及放射性损伤等。

机械性损伤常见于跌伤、撞伤等。跌倒和坠床是医院最常见的机械性损伤原因。其防范措施如下：

①昏迷、意识不清、躁动不安及婴幼儿患者易发生坠床等意外，应根据患者情况使用床档或用其他保护具加以保护。

②年老体弱、行动不便的患者行动时应给予搀扶或其他协助。常用物品应放于容易获取处，以防取放物品时失去平衡而跌倒。

③病区地面要采用防滑地板，并注意保持整洁、干燥；室内物品应放置稳固，移开暂时不需要的器械，减少障碍物；通道和楼梯等进出口处应避免堆放杂物，防止磕碰、撞伤及跌伤。

④病区走廊、浴室及卫生间应设置扶手，供患者步态不稳时扶持。浴室和卫生间应设置呼叫系统，以便患者在需要时寻求援助，必要时使用防滑垫或安放塑料靠背椅。

⑤应用各种导管、器械进行操作时，应遵守操作规程，动作轻柔，防止损伤患者皮肤黏膜；妥善固定导管，注意保持引流通畅。

⑥对精神障碍者，应注意将剪刀等器械妥善放置，避免患者接触而发生危险。

2. 温度性损伤常见于热水袋、热水瓶所致的烫伤；冰袋、制冷袋等所致的冻伤；各种电器如烤灯、高频电刀等所致的灼伤；易燃易爆品如氧气、乙醚及其他液化气体所致的各种烧伤等。其防范措施如下：

①护士在应用冷、热疗法时，应严格遵守操作规程，注意听取患者的主诉及观察局部皮肤的变化，做好交接班，如有不适应及时处理。

②对于易燃易爆品应强化管理，并加强防火教育，制订防火措施，护士应熟练掌握各类灭火器的使用方法。

③医院内的电路及各种电器设备应定期进行检查维修。对患者自带的电器设备，如收音机、电剃须刀等，使用前应进行安全检查，并对患者进行安全用电知识教育。

3.加强意外伤害多发时段（下半夜、节假日）的护理。由于夜间的护理力量相对不足，因此夜间应新老护士合理搭配，避免护理人员不足导致的意外伤害，同时护士长及质控员定期检查防护措施是否到位，及时排除安全隐患，减少意外伤害发生，保障护理安全。

4.完善并实施安全制度，明确并落实各个岗位的责任，保证护理工作顺利开展。设置专门的护理管理机制，明确责任到各个班次。同时医院还需要加强安全事故管理工作，要求相关医护人员明确相关护理重点和难点，明确相关事故发生后的紧急处理措施，最大程度保证患者安全。加强医院设备设施的管理，责任护士充分评估病床、房门、轮椅、陪护椅等设备设施的安全稳定性，有故障及时维修，维修好之前要有标识和防范措施。入院时，告知患者和家属陪护椅及床护栏的使用方法，并评估患者是否掌握，特别是老年患者。骨牵引秤砣尽量使用圆孔秤砣，如果使用侧开口秤砣，外套布口袋，防止滑出。移动门有箭头标识。进行地面防滑、干燥处理等。

十一、保护患者安全的措施

临床护理工作中，在评估患者的安全需要后，对意识模糊、躁动、行动不便等具有潜在安全隐患的患者，护士应综合考虑患者及其家属的生理、心理及社会等方面的需要，采取必要的安全措施，如保护具、辅助器等，为患者提供全面的健康维护，确保患者安全，提高患者的生活质量。

1.保护具的应用　保护具是用来限制患者身体某部位的活动，以达到维护患者安全与治疗效果的各种器具。

2.适用范围

（1）小儿患者因认知及自我保护能力尚未发育完善，尤其是未满6岁的儿童，易发生坠床、撞伤、抓伤等意外或不配合治疗等行为。

（2）坠床发生概率高的人群，如麻醉后未清醒者、意识不清、躁动不安、失明、痉挛或年老体弱者。

（3）实施某些眼科特殊手术者，如白内障摘除术后患者。

（4）精神病患者，如躁狂症、自我伤害者。

（5）易发生压疮者，如长期卧床、极度消瘦、虚弱者。

（6）皮肤瘙痒者，包括全身或局部瘙痒难忍者。

3.使用方法

（1）床挡：保护患者，预防坠床。

（2）约束带：用于躁动或精神科患者，以限制身体或肢体活动。

①宽绷带：主要用于固定手腕及踝部。

②肩部约束带：主要用于固定肩部，以限制患者坐起。

③膝部约束带：主要用于固定膝部，以限制患者下肢活动。

④尼龙搭扣约束带：适用于手腕、上臂、踝部、膝部等的固定。

（3）支被架：主要用于肢体瘫痪、极度虚弱的患者，可避免盖被压迫肢体所致的不舒适或并发症；也可用于烧伤患者暴露疗法时保暖。使用时先将支被架罩于所需部位，再盖

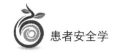

好盖被。使用原则如下：

①知情同意原则：使用前向患者和（或）家属解释所需保护具的原因、目的、种类及方法，取得患者和家属的同意与配合。如非必须使用，则尽可能不用。

②短期使用保护具要确保患者安全，且只宜短期使用。

③随时评价原则：应随时评价保护具的使用情况，评价依据如下。

a. 能满足保护具使用患者身体的基本需要，患者安全、舒适，无血液循环障碍、皮肤破损、坠床、撞伤等并发症或意外发生。

b. 患者及家属了解保护具使用的目的，能够接受并积极配合。

c. 各项检查、治疗及护理措施能够顺利进行。

常用的保护具有床挡、约束带、支被架。

4. 注意事项

（1）使用保护具时，应保持肢体及各关节处于功能位，并协助患者经常更换体位，保证患者的安全、舒适。

（2）使用约束带时，首先应取得患者及家属的知情同意。使用时，约束带下须垫衬垫，固定松紧适宜，并定时松解，每2小时放松约束带一次。注意观察受约束部位的末梢循环情况，每15分钟观察一次，发现异常及时处理。必要时进行局部按摩，促进血液循环。

（3）确保患者能随时与医务人员取得联系，如呼叫器的位置适宜或有陪护人员监测等，保障患者的安全。

（4）记录使用保护具的原因、时间、观察结果、相应的护理措施及解除约束的时间。

5. 常用的辅助器　常用的辅助器有腋杖、手杖、助行器。使用注意事项如下：

（1）使用者意识清楚，身体状态良好、稳定。

（2）选择适合自身的辅助器。不合适的辅助器与错误的使用姿势可导致腋下受压，易造成神经损伤、腋下和手掌挫伤及跌倒，还会引起背部肌肉劳损和酸痛。

（3）使用者的手臂、肩部或背部应无伤痛，活动不受限制，以免影响手臂的支撑力。

（4）使用辅助器时，患者的鞋要合脚、防滑，衣服要宽松、合身。

（5）调整腋杖和手杖后，将全部螺钉拧紧，橡皮底垫紧贴腋杖与手杖底端，并应经常检查确定橡皮底垫的凹槽能否产生足够的吸力和摩擦力。

（6）选择较大的练习场地，避免拥挤和注意力分散。同时应保持地面干燥，无可移动的障碍物。必要时备一把椅子，供患者疲劳时休息。

第四节　意外伤害的护理病历记录

一、护理病历记录意外伤害的必要性

医疗意外伤害是指由于病情或患者体质特殊而发生难以预料和防范的不良后果的情形，其特征为不良后果发生在诊疗、护理工作中，且医护人员难以预料和防范。因此，护理风险管理强调对患者可能产生伤害的潜在风险进行识别、评估并采取正确的行动。而风险评估主要是对意外伤害报告进行分析。在病区内，护士常常是发现或得知患者发生意外伤害的第一人，应迅速进行处置、报告，同时做好记录。意外伤害的记录是上报护理部及医院相关部门的客观资料，是相关职能部门进行风险评估的依据，故客观、及时、准确、完整地记录意外伤害是非常必要的。

二、护理病历记录意外伤害的范畴

医院是公共场所，社会生活中发生的一切事件都可能发生，危及住院患者生命的情况实属难免。医院内发生的意外伤害可能涉及的人员包括患者、陪护人员、来访者，事件类型包括自杀事件、他杀事件、意外伤害、疾病自身和医疗意外问题（如跌伤及与药物、设备、诊疗过程有关的意外伤害）等，意外伤害发生的场所可能在病区、门诊部、急诊科、特诊科、手术室、院区内等，而住院患者发生的意外伤害属于护理病历记录的范畴。护理记录应包括以下几方面的内容：①患者因非医疗因素导致的护士难以防范的事件，如自杀、他杀等；②与患者行为相关的事件，如坠床、跌倒、烫伤及各种因素导致的治疗性导管移位等情况；③与治疗过程相关的事件，如药物不良反应、仪器本身故障引发的意外伤害等。

三、护理记录的书写方式及注意事项

（一）护理记录的书写方式

1.病区内发生的意外伤害护理记录的书写形式　医院的普通病区护士应按照等级护理常规的要求巡视病房及查房，这就是说发现患者发生意外伤害的第一目击人不一定是护士，护士在得知患者发生意外伤害的第一时间应立即进行处置并做好记录。护理记录内容包括发生意外伤害前最后一次巡视病房查看患者的时间及患者的状况；患者发生意外伤害的时间、谁发现的问题、发生了什么问题；已经和准备采取的处置措施并逐级报告医生、科室领导及上级机关或有关部门，通知患者家属等。

2.病区外发生的意外伤害护理记录的书写形式　若患者在外出检查、手术或病区外活动等情形下发生了意外伤害，医疗抢救应遵循首诊负责制原则，由患者所在科室的经治医生负责一切救治和相关工作。护理记录内容包括患者离开病区时间、方式及陪同人员，患者发生意外伤害的时间、报告者、发生何事、处置后的效果等。

（二）意外伤害记录应注意的几个问题

1.记录最后一次查看患者的时间及患者的状况应严谨　最后一次查看患者的时间可反映值班护士是否按等级护理要求巡视患者的情况。患者的状况是指值班护士在巡视病房时看到的患者状态，包括患者的体位、精神情况，陪护人员是否在病房、在做什么等，记录这部分内容要详细、客观。

2.准确记录患者发生的问题　值班护士在得知患者出现问题的第一时间应询问患者发生问题的时间、谁发现的问题以及发生了什么问题，并进行详细记录。

3.对事件的处理应符合法规要求　发现患者发生意外伤害后，值班护士应立即采取积极的补救措施，同时通知值班医生到场检查处置，最大限度降低意外伤害对患者的伤害。无陪护人员时应立即通知患者家属，实施告知义务。严格执行报告制度，立即向护士长、科主任、医院机关值班人员报告，并对上述处置情况进行详细记录。患者因外出检查或手

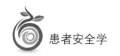

术等原因离开病区，按制度要求由医务人员陪同患者前往并根据病情安排平板车或轮椅接送；值班护士应清楚患者外出原因，及时、准确做好记录。

四、意外伤害护理记录的作用和意义

1. 对护士工作具有很强的指导作用 患者在住院期间发生各类意外伤害，患者及其亲属都很关注。一方面应采取有效防护措施，加强患者安全管理，将意外伤害的发生率降到最低限度；另一方面应积极分析已经发生的意外伤害的原因，并做好相关记录，为管理人员进行风险评估、制订安全管理措施提供客观资料。规范意外伤害护理记录的方式，明确记录内容，使护理人员清楚如何记录，不再为表述不清而困扰，达到客观、准确做好护理记录的要求。

2. 切实起到以文字充分表述书写要求的作用 护理病历是患者住院期间接受治疗及护理的客观记录，但由于护理记录有缺陷引发的护理纠纷，乃至相关法律性问题日渐突出，护理管理者提出的改进措施多是针对护理人员加强法制观念教育、提高书写能力进行的培训，但如果没有健全的护理文件书写规范指导，这一现象仍然难以避免。随着社会的发展，国家各项法律和规章制度不断完善，人们运用法律维护自身权益的意识越来越强。《医疗事故处理条例》规定，护理有关记录属于患者要求可以复印或者复制的病历资料，这赋予了护理记录新的内涵。我们对护理文书的重要意义已有深刻的认识，故应进一步规范护理病历书写要求，在标准和规范的指导下，使很多不规范的行为统一起来。护理管理者在制订护理记录书写标准时，应结合临床实际，要求护理记录充分用文字进行规范、详细的叙述，使护理人员能够明白如何记录，以减少执行中的困惑。

第五节　患者意外伤害相关法律法规

一、医疗损害责任

《中华人民共和国侵权责任法》于 2009 年 12 月 26 日通过，自 2010 年 7 月 1 日起实施。其中第七章为医疗损害责任。

第五十四条　患者在诊疗活动中受到损害，医疗机构及其医务人员有过错的，由医疗机构承担赔偿责任。

第五十五条　医务人员在诊疗活动中应当向患者说明病情和医疗措施。需要实施手术、特殊检查、特殊治疗的，医务人员应当及时向患者说明医疗风险、替代医疗方案等情况，并取得其书面同意；不宜向患者说明的，应当向患者的近亲属说明，并取得其书面同意。医务人员未尽到前款义务，造成患者损害的，医疗机构应当承担赔偿责任。

第五十六条　因抢救生命垂危的患者等紧急情况，不能取得患者或者其近亲属意见的，经医疗机构负责人或者授权的负责人批准，可以立即实施相应的医疗措施。

第五十七条　医务人员在诊疗活动中未尽到与当时的医疗水平相应的诊疗义务，造成患者损害的，医疗机构应当承担赔偿责任。

第五十八条　患者有损害，因下列情形之一的，推定医疗机构有过错：

（一）违反法律、行政法规、规章以及其他有关诊疗规范的规定；

（二）隐匿或者拒绝提供与纠纷有关的病历资料；

（三）伪造、篡改或者销毁病历资料。

第五十九条　因药品、消毒药剂、医疗器械的缺陷，或者输入不合格的血液造成患者损害的，患者可以向生产者或者血液提供机构请求赔偿，也可以向医疗机构请求赔偿。患者向医疗机构请求赔偿的，医疗机构赔偿后，有权向负有责任的生产者或者血液提供机构追偿。

第六十条　患者有损害，因下列情形之一的，医疗机构不承担赔偿责任：

（一）患者或者其近亲属不配合医疗机构进行符合诊疗规范的诊疗；

（二）医务人员在抢救生命垂危的患者等紧急情况下已经尽到合理诊疗义务；

（三）限于当时的医疗水平难以诊疗。

前款第一项情形中，医疗机构及其医务人员也有过错的，应当承担相应的赔偿责任。

第六十一条　医疗机构及其医务人员应当按照规定填写并妥善保管住院志、医嘱单、检验报告、手术及麻醉记录、病理资料、护理记录、医疗费用等病历资料。患者要求查阅、复制前款规定的病历资料的，医疗机构应当提供。

第六十二条　医疗机构及其医务人员应当对患者的隐私保密。泄露患者隐私或者未经患者同意公开其病历资料，造成患者损害的，应当承担侵权责任。

第六十三条　医疗机构及其医务人员不得违反诊疗规范实施不必要的检查。

第六十四条　医疗机构及其医务人员的合法权益受法律保护。干扰医疗秩序，妨害医务人员工作、生活的，应当依法承担法律责任。

二、意外的责任认定

事故是指造成人员伤害、死亡、职业病或设备设施等财产损失和其他损失的意外伤害。

医疗事故：医疗机构及其医务人员或管理人员，在医疗活动中由于严重不负责任或过错造成患者损害，或者由于重大诊疗护理技术缺陷造成患者死亡、残疾、组织器官功能障碍的重大损害结果，应当受到行政处罚的医疗不良事件。

医疗意外伤害是指由于病情或患者体质特殊而发生难以预料和防范的不良后果的情形，其特征为不良后果发生在诊疗、护理工作中，且医护人员难以预料和防范。

1.医疗意外一旦发生，应当根据法定鉴定组织的鉴定结论定是非。通常情况下，医疗意外一旦发生，患者及家属一方难免要四处咨询。如找某些医务人员了解事情的性质及真相，从专业角度做一些相关理论证据的准备。这当然是可以理解的，也是应当的。但是，自己选择的咨询对象，无论是具有一定经验的专家，或者是一般的医务人员，他们的意见都不能作为判定性质的依据，仅可作为参考。因为不是法定的鉴定组织，即使所咨询的"专家"是法定鉴定组织的成员，只要不是在鉴定组织内发表的意见，都不能作为依据。因为其意见不是在公开的、正式的鉴定场合的意见，不具备法律效应。

2.《医疗事故处理条例》第三章第二十四条有明确的规定，医疗事故技术鉴定，由负责组织医疗事故鉴定工作的医学会组织专家鉴定组进行。参加医疗事故技术鉴定的相关专业的专家，由医患双方在医学会主持下从专家库中随机抽取。在特殊情况下，医学会根据医疗事故技术鉴定工作的需要，可以组织医患双方在其他医学会建立的专家库中随机抽取

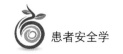

相关专业的专家参加鉴定或者函件咨询。

3.《医疗事故处理条例》第二十五条规定，专家鉴定组进行医疗事故技术鉴定，实行合议制。专家鉴定组人数为单数，涉及的主要学科的专家一般不得少于鉴定组成员的三分之一，涉及死因、伤残等级鉴定的，并应当从专家库中随机抽取法医参加专家鉴定组。

4.《医疗事故处理条例》第二十六条规定，专家鉴定组成员有下列情形之一的，应当回避，当事人也可以以口头或者书面的方式申请其回避：（一）是医疗事故争议当事人或者当事人的近亲属的；（二）与医疗事故争议有利害关系的；（三）与医疗事故争议当事人有其他关系，可能影响公正鉴定的。

上述这些规定都是为了保证鉴定的客观性。因此，只要按照条例的有关规定组织鉴定，其结论就应当具有法律效应。一旦性质确定，如不是事故而是医疗意外，医务人员在整个医疗过程中没有存在过失，就应该以条例为准，不承担责任。由于医疗事业是一种公益事业，患者在医疗过程中发生了意外的不幸事件，医疗机构如果从人道和同情的角度，适当给予患者安慰性的补偿，并且通过这些补偿能使患者家属得到安慰，也是值得提倡的。但是，对患者一方来讲，决不能因为强调道义而勉强医疗机构在没有过失的情况下一定要求补偿，或者因此而纠缠不休，向医院提出过高的要求，这是不应当支持的。因为医院以医疗为职业，随时都可能遇到各种复杂情况，如果每一个意外情况都要求医院给予补偿，医院将难以维持正常的医疗工作。另外，从司法角度讲，医院只要没有过失责任，就完全可以不承担责任，也不必给予补偿。

第六节　临床借鉴

一、案例描述

患者男性，32岁，右手示指压砸伤，行右手示指再植术后第7天，右手示指血运良好。医嘱予以停一级护理改为二级护理，停卧床制动、持续灯烤，护士进行健康指导，嘱患者可在家属的协助下下床活动，并告知缓慢下床的方法。患者14:15输液结束后去卫生间，在卫生间跌倒，患者家属表示很不满意。护士立即查看患者，询问情况，患者诉头晕、膝部疼痛，护士测量血压、脉搏均正常，右手示指血运良好，膝部皮肤无破损，其他部位也未受伤。

二、案例分析

护士与其沟通解释，告知跌倒可能与长期卧床、体位改变及饮食量少有关，嘱患者卧床休息，给予饮食指导，多观察，经过多次观察之后患者无不适主诉。

三、建议方案

该案例中患者家属表示理解，未投诉，但存在安全隐患，易引起医疗纠纷，值得深思：患者在医院内跌倒，不仅会增加患者和家属的痛苦，更会成为医疗纠纷的隐患，影响医疗机构的信誉度。患者跌倒是多种因素交互作用的结果，既包括患者的自身因素，也包括环境因素，跌倒的可能性随着危险因素的增加而增加。预防住院患者跌倒应从多方面、多渠道抓起。

1. 患者意外伤害由哪些因素导致？

2. 患者意外伤害会产生哪些不良结局？

3. 物理性损伤分为哪几种类型及防治措施？

参考文献

1. International Association for Ambulatory Surgery. Ambulatory surgery with extended recovery［EB/OL］（2015-12-23）［2016-06-25］http://www.iaas-med.com/index.Php /iaas-recommendations/Extended-recovery-facilities.

2. Kobayashi K，Ando K，Inagaki Y，*et al.* Measures and effects on prevention of fall：the role of a fall working group at a university hospital. *Nagoya J Med Sci*，2017，79（4）：497-504.

3. 杨文君，宋蓓，薛素梅. JCI 标准在预防住院老年患者跌倒管理中的应用. 中国现代医药杂志. 2018，20（12）：20-22.

4. 廖常菊，陈晓丽，梁玉芬，等. 491 例住院患者跌倒 / 坠床特征性分析与对策. 实用临床护理学电子杂志，2017，48：2-10.

5. 陈林芝. 重症医学科患者意外拔管的原因与防范措施. 中医药管理杂志，2020，06：200-201.

6. 陈尚学，徐静. 静脉输液外渗的原因分析及防护对策. 西南医科大学学报，2020，01：90-93.

7. 宁俊红，徐媛，刘雪梅，等. 基于美国医疗机构评审联合委员会标准的非公立医院药事管理工作实践. 山西医药杂志，2019，48（4）：90-92.

8. The Joanna Briggs Institute. 住院老年患者跌倒预防. 中华护理杂志，2013. 48（6）：574-576.

9. 徐冬梅，陈英，张慧琴. 无缝隙护理管理在老年患者跌倒防范管理中的应用. 代临床医刊,2016.29（3）:2239.

10. 严丽虹. 内科住院患者意外伤害发生原因分析和护理对策. 临床合理用药杂志，2014，7（1）：131.

11. 章丁丁. 安全管理在预防社区医院老年患者跌倒中的实施效果. 中国卫生产业，2019，9（1）：23-24.

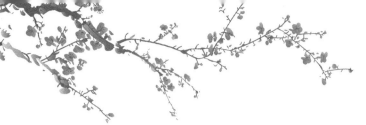

第十章　患者参与患者安全

第一节　患者参与患者安全概述

一、患者参与患者安全的概念

　　世界卫生组织（WHO）指出，患者安全是指在医疗护理过程中采取必要措施，避免、预防患者发生不良后果或伤害，包括预防偏差、错误和意外。患者参与患者安全（patients for patient safety，PFPS）是指将患者、照护者及社会大众作为患者安全合作伙伴，通过其自身参与行为，协助医务人员确定和避免可预防的医疗不良事件，进一步提升医疗组织系统的安全性和医疗质量。

　　患者参与理念起源于 19 世纪 60 年代的消费者权益运动，随着对患者安全的重视，其范畴逐步涉及临床决策、卫生决策、慢性病管理和健康促进等各方面。患者参与到诊断、检查、治疗和护理的全过程，关注自身接受的各项医疗与护理操作，是医疗与护理服务的主体和核心。依照医疗卫生行业的特点，在不安全行为的先兆、不安全行为的监督管理、不安全的人为操作、患者参与和组织影响力这五大患者安全风险因素中，患者参与处于第四位。因此，维护患者安全，不仅是医务人员的责任，同时也需要患者的参与。

二、患者参与患者安全的发展现状

　　最早 WHO 推动患者安全的基本理念以无损于患者为先。但随着人们自我健康意识的不断提高，对患者安全的认识不断深入，患者安全已从具体安全不良事件的预防扩展为将卫生保健相关的不必要伤害减少到可接受的最低程度的风险控制过程。目前普遍将患者参与患者安全理解为以患者安全为中心，充分发挥患者主体参与性，使患者做到共同合作、有力监督、积极反馈，对现存与隐藏的安全问题进行科学、及时、有效的控制。诊疗过程中患者依赖于专业医护人员及其决策，但是他们参与安全计划对管理安全至关重要。

三、患者参与患者安全的国内外现状

（一）国外现状

"患者参与"这一理念源自 19 世纪 60 年代的消费者权益运动，该运动主张患者拥有安全、告知、选择和申诉的权利。随着对患者安全的重视，这一概念逐渐扩展至临床决策、卫生决策、慢性病管理和健康促进。2005 年，世界卫生组织在"患者安全国际联盟"欧盟峰会上首次提出"患者参与患者安全"行动计划，旨在代表患者的声音，建立患者和患者安全倡导者、卫生服务消费者、卫生保健工作者共同参与的国际网络，倡导患者安全，协助卫生保健人员减少和避免危害患者健康的一切医疗过失。该计划强调了患者在提高医疗质量和安全方面的核心地位，增强患者对安全策略的认识和参与。随后，在 2006 年的"伦敦宣言"中，成立了患者安全工作小组，推动患者参与项目的实施。2009 年，世界卫生组织将患者参与患者安全列入全球患者安全 50 个优先研究领域。自此以后，许多国家相继展开了许多具体的患者参与患者安全的项目。例如，加拿大、美国、澳大利亚等 8 个国家成立了患者为患者安全工作小组；英国的患者安全机构通过研究推出了"在预防医院感染中你能做什么""如何使你的健康护理更安全""患者参与的优势"等项目；美国提出了"健康三问"，将患者对患者安全的疑问具体化，并提出了"预防医疗差错的 20 个步骤"，描述了患者参与预防差错和不良事件的具体方法；澳大利亚医疗安全质量委员会也将患者参与患者安全的计划与行动提上了重要日程。患者与患者家属自始至终都是医疗差错的见证者和受害人，他们有意愿参与到自身护理和医疗保健中来，并且采取措施协助医务人员避免差错产生或防止发生更严重的医疗事故，希望治疗效果得到保障，减少损失与伤害。

（二）国内现状

相对于许多发达国家，我国缺乏对患者参与患者安全管理模式的相关研究和探讨，远落后于发达国家，但当世界倡导患者参与患者安全、让患者成为卫生保健体系的合作伙伴时，我国也在做出一些积极的改变。2004 年首届患者安全世界联盟日大会在我国上海召开，为患者安全策略在我国的推广奠定了一定的基础。原卫生部与国家中医药管理局在全国开展的医院管理年活动，将患者安全作为主题之一。2005 国际医院交流与合作论坛的与会者，就医疗质量与患者安全——共同的责任这一主题进行了深入研讨，提出患者安全是保证医疗服务质量的前提和最基本要求，患者安全和质量管理是医院管理的永恒课题，构建患者安全机制、倡导患者安全策略将成为我国卫生保健系统改革的重要组成部分。

四、患者参与患者安全的重要性

1. 多数人面对陌生环境和未知结果时会产生恐惧，对于患者来说，他们所面对的医疗环境是陌生的，且疾病具有不可预见性，因此常常出现焦虑、担忧和恐惧的心理反应，医护人员应允许并鼓励患者参与，主动提供诊疗信息与疾病相关知识，让患者全面了解诊疗过程与可能出现的结果，减少疾病不确定感，增进患者对医护人员的信任，从而减轻焦虑

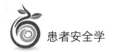

情绪，更好地配合诊疗相关工作。

2. 患者参与患者安全在一定程度上可以提升就医安全，降低医疗风险。随着现代经济快速发展，人们的知识水平和生活质量不断提高，在基础生理需求得到满足后，患者有更多的能力与机会关注自身健康，患者更愿意积极主动地参与医疗，同时也关注到医疗服务存在不同程度的意外和风险，因此患者维护自身安全的意识提高，希望解除疾病痛苦、维护生命安全、减少医疗风险、提升就医安全质量。

3. 患者积极参与患者安全能使医疗服务质量得到保障和提升。在诊疗过程中，若患者主动向医生提供真实、详细的病史，及时反馈自身感受，积极参与治疗方案的讨论与选择，使其需求得到满足，就有助于医生做出正确客观的诊断，减少就医时间，节约医疗费用。同时，通过加强与医护人员的沟通，患者能掌握医疗信息与知识，了解医学常识，提高自身依从性，正确服药，改变不良生活习惯。

4. 患者参与患者安全使其自主权得到保障，提高维权能力。在医疗活动中，医护人员应时刻尊重患者的自主权利，告知不同方案的诊疗与过程，协助其正确选择。患者有权利在诊疗过程中保存相关医疗资料，为以后可能出现的医疗纠纷提供证据。

五、患者参与患者安全的理论框架

目前，对于患者参与患者安全的理论框架主要为叶旭春等基于格拉泽传统扎根理论，依据患者需求，通过半结构式访谈归纳出"互动式患者参与患者安全"的核心主题，其内容包括决策性参与、照护性参与和诉求性参与3个参与策略，信任、信息、沟通和支持4个原因要素，以及有利患者参与1个结果目标；并明确指出引导患者参与患者安全的有效策略，即积极照护性参与、审慎决策性参与及理性诉求性参与。同时提出7点理论假设：①患者参与患者安全是理性的医患间互动过程；②互动式参与患者安全包括信任、信息、沟通和支持4个原因要素，即信任医方、信息充分、交流畅通、获得支持，有助于患者参与患者安全；③医方鼓励可促进患者参与安全；④患者根据其参与安全的情境不同，可独立或综合运用"决策性、照护性、诉求性"3种参与策略；⑤任何参与策略均需要患者与医方、家属、社会系统的不断互动，使4个要素逐步推至促进状态，促进患者参与安全；⑥患者通过理性的互动式参与患者安全，有利于防范医疗风险，有助于患者在疾病中学习与成长；⑦理性的互动式参与患者安全，有利于和谐医患关系和营造良好的医疗环境，最终更有效地促进患者安全。

六、患者参与患者安全的质量评价体系

患者参与患者安全体现了以患者为中心的医疗服务理念，可促进医患关系、保障患者安全、提升医疗质量。目前国内外对于患者参与患者安全的研究主要围绕患者参与安全行为的认知、意愿、影响因素、行为评估及参与策略等方面，相关学者对于患者参与患者安全通过循证构建了一定的评价体系构建，为评价 PFPS 工作提供了科学的测评工具，促进医院 PFPS 管理的科学化、标准化，有利于监督和提升医疗质量，维护患者安全。

第二节　患者参与患者安全的意义

在《希波克拉底誓言》中，不伤害原则作为最基本的原则之一，充分体现了医务人员对患者安全的重视。2002 年，WHO 首次把对医疗质量和患者安全的需求提交给世界卫生大会，受到了各国的广泛关注。2004 年，为将各国在患者安全上的工作重点和方法推荐到世界各地，解决全球共同的患者安全问题，WHO 创立了世界患者安全联盟，预示着 WHO 关于患者安全的工作正式开启。联盟成立至今，世卫组织通过清洁卫生更安全、安全手术拯救生命、避免用药伤害三项全球患者安全挑战来促进会员国重视患者安全，推动患者安全的全面发展。为倡导和推动患者安全活动逐步进行，绝大多数国家制订并不断修改患者安全目标，以此作为医疗机构保障患者安全的工作方针。作为世界患者安全联盟的成员国之一，我国积极响应联盟工作，深化与联盟各成员国的合作，吸取各国经验，并基于我国基本国情，不断推动患者安全运动逐步发展。

21 世纪以来，随着我国社会的不断进步、人们的生活水平逐步提高，以及医疗体制改革的不断推进，人们的医疗观念以及健康意识也在不断发生改变，患者安全渐渐进入人们的视野，并逐渐受到重视，成为社会普遍关注的热点问题。尽管患者安全日益受到重视，但是国内的相关研究多集中于从医务人员和卫生系统组织管理角度关注患者安全，较少关注患者在自身安全中的主体作用。然而，患者作为诊疗的主体，全程参与了疾病的诊断、检查、治疗和护理各个方面，在保障自身安全的过程中起着举足轻重的作用。2006 年，中国医院协会在卫生部指导下，结合我国国情，在参照国外实践经验的基础之上，首次推出《2007 年患者安全目标》，此后连续修订和完善各年度的患者安全目标，着力构建最基本的患者安全体系，为我国患者安全运动指明了方向。患者作为医疗活动的主体和核心，为保证其安全，不仅需要医疗机构和医护人员承担起相应的责任和义务，同时也需要患者积极参与保障患者安全的各个环节中。世界患者安全联盟在成立之初就已将 PFPS 作为六大优先解决项目之一，这强调了患者不仅是医疗护理服务的被动接受者，还是合作者；在患者安全中，患者与医护人员具有平等的地位。在我国 2019 版《患者十大安全目标》中，将鼓励患者及其家属参与患者安全作为目标之一。由此可见，患者参与患者安全已成为现代医疗服务的基本目标，在保障患者安全方面具有重大意义。

一、保证用药安全，降低给药差错率

在给药环节中，护士没有认真执行查对制度，没有做好最后的确认工作是给药差错的最主要原因，其中床号、姓名核对错误居首位。由于现今各大医院普遍存在护理人力资源不足的问题，同时就医人数多、工作量大，为及时完成各项护理工作，部分护士尤其是新入职护士在工作中往往忽略了严格查对，从而导致各种给药差错不良事件的发生。患者或其家属可通过参与给药前查对，询问用药知识，获取药物信息，了解药物的用法及剂量，与医护人员及时沟通用药反应等，参与用药管理，以弥补护士由于各种因素所致的对床号、姓名、药名等信息查对不足的缺陷，减少漏发或错发药物的现象，保证给药正确，进而促进用药安全。同时，患者或其家属参与用药前的查对，可督促护士严格遵守给药制度，规范给药流程。

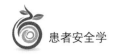

二、减少不良事件的发生，避免医疗风险

医疗护理服务是一种专业性很强的服务，其具有专业性、复杂性、相互依赖性、不确定性和高风险性，任何一项执行不当均可影响患者安全。患者是疾病的亲历者，患者参与在识别医疗护理风险、降低医疗护理差错过程中发挥着独特的作用。患者的积极参与可以帮助医务人员及时发现医疗中存在的问题和失误，避免医疗风险。通过患者参与，不仅可以避免在一般护理活动中发生身份错误，而且在患者接受手术或有创性操作前，患者参与身份识别和确认手术部位及方式，可以很大程度上避免重大医疗差错和不良事件的发生。此外，患者也可将自身经历的不良事件报告给医院或医护人员，使医院和医护人员及时发现存在的安全隐患并立即采取有效措施，减少不良事件的发生，进一步保障患者安全。

三、规范医疗护理行为，提高医疗护理工作质量

患者参与患者安全也是对医疗护理工作的监督。在就医期间，患者主动询问各项检查、护理、治疗的目的、配合方法及注意事项，相关药物、疾病知识以及各种仪器的使用方法和医院的规章制度，可以增加对疾病的认识，对各项检查、护理和治疗有一定的认知。在医护人员治疗和护理的过程中，若存在疏漏或不规范行为，患者可以及时提醒，促使医护人员按照规范流程进行治疗和护理，防止不良事件发生。患者的积极参与能促进医疗信息透明化，通过患者参与，医护人员在操作中将更加仔细认真，严格遵守操作规程，确保患者安全，提高护理质量。同时，患者可以将自己在接受治疗过程中的切身感受进行反馈，医护人员在获得患者反馈信息后，进行认真分析和仔细研究，重新调整工作方式和工作作风，发扬优点，改正缺点和错误。由此可见，患者参与患者安全可以帮助医院查漏补缺、改进工作，使医护人员的医疗护理行为更加规范和完善，从而提高护理质量。

四、促进医患沟通，避免医疗纠纷的发生

由于疾病的复杂性以及医学发展的局限性，许多疾病存在医生尚不认识或认识不全的现象，各级医生的水准与临床经验也大不相同，再加上病情复杂、仪器设备等多种原因，某些疾病的临床治疗效果常不甚理想；然而，作为患者则希望医生在短时间内做出诊断并治愈疾病，于是出现临床治疗效果与患者预期值之间的冲突。这就需要及时有效的医患沟通，使患者了解现阶段的困难与进一步的诊疗计划，取得患者的谅解，使患者耐心配合治疗。而和谐有效的医患沟通，除了需要医护人员的努力外，也需要患者的积极参与。患者参与到医疗过程中，主动向医生提供详尽的病情与病史资料，积极询问自身情况，配合医生治疗，遵医嘱服药并及时反馈治疗效果，帮助医生做出正确的诊断，参与治疗方案的讨论，特别是涉及存在一些风险的决策，当患者有问题或顾虑时应及时说明，使医生了解患者想法并尽早调整治疗方案。如果患者在诊疗过程中存在疑问却未能及时说明，将会严重影响医患沟通的质量，从而影响整体治疗的进展。患者参与程度越高，就越了解医疗服务规范与流程，也可以从医护人员处了解大量相关的医疗知识与信息，对调动患者的积极性和主动性有积极的影响；同时可以减少不必要的误会与纠纷，使医患双方和谐合作；此外，患者的积极参与也能使医务人员了解到患者对自身健康的关注，在提供医疗服务的过程中能够更多地照顾患者心情，从而自觉改善服务质量，增强双方的信任感，促进双方有效沟

通，减少医护失误，营造和谐的医患环境，避免医疗纠纷。

五、减轻患者焦虑，提高患者依从性

由于突发疾病、患者对疾病做出的严重估计、担心治疗费用高昂、担心手术失败、疾病疼痛等多种因素，患者常会产生焦虑情绪，对反复检查和治疗缺乏耐心，特别是内科疾病病情复杂、治疗时间长，更容易使患者产生负面情绪，从而抗拒各种检查、治疗与护理，依从性低，最终延误治疗甚至造成生命危险。针对患者焦虑的原因，通过院内的健康宣教、医务人员温柔亲切的讲解和专业性的指导，使患者了解更多与疾病相关的知识，了解各项医疗护理操作的目的及配合方法等，能大大消除患者的顾虑，从而提高患者的治疗依从性。患者的积极参与可以增加患者对于病情及治疗进展的了解，获取更多的疾病相关信息，理解各项医疗护理活动对疾病治疗的益处，从而增加患者的依从性，积极配合医护人员的工作，利于诊疗与护理工作的开展，促进患者健康恢复。

六、尊重患者权力，提高患者满意度

在医疗行业中，患者的权力主要包括知情权、同意权、选择权、拒绝权、平等医疗、监督权等。患者主动打破沉默，积极参与到患者安全工作中来，关注正在接受的治疗和护理，确保得到由专业医护人员提供的正确治疗和药物，了解使用药物名称及用药目的。患者对所采取的医疗措施和护理行为是否有明确的认知？是否了解其风险和不确定性？是否有证可循？对患者所提出的问题，医护人员做出专业性的指导和通俗易懂的讲解，这不仅可以更好地落实患者的知情同意权，体现医护人员的告知义务，而且对于提高诊断的准确性和治疗效果、促进医疗质量与安全都有重要意义。患者参与治疗决策、用药安全、临床护理等对调动患者的主动性和积极性、缓和医患关系、提高患者满意度和提升治疗效果均有积极的影响。患者参与患者安全充分体现了尊重患者权利、以患者为中心的服务理念。

疾病的不确定性和许多与疾病相关的问题决定了医疗服务提供者不可能满足患者所有的需求和一切期望。患者安全作为一个全球性的公共卫生问题，不仅是医务人员以及医院的责任，也需要整个医疗服务系统的改革和患者的参与和督促。出于对自身安全的关心以及维权意识的逐渐提高，许多患者都迫切希望了解或学习相关的疾病知识，包括疾病的发展、治疗、护理及预后等。由此可见，患者参与患者安全的意愿是促进患者参与患者安全的重要因素，医护人员首先应促使患者有参与的意愿，然后讲解如何参与，赋予患者参与患者安全的能力。患者及其家属参与医疗护理安全活动，能够强化患者的遵医行为，增加患者对护理行为的理解，使患者能够更好地配合医疗护理工作，促进患者健康恢复；也能及时发现并纠正医疗活动中的缺陷，督促医务人员规范操作流程，有效预防给药差错，减少各种不良事件的发生，提高医疗护理工作质量；同时患者及其家属的积极参与，增加了护患之间沟通交流的机会，医务人员向患者讲解相关的问题和知识，满足患者关注自身安全的心理需求，双方关系更加密切，医患之间的信任度提高，患者对医疗护理工作的满意度增加。

患者参与患者安全将促使我国医疗卫生保健真正实现以患者为中心的服务理念。然而，我国仍存在许多原因使患者不能充分地参与到患者安全活动中来，包括患者的年龄、自身疾病情况、意愿、文化水平、社会支持以及医护人员对患者参与的认知、态度和支持

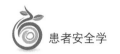

程度等。为实现广泛的患者参与患者安全，还需要医务工作者和管理人员不断探索，为此我们可以借鉴国外的先进经验，在立足于我国基本国情的基础上，多方面、多层次地协调努力，充分发挥患者在保证自身安全中的主观能动性，建立健全患者参与患者安全管理制度，营造患者安全文化氛围，共同促进患者参与患者安全制度的落实，实现医患共赢。

第三节　患者参与患者安全的形式

一、入院时患者参与患者安全的形式

（一）患者参与入院安全教育

入院时护士对患者安全性进行全面评估，尊重患者，避免引起负面效应，根据实际情况开展有目的、有计划、针对性强的安全教育，更好地服务于患者，杜绝医疗纠纷，保障医疗安全。当班护士对患者进行常规入院评估和宣教，落实首诊责任制，应用口头和书面宣教，发放安全知识宣传手册，介绍病房环境、服务用具用法以及患者的主治医生、护士长、主管护士的姓名和职责，以利于后期沟通交流；全面讲解患者的病情、发病原因、预防措施等来增加患者对病情的了解，提高自我防护的意识；详细告知患者入院的各项注意事项，避免因告知不到位、不及时而导致的医疗纠纷；重点宣教防跌倒、防坠床、防烫伤、防压疮等安全措施，指导患者随身携带好自己的贵重物品（如手机、手提电脑、钱包、身份证、贵重金属物品等），以防被盗；告知患者勿使用绳索、锐器（如剪刀、水果刀）等，病房内物品摆放入柜，不能随意乱放，保持通道通畅，保持地面干洁；勿在病房使用明火和大功率仪器（如电水壶、电饭煲、电热杯等家用电器）；勿在窗台和阳台护栏上逗留攀爬。严禁高空抛物，洗澡时有人陪同，及时擦干厕所水渍，铺防滑垫，穿防滑鞋，厕所安装安全扶手，楼道设立安全警示牌，严格遵守警示内容，完善患者住院期间安全管理。

（二）患者参与入院知情告知

充分履行对患者及家属的知情告知，保障其选择权。患者的知情权受国家法律保护。《执业医师法》第 26 条规定，医师应当如实向患者及其家属介绍病情，但应注意避免对患者产生不利后果。《民法通则》《合同法》《医疗事故处理条例》等对侵害患者知情权的法律责任进行了规定。此外，对患者的知情告知、尊重患者的选择，是医务人员增强与患者沟通、争取其信任、保障医疗工作有效进行的重要手段。

1. 入院告知　患者入院就诊时，医务人员及时与患者及家属沟通，介绍医院各项管理规定并签署知情同意书，如拒收红包协议、劝阻外出说明书等，使医患关系更加和谐，患方对医务人员的信任感增强，患者的安全管理更加规范有效。

2. 签署疾病诊断告知书　经过相关检查、检验及查体得出疾病诊断后，及时与患者及家属沟通，告知其疾病的治疗及护理常识，使患方对疾病有充分的认识，了解医疗注意事项，增进抗击疾病的信心，主动配合医务人员的治疗，同时签署疾病诊断告知书；同时做好患者隐私保护工作。

3. 签署手术及麻醉知情同意书　医生为患者提供治疗方案，同时给予替代方案供患者选择，如物理治疗、药物治疗、手术治疗等；如果需要手术治疗，则提供常规手术、微创手术等方案，并告知各种治疗方案的利弊，尊重患方的选择。选择手术治疗时需要签署手术及麻醉知情同意书；医疗过程中需要检查检验、药品、植入性耗材也需要告知患者及家属，以便患方根据自身情况进行选择；当患者病情突然发生变化、治疗方案需要变更时，不擅做主张，及时告知患者及家属，取得他们的知情同意。

4. 充分告知医疗缺陷　当医疗活动因治疗方案本身缺陷，以及人为或非人为的意外原因发生不良事件，造成或未造成患者的身体或精神损害时，均应及时告知患者及家属，详细分析事件造成的结果，正确采取后续措施，全力降低可能产生的损害，争取患方的谅解和配合，杜绝掩盖自身医疗过错的行为。

（三）患者参与探视和陪护管理

入院时落实探视和陪护制度，向患者和家属做好入院健康教育，详细介绍病房探视制度，使患者尽快熟悉病房环境，严格把控探视人员的数量和探视时间，加强探视环节的管理，让患者和家属共同配合、共同参与，从而减少医院感染机会。做好患者和家属安全思想工作，让其了解流动人员多存在的安全隐患和风险。病情需要看护者，陪护人须持7天内核酸检测阴性结果方可留院，并配合检测体温。告知患者和家属避免串病房，减少人员流动，并佩戴口罩，勤洗手，降低发生交叉感染的风险。

二、住院时患者参与患者安全的形式

（一）住院期间参与相关信息核对

1. 患者参与患者身份识别

（1）患者身份识别制度是指医务人员在医疗活动中对患者身份进行评估、核实、确认等，以确保正确的诊疗实施于正确的患者的过程。准确识别患者身份是保证医疗护理安全的前提，是执行各种检查、治疗等诊疗活动中的重要步骤，是确保将正确的诊疗实施于正确患者的必要途径，是确保患者安全的重要内容和基础性工作。

（2）在诊疗活动中，医务人员严格执行查对制度，至少同时使用姓名、年龄两项核对患者身份，禁止仅以床号作为患者身份识别的依据。对无法有效沟通者，如昏迷、神志不清、无自主能力等患者，采用腕带作为身份识别的标记，并请患者家属参与核对。

（3）确定识别患者身份的时机：患者入院时；患者进行检查前、中、后；患者进行各项治疗前、中、后；病房与手术室交接患者时；手术前、后，患者转科交接时；患者转床时；患者出院时。确定识别患者身份内容：对患者进行身份识别时，核对姓名、年龄、性别、住院号等内容；新生儿身份识别内容包括床号、母亲姓名及住院号、婴儿性别、身长、体重、出生日期与时间。

2. 患者参与用药信息核对及用药安全

（1）住院期间给药错误和出院后服药依从性差仍是目前护理环境中长期存在的主要安全与质量问题。为了减少差错，医护人员可加强宣教，提高患者参与用药安全的积极性，允许患者参与药物核对，主动提供可获取药物信息的途径，并告知患者应及时与医护人员沟通用药的不良反应。如口服降糖药物，住院时责任护士应加强宣教，告知患者与家属常用药物的种类、服用时间、药物剂量以及药物的作用与不良反应，并不断告知坚持用

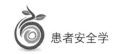

药的重要性。必要时可制作药物手册供患者随时查阅，录播讲解视频，使用药规范深入患者心中。若当护士漏发或错发药物时，患者能主动提出疑问，及时发现错误，避免不必要的伤害。患者掌握相关药物知识后，也可及时发现不良反应，并反馈至医护人员，降低损伤的概率，从而促进用药安全。同时，住院期间让患者参与用药管理，也可作为出院后提高患者药物依从性的手段。

（2）参与用药安全管理方法：①院内建立患者用药安全监督小组，各科室在护理部的领导下挑选2～4名业务骨干，成立用药安全专科小组，主要负责制订和完善相关方案与流程，再对各组责任护士进行培训，督促护士支持和引导患者主动参与用药过程，配合奖惩制度，对护士指导效果进行评价打分，使患者参与用药安全这一想法真正落实。②对病区各护士进行宣传指导，为创建支持患者参与安全用药氛围打下坚实基础，如院内定期开展讲座培训，使护士们学习并掌握患者参与用药安全的主要目的与方法；鼓励医护人员多阅读相关资料与文献，补充知识盲点，纠正认识误区，使其认识到患者参与用药安全的益处与重要性。③增加健康教育形式的多样性，使患者更简单明了地明白护士给药过程。使用药物治疗（尤其是特殊用药）前，主管医生应依据药品使用说明书等资料，向患者告知用药目的、相关的药理作用和可能的不良反应等。鼓励患者主动获取安全用药知识，如果患者对于主管医生的告知不理解或认知不全面，可建议患者到药剂科咨询室进行咨询。取得患者（或患者家属）同意进行特殊用药前，应在知情同意书上签字，作为最后确认的手段。住院患者参与用药安全行为的主要内容为：仔细倾听（医护人员对于药物的介绍）、主动告知（所服用药物、过敏史、不良反应史、自身健康状况）、主动询问（药物的作用、用药的方式及时间、不良反应及处理方法、配伍禁忌、饮食活动等注意事项）、医患互动。居家用药患者参与主要为：用药核对、差错预防及告知、药物保存、用药记录。除了入院时对患者进行常规的用药知识指导外，还应向患者宣教患者参与患者用药安全的具体内容、在护士给药时如何配合参与核对、药物信息的查询和药物疗效的反馈途径，保证患者正确服药和得到有效的治疗。

3.患者参与手术信息核查　手术核查主要包括手术患者正确、手术式式正确、手术部位正确，核对资料包括姓名、身份证号、出生日期、住院号等。意识清楚的患者由本人自行叙述其姓名及至少另外一项个人数据，并确认其叙述数据与腕带数据是否相符。患者腕带上应提供以上两种数据，以便确认患者的正确性。虚弱、病重、智力不足、意识不清患者由家属或陪伴者说出其姓名及至少另外一项个人数据，确认其叙述数据与腕带资料一致。

（1）确认时间点：患者抵达手术室等候区时；患者进入手术房间前；手术开始前。

（2）确认方法：①由负责医生、手术室护理人员、麻醉人员在患者麻醉之前再次与患者确认手术式式及部位；②确认与病历、手术同意书、麻醉同意书记录数据相符；③在即将开始手术之前，由手术小组所有成员共同完成最后的确认作业；④负责核查人员正确记录并签名；⑤手术室流动护理人员应确认完成核查流程及正确性，如发现异常，应立即停止手术，直到问题澄清为止。

（二）住院期间参与医患之间的沟通并支持医疗护理行为

1.鼓励患者参与护士床边交接报告　医护人员交接工作时如果沟通不当可导致严重的医疗错误，这就要求护士完成床边交接报告需要成功传递信息，防止医疗错误和护理不良事件发生。患者参与护士床边交接报告是患者和护士之间有效沟通的机会，要求护士每次换班都要在患者床旁进行交接班，由交班护士咨询患者希望哪些家属或亲密朋友参加，邀请他们参与交接班；如果患者需要保护个人隐私，也可请家属暂时回避。交班护士向患者和家属介绍接班护士，以通俗易懂语言进行交接；接班护士对患者主要情况重点评估，核对当班需完成的任务，询问患者需求和疑虑。护士通过邀请患者和家属参与、面对面沟通互动，评估患者病情，能够有机会了解当班患者的情况、治疗要点、护理措施，同时减少患者的被忽视感和焦虑感；床边交接过程中患者和家属可帮助护士及时发现潜在错误，澄清并解决错误信息。这种患者参与交接班报告的形式能更明确地掌握患者的整体情况，以便更好地确定患者护理的优先顺序，提升护士实践能力与时间管理能力，促使护士更快、更合理地安排工作，减少加班时间，增强护士责任意识，并降低住院患者跌倒及压力性损伤发生率，减少呼叫铃频次，减少用药错误，提高患者安全。

2. 鼓励患者和家属主动参与观察患者病情变化　患者及时反馈诊疗过程的主观和客观感受、对治疗和药物的耐受程度、术前术后护理计划的执行程度等，并根据医生要求，结合治疗过程中个人的敏感度和身体反应，主动、及时且准确地报告转好或不良的情况，这有助于医护人员了解患者的病情演变过程，并根据病情及时调整治疗方案和护理措施。如果患者因为自身病情、性格、语言表达能力不佳等而不能主动反映身体变化情况时，应加强与患者和家属的沟通，注意观察患者病情变化，及时处理问题，保证医疗和护理的安全。

3. 鼓励患者主动参与诊疗过程中各项检查的监督管理　在诊疗过程中有大量行业规范，这些规范在临床实践过程中如果执行不到位，可能影响患者安全，这时就需要患者参与监督管理。例如，在医护人员执行诊疗活动和护理措施时，患者和家属应主动提醒医护人员规范洗手，降低交叉感染风险；输液或输血时，应邀请患者和家属主动参与核对患者相关信息如姓名、性别、年龄、血型、血袋信息、剂量、有效期、有无异物变质等；手术前应鼓励患者参与患者身份识别与手术部位确认，医患双方应共同核对患者信息、手术标识等相关内容；又如，肿瘤患者应在病理切片结果出来后再确定治疗方案，而不是直接接受手术。有创治疗、检查的过程中，患者和家属应主动参与监督医护人员无菌操作和隔离技术是否规范，特别是对实习人员在操作过程中出现不规范行为时应及时给予必要的提醒，避免感染发生，降低患者不安全的概率。除了患者的监督和阻却行为，患者自身也要遵守治疗要求，不能违反诊疗常规和流程。

4. 鼓励患者参与自我管理　告知患者主动配合医务人员的治疗要求与严格执行医嘱的重要性，提高患者对医疗活动的配合度和依从性，以确保医疗安全并提高疗效。在临床治疗过程中，有不少需要患者主动配合完成的行为，这些都需要患者的主动参与。例如，患者在进行检查或治疗时需要主动配合，保证体位正确；患者应自觉遵医嘱按时按量服药，严格控制药物浓度，不擅自增减药物剂量或停止服药；患者应自觉遵医嘱进行康复训练或者保持身体制动。对于评估有深静脉血栓高风险的患者，医护人员应加强与患者和家属的沟通，鼓励患者主动配合检查、物理预防、药物治疗等，降低深静脉血栓的发生率。在护理工作中，应鼓励患者和家属主动参与防跌倒、坠床和各种管路的维护管理，如评估有高危跌倒风险的患者，按要求不得擅自离院、不得单独行走活动，若家属或陪护不在时，应学会主动按铃求助，避免意外伤害和不良事件的发生。

5. 鼓励患者参与支持医疗护理行为　患者安全是医患双方共同协作的结果，患者在参

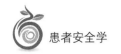

与患者安全过程中要给予医务人员信任和支持，包括及时缴费、愿意承担风险、支持医生决策等。及时缴费看似与医疗活动关系不大，却被医务人员理解为友好支持的信号。如果患者不愿负担医疗费用，常会被医务人员视为对诊疗行为有异议。

（三）住院期间参与决策

1.患者主动参与查房　查房应由主管医生、住院医生、护理人员、药剂师、康复治疗师等多学科团队成员和患者及患者家属一起于床边进行医学讨论及决策，共同制订最佳的治疗、护理目标、诊疗方案、护理计划、出院计划等，协助患者完成从医院到家庭的过渡，尽量避免再入院事件的发生。这种查房形式可使患者感受到自己是一位被倾听、被尊重的医疗团队伙伴，能使患者焦虑、烦躁或抑郁的情绪得到舒缓。鼓励患者共享信息，促进其积极参与提问和讨论，允许其对医疗决策等信息进行交流、协作，赋予患者更多知情权，满足患者和家属的教育需求，同时为患者和家属、医护人员、药剂师、康复治疗师、医学生等提供交流学习平台，共同分享专业知识，促进医学教育，改善医患沟通，缩短患者住院时间，改善患者结局，提高患者和员工满意度，提升医疗和护理质量。

2.患者参与诊疗决策　医患共同决策（shared decision making，SDM）主要是由医生向患者提供客观的、中立的病情分析及有关疾病各种治疗可选方案，并说明这些可选方案存在的获益和风险及其发生的可能性，其关键是患者作为非医学专业人士能够正确理解医生提供的信息并参与临床决策方案的制订，这有助于医患间的信息交流，有利于促进患者安全。患者参与决策行为的内容主要包括治疗方案决策、手术麻醉方式决策以及材料药品选择三方面。根据我国法律规定，针对患者的治疗方案，必须有可替代方案供选择，这就意味着患者必须在至少两个方案中进行选择。患者应提前或及时与医生沟通，并告诉医生自己的最终选择，确保不随意调整。对于需要手术治疗的患者，在手术前要对手术和麻醉方式进行选择。有些手术既可采用常规手术，也可采用微创手术，医生一般会以技术为先导，根据患者情况提出推荐方案；有些手术也有多种麻醉方式可供选择，这就需要患者参与决策；另外，手术过程中使用的各种贵重材料、植入性耗材、进口或国产药物也需患者参与决策，以便确定选择不同国家、不同厂家的产品。这些都是患者参与患者安全的适宜行为，有些决策性行为直接影响患者安全。另外，患者可通过主动提供自身疾病相关信息（例如既往病史病、家族史、用药史、过敏史等）与医护人员沟通交流、自我报告症状等协助医护人员获得正确诊断。除此之外，也允许患者参与医疗护理的相关决策，其中就包含治疗方案的选择、药物的使用、输血、有创治疗与手术的知情同意等。

（四）住院期间参与自我照护

患者参与患者安全最初的核心内容就是患者参与院内安全防护，主要包含患者参与医院感染控制、身份信息的核查，以及预防不良事件的发生，如跌倒、坠床、皮肤压疮、烫伤、导管意外拔除等。

1.患者参与跌倒预防

（1）患者参与预防跌倒安全管理：即在跌倒风险评估、风险分级、制订跌倒防范计划及上报不良事件等方面使其真正参与到预防跌倒的过程中，增强其安全行为的依从性，保证防跌措施的可行有效，从而达到将跌倒发生率降至最低的效果。在患者住院期间，决策、照护和诉求贯穿始终，通过患者自主评估跌倒风险、积极提出安全需求、参与制订个性化跌倒防范措施、主动向医护人员寻求帮助等，实现患者多方面参与预防跌倒过程，这有助于制订可行有效的预防跌倒计划并顺利实施，从而减少跌倒事件的发生。

（2）患者参与预防跌倒安全管理工具：美国国家老龄化研究所提出的 STRIDE 策略预防老年人跌倒，包括标准化评估跌倒风险、评估结果分析、指导患者建立参与意识、护患共同制订及参与实施防跌计划五部分内容。该策略将患者参与置入医院预防跌倒管理策略中，以实现护患双方共同管理跌倒事件。结果表明，该策略的实施可有效降低跌倒发生率，并提高护理工作满意度。此外，由 Dykes 等团队开发的 Fall TIPS 工具包，护士可在线评估患者跌倒风险，Fall TIPS 会自动分析评估结果后生成个体化预防跌倒计划条目，同时在线提供针对性跌倒预防海报、讲义和视频供患者及家属随时查看，有助于其知晓跌倒预防的正确行为，充分调动其自主参与的积极性，提高参与意愿，利于预防跌倒计划的有效落实。

2. 患者参与管道护理　对于深静脉置管患者，指导其自行观察穿刺进针部位有无红、肿、热、痛等表现，并保持穿刺处周围皮肤清洁干燥，防止穿刺口被渗液、血液、尿液、粪便等污染，若被污染要及时通知医护人员，及时清洗消毒和更换敷料，避免感染。对于留置胃管、尿管和其他引流管患者，告知其确保管道通畅，不要牵拉、折叠、压迫导管，尽可能缩短导管的留置时间，减少泌尿系统感染机会。对于留置胃管和气管切开患者，告知患者家属勿私自喂食和私自吸痰，以免操作不当引起误吸，从而增加呼吸道感染的风险。

3. 患者参与不良事件的自我观察与上报　患者参与不良事件的自我观察与上报是一项重要的患者安全创新，能够帮助医院识别医院层面未能及时发现的医疗错误，通过分析差错事故原因，落实干预措施，提高医护安全质量。有研究提示，患者参与有利于降低不良事件发生的概率，经历过不良事件伤害的患者通过分享经验和事故影响，提出不良事件发生原因和可预防事故发生行为的见解，做医护人员的耳朵和眼睛，帮助医护人员更好地识别引起不良事件的人为错误及系统故障，使医院领导和员工进一步反思改进，创建一个更加以患者为中心的安全工作环境，避免患者在医疗过程中遭受伤害。如外科手术患者作为一个特殊的群体，因术前镇静催眠药的应用、术后麻醉药物残留、镇痛及镇静药物的使用、各种管道（如引流管、尿管等）的留置及术后被动卧床、术后如厕困难等，导致跌倒危险因素比普通住院患者高，因此临床护士应及时干预，将跌倒预防措施应用于实践，鼓励患者共同参与，提供个性化健康教育，告知患者及家属可能导致跌倒的相关因素，增强自我防护意识，主动发现安全隐患并规避风险，提高患者对跌倒风险因素的理解及重视程度，从而减少跌倒的发生。另一方面，当发生不良事件时，患者可主动分享相关经历，配合不良事件的上报与数据统计，参与原因分析，提供整改建议，与医护人员共同探讨预防不良事件发生的有效方法，制订适合患者需求的防跌倒措施，并配合顺利实施，提高患者依从性，降低不良事件发生概率，进一步提高工作满意度。

4. 患者参与医院感染防控　医院感染（简称院感）是无法避免的医院安全事件，对患者病情控制和临床疗效均有不良影响，因医院感染引发的护患纠纷事件还会加剧护患关系的紧张感，破坏医院树立的良好社会形象。医院是病原菌种类最多的场所。医院感染管理水平的高低直接影响患者是否会发生医院感染。一旦出现医院感染，会使患者的病情恶化，严重者甚至直接死亡，应给予重视。为了降低医院感染发生率，必须认真落实院感措施，其中包括落实患者参与医院感染控制。

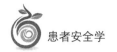

（1）鼓励患者参与基础护理：指导患者自我管理，养成良好的卫生习惯，勤漱口、勤洗手、勤换内衣。对于卧床患者，鼓励主动或被动翻身拍背，避免抽烟，指导其进行有效咳嗽排痰和腹式呼吸，以防局部瘀癓。病情允许时鼓励患者在床上运动或下床活动，防止或减少坠积性肺炎的发生。保持口腔、皮肤、外阴及肛周的清洁，降低真菌感染的风险。加强营养支持，指导患者多喝水，多进食西兰花、牛奶、鱼肉、鸡胸肉等营养丰富的食物，杜绝暴饮暴食，不进食不洁和变质食物，适当锻炼身体，增强机体免疫力，提高抗病能力。

（2）提高患者的医院感染控制意识，鼓励患者参与病区环境的监督管理：改善病区环境，保持病房干净整洁，室内空气流通，使用循环风、紫外线消毒机定时消毒，患者若发现地面或物体表面有肉眼可见的血液、体液、分泌物、排泄物等污渍时，应及时通知保洁人员清理。定期为患者更换床铺，每日更换后的脏病服和床褥统一放置于指定污物篮，然后统一清洗消毒，确保床单位整洁卫生。

（3）患者参与手卫生：在医院感染中，手是最主要的传播媒介。手卫生是医院感染控制中最简单、最有效的环节，是降低医院感染最可行和最重要的措施。要落实患者参与手卫生的管理，调查患者和家属手卫生知识知晓率、洗手正确率和洗手依从性，对产生现状问题的原因进行分析，制订改进措施。医院重视对患者开展手卫生宣传，各病区放置通俗易懂的手卫生宣传栏，多处张贴手卫生的操作流程图，制作宣传小册子或传单，录制相关教育片在病区电视屏幕上滚动播放。病区内配置流动水源，洗手池上方用醒目的字体介绍六步洗手法步骤，台面免费放置足量的洗手液、快速手消液、一次性擦手纸等，为落实手卫生提供有力的物质保障。通过PPT放映、现场演示等方式开展手卫生培训小讲课，让患者和家属掌握手卫生的重要性、正确的洗手方法、洗手时机和不进行手卫生的危害性等。科室兼职院感管理员定期实地指导患者家属，在对患者进行任何操作前均应严格按照步骤洗手，针对年龄偏大、记忆力差者采取一对一方式示范操作，直至学习合格为止，这样可提高患者和家属手卫生的依从性、正确率、自我保护意识和责任感，减少医院感染的途径，保障医疗质量和医疗安全，也提升患者的满意度。

（4）患者参与多重耐药菌的防控措施：患者、家属、陪伴人员和访客可能成为多重耐药菌的受害者，但也可能是感染源或扮演传播媒介的角色。对多重耐药菌感染或定植患者及时实施接触隔离，能够有效避免多重耐药菌的院内传播。对于多重耐药菌患者，合理安排床位，隔离安置，重视对患者家属及相关人员的宣教，重点宣教探视制度、医疗废物的分类和收集、手卫生相关知识等，限制探视人员，指导患者养成良好的卫生习惯，勤洗手，注意呼吸（咳嗽）礼仪，不要随地吐痰。做好接触隔离措施，床头悬挂接触隔离警示牌，告知患者家属凡接触患者血液、体液、分泌物、排泄物时，必须佩戴手套，且强调戴手套不能代替手卫生，要按六步洗手法认真洗手，必要时戴防护帽、护目镜、口罩、脚套，穿隔离衣或防护服等。患者物品专人专用，让患者和家属了解医疗废物的管理制度和病房废弃物的正确处理方式。普通患者和多重耐药患者的医疗废物要分开分类处理，多重耐药患者污染过的垃圾统一放入有双层黄色垃圾袋的感染性垃圾桶内，密封，由专人负责清理。定期询问患者和家属病房环境卫生是否合格，鼓励其对病房的清洁消毒工作进行日常督查，提高患者自我防控能力，避免患者和患者之间的交叉感染，减少污染接触传播的机会。

（五）住院期间参与健康教育与安全教育

1. 患者参与健康教育

（1）合理有效的安全教育可以增强患者的预防跌倒意识，提升其参与依从性，是保证患者主动参与安全事件的核心推动因素之一。"参与式"健康教育（participatory health education，PHE）是指患者通过自主参与到发现问题、解决问题的过程中，提出现存问题和健康需求，与护士共同参与制订切实可行的健康教育方案，以达到提高患者健康知识知晓率和健康行为形成率的目的。有效的健康教育促使患者更积极主动地参与自身安全管理，使其能及早发现问题，便于医护人员采取相应措施，把风险降到最低，从而保证患者安全。患者参与模式是新的医学模式，改变了患者以往的被动状况，有利于护理人员弥补工作中的不足，减少差错的发生。例如对于 PICC 置管患者的健康宣教：住院期间护士对患者进行预防导管相关并发症的知识宣教，教会患者 PICC 自我照护技巧，能够减少导管相关并发症的发生。

（2）具体的实施过程包括

①成立健康教育小组，包括具有丰富经验、经过统一规范化培训、熟练掌握疾病的相关知识与技能、具有良好的护患沟通能力的医生、护士。

②鼓励患者参与疾病知识的宣教，调动患者和家属积极参与意识，教导其充分发挥个人、家庭、社会资源潜能，将被动接受转化为主动监督，自动配合、积极咨询，共同参与到医护安全活动中。合理制订护理计划和康复方案，及时通过患者及其家属进行效果反馈并作出调整等。

③对患者和家属进行口头宣教、书面宣教和视频宣教。在临床护理过程中，口头宣教是最直接、最有效的宣教方式，应用较为广泛。每日护士根据患者实际情况，制订切合实际的口头宣教内容和宣教计划表。根据计划表所列内容，对其进行逐一告知，加强对患者疾病相关知识和护理技能的培训，正确传递患者信息。书面宣教包括张贴海报、制作黑板报和发放健康宣传手册，如发放入院宣教手册、用药注意事项卡、功能锻炼图、出院指导手册等。手册注重针对性与实用性，将专业知识通俗化，将医学概念形象化，图文并茂，使患者一目了然，易于接受，同时轻松掌握疾病相关知识和住院的各种注意事项。视频宣教是医院针对患者安全问题进行资料整理，拍摄出详细讲解安全问题的视频。视频内容涉及患者常见安全风险、风险发生原因及原因分析，完善相关有效管理措施等。定时在医院各醒目处的大屏幕或病房楼道电视机上循环播放视频，定期安排患者和家属观看视频；根据患者自身条件和特点，定期组织常见病、多发病的健康宣教活动，组织专科座谈会，邀请患者和家属共同参加；通过医护人员专业讲解，使其对疾病诊疗和护理有基础认识，树立战胜疾病的信心，鼓励其畅谈观后感、分享心得等，强化患者和家属的安全防范意识，避免不良事件的发生。

2. 患者参与住院安全教育

（1）目前我国人口逐渐老龄化，很多老年人的生理机能退化，出现功能障碍，记忆力、理解力、听力视力严重下降，思维紊乱，行动迟缓，疾病迁延等，这些均成为老年患者住院期间的安全危险因素。针对这类患者，护士需要极大的耐心进行住院安全教育，强化患者记忆，对患者反复强调各项内容，告知住院期间的注意事项，如住院期间尽量减少外出；外出检查或其他特殊情况下必须由护工和家属陪同等，对于情绪异常的患者，由医

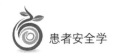

护人员陪同，必要时使用约束带。指导患者做好个人卫生，保持口腔和皮肤清洁，定期修剪指甲，保持床单位和衣物整洁。

（2）对于危重患者严格执行三级查房制度，护士应加强巡视，与患者家属反复沟通患者可能出现的安全问题，随时掌握病情变化，采用讲解、书面宣教、视频宣教的形式进行安全教育，定期召开座谈会，听取患者家属意见，与之达成共识，避免异议。

①对存在意识障碍、烦躁不安的患者使用床栏床板，必要时使用约束带，定期放松，24小时专人陪护，护士加强巡视。医护人员陪同此类患者检查必须备好抢救用品，如氧气袋、吸痰装置、除颤仪等。

②长期卧床患者予气垫床，指导家属加强患者营养，勤翻身拍背，防止压疮发生。

③禁止患者住院期间外出，对于私自外出者立即进行电话跟踪，告知患者和家属外出可能造成的潜在风险和严重不良后果。待病情稳定时鼓励患者出院。

④住院期间按时发放口服药，特殊患者送药到口，并告知药物名称、作用、剂量、服用方法、药物不良反应等，丰富患者用药知识，提高合理用药的实际能力。严格三查八对，告知患者和家属不可随意调节滴速，呼叫铃放于患者伸手易取处。

⑤患者出现意外时立即呼叫医护人员，不要慌张，不要擅自搬运患者。

三、出院后患者参与患者安全的形式

（一）参与出院后安全教育

1.患者出院时由于缺乏对出院后相关知识的了解，可能存在安全隐患。为杜绝安全风险，护士需要在患者出院时做好安全教育，加强疾病相关知识的宣教，根据患者实际情况制订科学有效的饮食方案，做好日常功能锻炼指导，发放安全服务提示卡，告知出院注意事项。嘱患者按照服药标准按时按量服用治疗药物，讲解药物存储方法和配伍禁忌，严密观察药物的作用和不良反应，出现不适尽快到医院就医；给患者留科室电话和公众号，记录联系方式，欢迎随时电话咨询，保证患者居家用药安全。

2.为出院患者开展志愿服务活动，在每年脑卒中日、疼痛日、糖尿病日、高血压日等，开展专科专题活动，开展健康知识讲座，发放健康指导手册，进行专科健康体检咨询和指导，提供家庭急救技能培训等服务。

（二）参与健康管理

患者出院后，家庭成员也可参与其健康管理，帮助患者设定目标，制订用药清单，协助患者辨别和记录药物效果等，提高用药依从性和安全性，家庭成员在患者就诊前准备、就诊过程中和就诊后提供健康照护和监督支持，明确诊疗咨询重点，创建个人健康档案，协助患者理解健康问题，维持健康行为，提高患者自我保健能力，为患者健康带来更好的结局。

（三）患者参与出院随访

医疗活动的重要环节之一就是对出院患者的随访管理。患者参与出院随访加强了医患之间的沟通交流，有助于提高医疗质量，改善医疗服务，进一步促进患者安全。医护人员必须严格落实随访制度，根据患者所患疾病、身体状况、治疗情况，严格执行随访工作，跟踪患者治疗效果，询问在家护理情况，听取患者和家属的意见和满意度等，保证患者得到出院后持续有效的医疗服务。特别对于慢性疾病、精神类疾病的患者，出院随访尤为重要，通过随访医护人员可以对患者进行饮食指导、出院用药指导、管路护理、康复训练与复查时间指导以及生活注意事项指导等。

（四）患者参与满意度调查与持续质量改进

为减少纠纷，促进医患和谐，提升住院感受，可以给患者发放满意度调查问卷，鼓励患者主动提出问题与顾虑，更清楚直观地发现院内现存问题及需要改进之处，因为患者常能发现医护人员发现不了的安全隐患，充分发挥患者能动性，为提高患者安全提供解决问题的具体思路和实践经验。

（五）出院后患者担任顾问

顾问应具备正确的人生观、愿意倾听、勤于思考、尊重他人观点、主动分享经验和见解等优点。医院可向曾在医院内接受过照护的具有这些潜在优点的患者及家属发放招聘邀请，通过面试后担任顾问，由其提供见解和建议，并对其进行相关岗位职责培训，签署保密声明。与此同时，医院指定一名员工担任顾问联络员，负责院领导、员工和顾问之间的联络交流，了解顾问的想法和感受，为其提供指导与支持，确保顾问在组织层面上参与关键决策，促进其持续参与。患者和家属通过顾问形式和医院合作，以合作伙伴姿态平等参与医疗流程设计、医院设施改进、审核患者健康教育材料等，发挥患者和家属的力量，帮助医院更好地了解患者和家庭的需求和观点，由此制订优质护理措施，改善医院管理和照护流程，提升患者的就医体验，提高患者的忠诚度和满意度，为患者带来良好的护理服务和健康管理结局，避免差错事故和不良事件发生，确保患者安全，并使医疗服务公开化、透明化，提升医疗护理品质，为医院提供长远有利的影响。

第四节 患者参与患者安全的管理

多数患者愿意参与自身护理和医疗保健，且希望尽量减少伤害，确保治疗结果有效。事实上大多数医疗差错就发生在患者面前，患者是医疗差错由始至终的见证者和受害人，他们能够并且应该采取一些措施协助医务人员避免差错发生或防止更严重的医疗事故发生，如提醒医务人员洗手、揭露医疗差错等。在参与治疗过程中，患者本身最能提供有效的信息和重要的参考意见，帮助提高诊断的准确性、决定治疗措施、选择有经验的医师、确保治疗正确进行以及监测和识别医疗差错、不良反应等。国内外研究显示，超过2/3的患者希望了解患者安全相关知识，并愿意采取行动参与。患者渴望参与自身安全的管理，但其本身医疗和健康知识缺乏、卫生资源不对等及获取限制大大降低了患者参与安全管理的能动性与有效性。对患者安全认知现状的调查显示，国内外患者对患者安全的认知均普遍贫乏，大部分患者不清楚医疗差错的相关内容，多数患者不能明确界定患者安全的范围和程度。此外，在促进患者安全的过程中，患者的基本特征、患者疾病的严重程度、医务人员的态度、患者的个性及情感等因素也会影响患者对自身安全管理的参与度。尽管如此，出于对自身安全的关注，多数患者仍迫切希望了解相关信息和知识，了解医疗差错发

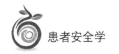

生的原因及后果；了解潜在的感染风险及传播途径，了解正在接受的治疗是否有价值、是否有证可循；如何预防进一步的伤害，如何获得最好的医疗照护；用药患者希望医生能告知药物的疗效、不良反应以及更详细的用法或替代疗法等。可见，无论是从患者主观意识还是实际参与效果来看，患者参与患者的安全管理都是可行的而且是必要的。

一、诊疗环节中参与自身安全管理

在我国，临床活动主要集中在大型医院及社区医院，在临床活动中患者可以从多方面参与自身安全管理，例如在诊疗过程中向医务人员详述病史、提醒医务人员在用药或治疗前进行确认、确保医务人员知道所提供医疗保健的所有信息、提醒医务人员做好治疗记录、发现异常情况立即说明等。患者通过与医务人员的交流和互动，不仅使诊疗活动更加安全，自身也获得更多相关的知识。患者参与自身安全管理主要集中在以下几个方面：

1. 进行病史叙述　详细的病史叙述对准确诊断非常重要，但临床中医生经常打断患者的叙述；同样，因患者大多处于被动地位，只回答医生问的问题，没问到的就不说。"医生那么忙，我说太多了会不会被嫌弃？"同时，源于对医生天然的尊重及敬畏，有部分患者不敢和医生进行有效沟通，"这个问题我说出来，医生会不会笑话我？"由于专业细分，医生可能只关注到自己专业的叙述，而忽视了其他有用的诊疗信息。

2. 分享关于治疗和程序的决定　患者有权向医务人员提出自己的疑问以及向医务人员提供重要信息，以了解自身的疾病诊断、正在接受的治疗以及未来的治疗计划，确保自身获得正确、安全、有效的治疗与护理。如术前请医生标记手术区域、询问医生的专业经验，确保其有资格进行该疾病的治疗等。

3. 参与安全用药和身份识别　患者有必要掌握自己所服用药物的名称、种类、剂量、作用及不良反应。"今天给我发的药比昨天多了一种，是加了一种神秘药吗？""我平时在家服用 25 mg 的酒石酸美托洛尔，在医院换成了 47.5 mg 的酒石酸美托洛尔，有什么不同吗？我应该注意什么？"特别是当有静脉输液时，应问清楚护士输液需要多长时间，输液速度是否过快或过慢等。信息化技术的建立避免了较多患者身份识别的错误发生。各种条形码及患者腕带的使用可减少核对时间，并提高核对的准确度。

4. 参与感染控制　患者应主动参与到医院感染控制的过程中，如提醒医护人员在进行操作前洗手与手消毒。一项调查显示，在患者的提醒与监督下，医院洗手液及快速手消毒液的消耗量较前提高了 78%，而洗手是控制院内感染最基础也是最有成效的方法。

5. 检查病历的准确性　患者选择和主管医生一起探讨病情并了解病历内容是一件可行并常见的事情。尽管患者并不清楚书写的流程，但其清楚是否有医生所记录的症状，是否记录了其提供的信息以及记录内容是否正确等。

6. 观察和检查护理过程　医护人员工作负荷过重，降低了及时发现患者症状出现变化的可能性。医护人员的流动过快，影响了双方沟通的一致性和连续性。而患者作为医疗安全的主体，处于被治疗的中心位置，不像临床工作人员总是交替更换，患者观察了整个治疗过程。虽然患者可能不了解所涉及的技术及临床问题，但他们能切实观察与体会到医护人员的态度、照护上的差异、治疗护理过程中的失误等。

7. 识别和报告治疗并发症和不良事件　在发现不良事件的过程中，患者可能提供一个额外的视角，发现医务人员未曾察觉的细节。医护人员可以直接向患者提出安全问题而不破坏他们对医院的信任感。有国外学者从对患者 5 分钟的简单访谈中发现，患者在诊断、用药、临床操作等过程中均发现了各种各样的问题。患者在参与识别与报告治疗并发症和不良事件的过程中能够帮助医护人员更全面地在临床中发现与预防安全风险因素，从而保障患者安全。

8. 实施有效的自我管理　临床活动并不是某一个角色就能决定成效的，某些患者对自身安全及参与的内容缺乏了解，相关认知也存在缺乏和不足，否定自身参与的必要性。"我住院了，我的安全由专业人士操心，我也做不了什么，我什么都不懂。"这种忽视和否定的态度需要医护人员通过平等、尊重的态度和通俗易懂、图文并茂的案例知识来改善，促进患者具备知识、技能、能力和意愿来管理自己的医疗及护理，进而提高医疗活动的效果。

9. 塑造服务的设计与改进　在准备提倡一项新的服务时，完全有必要邀请被服务的主体——患者参与进来。新提倡的人文关怀进病房在成形之初是否有进行相关研究，了解患者对人文关怀的认识，患者自己最需要得到的关怀有哪些方面，了解医务人员对人文关怀的认知等，以此来设计人文关怀的服务形式。在医疗活动结束后收集患者的意见就是一种患者参与的服务改进，患者提出住院期间病房电视播放不流畅、等候放射检查时间过长、医院走廊的防滑设施不够等都是患者对服务流程的监督，医院应以此来促进服务的改进。

10. 选择和申诉的权利　在医疗服务过程中，医务人员应做好告知的义务。这种治疗方案是否是适合的、有没有替代方案、选择这种药物是否有循证依据等，这些都是患者会考虑的问题。而最终采取哪种治疗方案，患者有决定的权利。申诉，即在发生不良事件后，患者需要知道整个事件发生的经过，哪个环节出现了问题，进而提出自己的要求。

二、不同临床场景参与患者安全的管理

目前大部分人觉得参与患者安全管理发生在住院期间，彼时是一个完整的闭环管理，患者有足够的时间从主管医生处了解自己的身体状态，并有较长时间参与到治疗方案中；其实对自身安全的管理在小的医疗场景中（比如门、急诊）更为重要。门、急诊因人流量大、医疗决策时间短、环境复杂，对患者参与自身安全提出更高的要求。了解基本流程、在有限时间内提供有效的医学信息、检查医生的处理方案是否合适等医疗活动都离不开患者的有效参与。

目前医联体的实施，使得社区医院在疾病的预防及医疗服务中的地位更加重要。社区内可以举办医患双方关注的安全活动，如医（护）患沟通会、网络交流平台安全教育讲座等。全科医护根据各种专科特点，针对高发、频发及导致严重安全后果的各类不良安全事件，总结患者可参与学习的知识点，引导患者有效参与，避免使用复杂专业用语，尽量使用通俗易懂、图文并茂的案例讲解，可使不同文化背景的患者都能理解和接受，以促进患者在日常生活中遵照所学改变行为方式。后期随着群众对自身疾病知识的了解，会对健康教育活动提出更高的要求，此时健康教育内容的制订，需要讲什么，大家想要听什么，都可以和患者一起讨论制订。讲一些患者都关心的内容才能吸引患者，进而提高自我效能和主动参与度。

疾病的不确定性和许多与疾病相关的问题决定了医疗服务的提供者不可能满足患者所有的需求和期望，因此倡导患者安全策略，保障患者安全，不仅是临床医生、药剂师、护

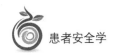

理人员及医院的责任，也需要整个医疗服务系统的改革和患者的参与及督促。我们应该医患联合，及时通报、分析、反馈、处理已经发生的医疗过失，为未来的医疗安全管理指明方向，将公众纳入患者安全项目，视患者为患者安全的伙伴，教导患者或家属主动咨询，鼓励患者成为患者安全把关的一员，共同杜绝和避免任何医疗过失。

传统上，患者在整个医疗活动中大部分时候仍处于被动的状态。随着民众对患者安全认识的提升，这种情况有所改善，越来越多的患者参与进自身安全的管理中来，这也从另一方面促进了整个医疗制度及医疗环境的改善。

卫生管理部门应把自己的服务对象摆在一个平等位置，适当共享决策权力。当实施一项政策或决定时，卫生管理部门应当把患者的参与也考虑进来。比如，一座新医院的建立，大到选址及内部设计，细到门诊便民楼梯的设计；再比如门、急诊患者就医流程，群众都可以积极参与进来，毕竟这是为他们服务的地方；在他们有能力提出建议时，他们的声音应该被听到。

第五节　患者参与患者安全评价

一、概述

患者安全是确保医疗服务质量的前提，是医院管理的核心。患者参与患者安全（PFPS）是世界卫生组织（WHO）提出的患者安全项目；同时，鼓励患者及其家属参与患者安全也是《中国医院协会患者安全目标》（2022版）之一。患者参与患者安全是指充分发挥患者在自身安全中的主体和核心作用，通过其参与行为，协助医务人员减少和避免各种医疗安全问题。PFPS体现了以患者为中心的医疗服务理念，可促进医患关系、保障患者安全、提升医疗质量。目前国内外PFPS研究主要围绕患者参与安全行为的认知、意愿、影响因素、行为评估及参与策略等方面，PFPS质量评价工具较少，首选2018年朱琴和颜巧元等学者创建的患者参与患者安全质量评价指标体系［中华护理杂志，2018，53（5）：587-591］，它能相对全面系统地评价医院PFPS质量，利于患者参与患者安全工作的实施和管理，是评价医院患者参与自身安全工作比较科学的测评工具。

二、患者参与患者安全质量评价指标体系

见表10-1。

表 10-1　患者参与患者安全质量评价指标体系

一级指标	二级指标	三级指标
参与的有形性	参与安全辅助设施齐全	床头、走廊、卫生间有便捷可用的音（视）频救护呼叫设备，方便患者及时反馈各种安全问题
		医院环境有清晰醒目的安全警示标识（如防滑倒、防辐射标识等），提醒患者进行自我保护
		根据患者病情而定的各种安全警示牌（如防跌倒、防过敏、防管道滑脱、用氧安全等），悬挂及时、准确

一级指标	二级指标	三级指标
参与的有形性	信息交流或获取平台可及	有现代化计算机信息管理网络系统，满足患者诊疗信息查询或结果打印需求
		有健康教育手册、宣传栏或定期开展的讲座等，满足患者对疾病相关安全知识的需求
		有多样化的医-护-患互动沟通交流形式，如病友座谈会、工休会或医患互动信息化平台；网页、App、微信公众号等
	患者反馈渠道畅通	有患者自主反馈不良事件的渠道，且便捷、有效、畅通
参与的可靠性	监督管理制度健全	有完善的 PFPS 实施与监管制度
		有可行的 PFPS 实施方案或细则
		主管部门定期对 PFPS 目标落实情况进行检查、总结和反馈，并有改进措施
	医护培训制度健全	完善的 PFPS 医护培训制度与措施
		定期组织的 PFPS 相关知识与技能的医护培训与考核
参与的保证性	医护基本素养保证	在患者疾病治疗和护理时，对患者及家属进行 PFPS 相关健康教育并提供信息支持，确保患者参与的正确性与有效性
		诊疗活动前，总是采用通俗易懂的方式与患者进行及时、准确、全面的沟通
		有创操作前，确保患者了解可能存在的风险，并知情同意
		主动邀请患者参与医疗安全核对，如身份识别、手术部位确认、药物使用等
		及时评估患者可能存在的安全风险，如跌倒、压力性损伤、医院感染、管道滑脱、抑郁、自杀等，并邀请患者或家属主动参与预防
		鼓励患者及时、主动咨询诊疗过程中的各种疑问
		鼓励患者及时发现和主动报告诊疗过程中的各种安全问题
		鼓励患者主动提醒并指出暴露个人隐私安全的行为
		患者参与患者安全的过程中，医护人员对待患者态度友好、细致、耐心
参与的响应性	医护回应迅速	医护人员对患者反馈的安全问题作出及时回应，并采取恰当的干预措施
参与的移情性	患者参与个性化	医护人员了解患者参与安全的意愿和参与需求
		医护人员根据患者具体情况，提供针对性的参与安全健康教育和参与协助
参与的延续性	协助出院后患者持续参与	对患者进行全面、细致的出院前安全教育，帮助患者参与出院后持续安全管理
		鼓励患者出院后在需要时向医护人员反馈或咨询各种安全问题及防护措施

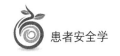

第六节　临床借鉴

一、案例描述

某日下午，赵女士在某门诊部（以下简称门诊部）输液室内输液时，听到有人说输错了药，她抬头发现自己正在注射的药瓶上写着一位姓侯的男子的名字，感觉胸闷、呼吸急促的赵女士随即手持输液瓶去找医生，后该药瓶被门诊部一医生拿走，再也没有看到。次日上午，该门诊部一位姓林的医生承认给赵女士输错药，向赵女士及其家属道歉，并退还了赵女士在该门诊部的费用，并给赵女士做了心电图、B超检查。

二、案例分析

输液错误是很严重的差错，问题可能出现在输液前护士没有认真核对患者身份，违反了用药的三查七对原则。错误的用药轻则延误患者治疗，重则使患者出现严重的反应，如过敏至喉头水肿，甚至窒息。

三、建议方案

输液治疗过程中严格执行三查七对原则，输液前鼓励患者参与核对姓名及用药，有效杜绝输液治疗过程中张冠李戴的情况发生。

思考题

1. 患者参与患者安全的形式有哪些?
2. 如何使用安全质量评价体系对患者参与患者安全进行评价?
3. 医院通过哪些方面管理患者参与患者安全?

参考文献

1. Cathy Donaghy，Rachel Doherty，Terry Irwin. Patient safety：a culture of openness and supporting staff. Surgery（Oxford），2018，9（36）：509-514.
2. Allen M G，Morgan D L，Close P G，*et al*. Patient safety：too little，but not too late. Lancet. 2019，394（10202）：895.
3. Safety WAFP. Forward programme 2006-2007. Geneva：WHO Press，2006.
4. Psotka MA，Fiuzat M，Solomon SD，*et al*. Challenges and Potential Improvements to Patient Access to Pharmaceuticals. *Circulation*，2020，142（8）：790-798.
5. Cooper J，Williams H，Hibbert P，*et al*. Classification of patient-safety incidents in primary care. *Bull World Health Organ*，2018，96（7）：498-505.
6. Heneghan C，Godlee F. Surgical mesh and patient safety. BMJ，2018，363：4231-4233.
7. The Australian Commission on Safety and Quality in Health Care. Five Year Work Plan.In 2019.
8. Vincent CVACA. Patient safety：what about the patient. *Quality & Safety in Health Care*，2002，1（11）：76-80.
9. 叶旭春，刘朝杰，刘晓虹. 基于扎根理论的互动式患者参与患者安全理论框架构建的研究. 中华护理杂志，2014，49（6）：645-649.
10. 王冰寒，颜巧元，刘义兰，等. 患者参与用药安全的研究进展. 中国护理管理，2018，18（6）：817-

821.

11. 詹昱新，杨中善，莫梦燕，等.患者参与患者安全知信行质性研究的系统评价.护理学报，2020，27（10）：36-42.

12. 朱琴，颜巧元.患者参与患者安全质量评价指标体系的构建.中华护理杂志，2018，53（5）：587-591.

13. Azimirad M，Sahlstrom M，Partanen P，*et al*. Patient participation in patient safety-An exploration of promoting factors. *J of nur man*，2019，27（1）：84-92.

14. 李艳芳.分析护理质量管理对控制医院感染及护患纠纷的应用效果.中国医药指南，2018，16（9）：246-249.

15. 王冰寒，颜巧元，朱琴.住院患者参与用药安全行为量表的研制及信效度检验.中华护理杂志，2017，52（3）：377-380.

16. 曾娜，颜巧元.患者参与静脉化疗安全模式框架的研究.中华护理杂志，2014，49（10）：1162-1167.

17. 滕苗，吕富荣，徐玲，等.医院评审评价中的患者安全.中国医院，2016，20（12）：10-12.

18. 张鸣明，李静，李雨璘，等.患者参与患者安全的国内外研究分析.医学与哲学，2011，32（8）：1-3.

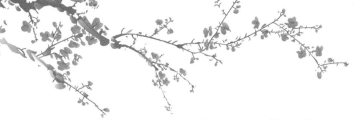

第十一章　患者安全事件报告

··· 学习目标 ···

知识目标

　　掌握医疗安全（不良）事件的分级；医疗安全（不良）事件处理流程；医疗质量缺陷内容。

能力目标

　　能在临床工作中及时发现并报告不良事件，避免医疗差错和纠纷。

素质目标

　　通过学习加强医疗安全事件报告重要性的意识，减少不良事件的发生，保障患者安全。
···

　　世界卫生组织（WHO）将患者安全定义为"预防与医疗保健有关的错误和对患者的不利影响"和"不伤害患者"。全球每年有数百万患者因不安全的医疗实践而残疾、受伤或死亡。这使人们更广泛地认识到患者安全的重要性，将患者安全方法纳入卫生保健组织的战略计划，并使这一领域的研究越来越多。

　　在全球范围内，医疗伤害的流行病学仍然是一个紧迫的问题，不良事件（adverse events，AE）严重影响患者在医院的安全和护理质量。国外的一项研究中显示，在发生不良事件的主要原因中，纳入的研究列举了服务和护理管理的内在因素，如个人缺陷、工作超负荷、多学科团队中的关系问题、缺乏领导和适当的护理监督等，最常见的错误来自于普通的医疗服务，为减少成本而损害了患者的安全。也就是说，大多数导致院内 AE 的医疗错误不是由表现不佳的医生、护士或其他临床医生造成的，而是由于个别患者或工作人员或卫生保健团队的状况或系统问题而产生的，甚至可能归根于整个工作环境中，如果沿着这条因果路径的保护措施失败，就会产生不良事件。

　　同时在提供给社会的各种服务中，对质量的要求越来越受到重视，随之而来的是对结果的优化。在医院管理工作中，工作的灵魂与核心就是医疗质量，而医疗安全又是医疗质量的基本要求与基础，如果没有医疗安全，根本谈不上医疗质量。所以在医院的安全管理中首当其冲的就是要确保医疗安全。在医疗卫生工作发展的进程中，为国民构筑一个安全、高效、便捷、公平的医疗服务系统是政府部门、医疗机构、卫生管理者、医务人员以及社会各有关方面的共同责任。

　　随着科技的进步，现代医学的发展，全球一体化已经越来越明显，医疗领域也得到了很大的发展，涌现出一大批新的医疗器械、新的药品。在我国，随着生活水平的迅速提高，人们对医疗安全的要求越来越高，而医院管理的不安全因素和医患矛盾的逐年增加等问题都给医疗安全管理带来很大冲击。现在的焦点之一就是医疗安全，所以我们要分析医疗安全管理中的常见问题，并提出解决对策，进一步完善医疗安全管理系统，同时提升医疗安全管理效率，提高医疗服务水平。

第一节 患者安全事件及其原因分析

一、医疗安全（不良）事件定义

是指在临床诊疗活动中以及医院运行过程中，任何可能影响患者的诊疗结果、增加患者的痛苦和负担，并可能引发医疗纠纷或医疗事故，以及影响医疗工作的正常运行和医务人员人身安全的因素和事件。

二、医疗安全（不良）事件分级

医疗安全（不良）事件报告系统将医疗不良事件分成Ⅰ～Ⅳ级，这有助于事件的分类、归纳、分析原因及上报。

1. Ⅰ级事件（警告事件） 非预期的死亡，或是非疾病自然进展过程中造成永久性功能丧失。包括下列事件：①错误的手术部位、错误的手术患者、错误的操作；②院内感染的暴发；③慢性病或致命性疾病、输血或血制品、移植污染的器官或组织引起的传染病；④非计划重返手术室；⑤严重的药物不良反应；⑥重大麻醉事故，包括中深度镇静；⑦确定的严重输血反应；⑧医用气体重大事故；⑨重大火灾；⑩电梯重大事故；⑪压力容器重大事故；⑫辐射源严重泄露及重大化学物质泄漏事件；⑬婴儿被盗或老年患者走失；⑭死婴；⑮院内人员的自杀；⑯强奸、患者和员工遭外来人员袭击；⑰严重的用药错误。

2. Ⅱ级事件（不良后果事件） 在疾病医疗过程中是因诊疗活动而非疾病本身造成的患者机体与功能损害。

3. Ⅲ级事件（未造成后果事件） 虽然发生了错误事实，但未给患者机体与功能造成任何损害，或有轻微后果而不需任何处理即可完全康复。

4. Ⅳ级事件（接近错误事件） 由于及时发现错误，但未形成事实。分类：医疗医技不良事件；护理不良事件；院内感染事件；输血不良反应事件；药物不良反应事件；器械设备不良事件。

三、医疗安全（不良）事件原因分析

（一）医疗安全责任意识差，知与行不能统一

随着经济的发展、科技的进步、医学模式的转变、新健康观念的形成、医疗质量管理内涵的扩大，医疗质量与医疗安全核心制度也不断演化。2016年国家卫计委出台《医疗质量管理办法》，提出具有针对性的18项医疗质量核心制度，包括首诊负责制度、三级查房制度、疑难病例讨论制度、会诊制度、危重患者抢救制度、术前讨论制度、死亡病例讨论制度、查对制度、值班和交接班制度、新技术新项目准入制度、临床用血审核制度、手术分级管理制度、病历书写制度和分级护理制度、手术安全核查制度、危急值报告制度、抗菌药物分级管理制度和信息安全管理制度。

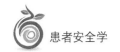

同时各级医院都制订了一系列有关医疗质量安全方面的规章制度，在医院的各个岗位都有章可循，但实际情况却是好多问题原因是"有章不循"，尤其是有关医疗安全的核心制度长期被忽视：在制度面前有的简单应付，有的视而不见，有的马虎从事，不执行制度，进而出现安全事故。

（二）医疗安全管理不到位，惩罚措施失之于宽

在实际的管理工作中，存在医院管理层对医疗安全管理失之于宽，出现面对差错事故处理不够及时、惩罚不够严格、堵塞漏洞的措施落实较差等问题，使一些明显的医疗安全责任问题得不到及时惩戒，追查问责的制度不够明确，对当事者没有较强的威慑力，体现不出管理手段的严肃性和权威性，致使个别素质较差的人员将规章制度视为儿戏，出现医疗差错。

医疗安全强化工作重在院科两级领导，对于保障医疗安全而言，领导是一个基本因素。医院的最高层要承诺安全，并将其诠释为各级人员共同的价值观、信仰和行为准则。各科主任、护士长是科室医护工作的第一责任人，也是医疗安全的第一责任人，在抓医疗安全工作中，应建立系统的医疗安全管理体系及奖惩制度，同时必须端正态度，认清责任，奖惩分明，扎实抓好本科室医疗安全工作。有关院领导和职能科室主任应将工作重心深入到各业务科室，指导、督查医疗安全工作。

（三）不良事件报告机制缺乏规范化

医疗不良事件上报有助于识别不良事件，通过分析影响患者医疗安全与质量的因素，监测患者受不良事件伤害的程度并建立符合实际的策略，有效避免错误再次发生。目前我国医疗不良事件上报系统呈现混乱无序的状态，每个医院都有自己的系统，国家管理层面同时存在多个上报系统。每个医院系统要求填报的内容及形式各不相同，医院与国家系统要求填报的内容及形式又有所不同。应建立统一数据结构和格式，可以借鉴英美等医疗不良事件上报系统较为成熟国家的一些经验，结合我国的具体实际，建立我国医疗不良事件上报通用格式或标准，使各个医院之间数据具有可比性，提升我国医疗不良事件数据的可用性，为减少我国医疗不良事件助力。

（四）业务能力不足，对可能出现的安全隐患认识不够，防范不力

医务人员的综合素质直接关系着患者安危。在调查中发现由于部分医务人员专业知识学习不够，专业素质不高，导致救治不及时、措施不到位，甚至出现误诊，因而提高医务人员的综合素质十分必要。医学是一个复杂的科学，未知领域很多，许多新理论、新疗法、新术式瞬息万变，如果不及时更新知识、更新理论，不能对疾病有全方位的掌握，就会对可能出现的不良事件认识不够，进而防范预案不到位，导致安全事件。因此，医院应定期开展培训，要求所有医护人员务必参加，强化"三基""三严"训练，开展技能比赛，通过多种形式的培训提升医护人员的专业知识与技术水平，同时加强对其法律意识的培训，以此提高风险意识，避免医疗纠纷。

（五）医院整体利益与科室局部利益不够协调统一

医疗过程是复杂的"系统工程"，常涉及众多的环节，需要多专业、多种类、多人员

的严密合作，有的科室缺乏对医院整体工作负责的态度，只强调本科的利益，不顾整体工作的连续性和衔接性，在收住院、做检查、会诊、转科等方面不注意协调配合，延误抢救治疗工作，发生安全事件。

（六）不能正确对待出现的医疗纠纷，科室间遇事相互推诿

科室内部人员、科室之间彼此配合是否满意，会影响到整个工作质量，和谐的工作环境能有效提高医疗质量。个别科室或医生平时工作责任心差，出事时只找客观原因，没有严谨的作风和认识问题的态度，对同事工作失误不及时提醒，科室间不是相互补台，而是相互拆台，造成安全事故。因此在管理过程中应注重以人为本，加强科室内部及科室之间的交流沟通，营造团结友爱、相互信任、相互关心、相互尊重、相互学习的氛围。学会换位思考，设身处地为他人着想。充分调动医务人员的积极性、主动性和创造性，积极创造和谐的工作环境，同事之间协作精神强、配合融洽，相互查漏补缺，团队的战斗力也随之增强。合理配置医务人员，合理安排休假，以缓解医务人员的压力，减少身心损害。

（七）语言生硬，诊治粗疏，态度蛮横，引发患者不满，甚至上升为医疗纠纷

在医疗工作中，特别是在患者和家属非常需要及时诊治和必要的解释时，部分医务人员态度冷漠，言语生硬，沟通和解释工作不到位，引发患者的反感和猜疑；虽诊疗并无失误，但由于不良言语和懒散的动作引起患者的强烈不满，从而上升为医疗纠纷。针对以上问题，在进行医疗操作前，医务人员应重视与患者的沟通、交流，全面了解患者的基本信息，准确评估其病情，关注患者的心理变化并及时予以疏导；加强对患者的安全意识教育，以此提高患者的安全意识与治疗依从性。

四、患者安全事件报告的作用和意义

1. 通过建立医疗不良事件报告制度，鼓励主动报告医疗不良事件，可有效避免医疗缺陷。医疗事故本身作为一个很好的信息资源，通过规范的信息渠道，使每个医疗机构能共享信息，使医疗机构和医务人员从他人的过失、其他单位处理医疗纠纷的教训中，找出值得借鉴之处，以便在自己和本医疗机构的活动中不再犯同样的错误；同时学会搜集、分析并利用医学情报信息，提高从失败中吸取教训的能力，从而提高医疗质量，减少医疗纠纷。

2. 建立医疗不良事件报告制度，主动报告医疗不良事件，是医院进行医疗责任保险的前提。医疗是高风险职业，而医疗责任保险具有适法性、公正性，无论对社会、患者和医生，都有积极作用。然而医疗责任保险的理赔是建立在医院如实报告医疗事故基础之上，不管是医生还是医院，只有正视医疗事故这个现实，如实报告，才能使医疗责任保险落到实处，切实保护患者和医院的自身利益，降低医生的职业风险。

3. 主动全面报告医疗不良事件有利于卫生行政部门对所管辖区域内的医疗纠纷或事故的发生率有宏观认识，分析发生的原因，从而制订有效的预防措施。

4. 主动报告医疗不良事件可以提高服务的透明度，报告的目的是从这些事情中寻找规律，总结经验教训，从而更好地防范；只有掌握了规律，才能有预防的方法，这也是随着患者法制观念的增强后的必然趋势，有利于促进医疗行业从严按照执业标准入手，使医疗纠纷的解决步入法制轨道，从根本上持续改进医疗质量，减少医疗不良事件的发生。

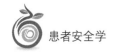

第二节　患者安全事件报告处理流程

一、医疗安全（不良）事件报告流程

1. Ⅰ、Ⅱ级不良事件报告流程　主管医护人员或值班人员在发生或发现Ⅰ、Ⅱ级严重不良事件或情况紧急事件时，应在处理事件的同时先电话上报相关职能部门进行处置，同时按医院相关部门对差错、事故报告处理制度的程序进行上报；当事科室需要在 24 小时内填写《医疗安全（不良）事件报告表》并提交。

2. Ⅲ、Ⅳ级不良事件报告流程　报告人在 24～72 小时内填报《医疗安全（不良）事件报告表》，并提交相关职能部门。

3. 如发生或者发现已导致或可能导致医疗事故的医疗安全（不良）事件时，医务人员除了立即采取有效措施、防止损害扩大外，应立即向所在科室负责人报告，科室负责人应及时电话向医务科、办公室或护理部等相关职能部门报告，按医院相关规定程序处理。

4. 医疗安全（不良）事件处理流程见图 11-1。

二、相关部门职责

（一）医务人员和相关科室

1. 识别并主动报告各类医疗安全（不良）事件。

2. 提出初步的改进建议。

3. 相关科室负责落实医疗不良事件的改进措施。

（二）各职能部门

1. 指派专人负责收集《医疗安全（不良）事件报告表》。

2. 接到报告后立即进行协调和处理，向主管院领导汇报，并调查分析事件发生的原因、影响因素及管理等各个环节，制订对策及整改措施，督促相关科室限期整改，及时消除不良事件造成的影响。

3. 负责对不良事件进行整理分析，向相关质量管理委员会报告，提出系统改进办法，在一定范围内开展相关教育培训，减少或避免类似事件再次发生。

（三）质量管理部门

1. 指派专人负责汇总各部门、科室报送的《医疗安全（不良）事件汇总表》。

2. 对全院医疗不良事件进行汇总和分析。

3. 对发生频率较高的或重大的医疗安全（不良）事件组织相关职能部门做专题讨论，并提出改进建议，必要时上报医院质量与安全管理委员会加以研究。

4. 负责组织对全院医务人员进行医疗不良事件报告知识的相关培训。

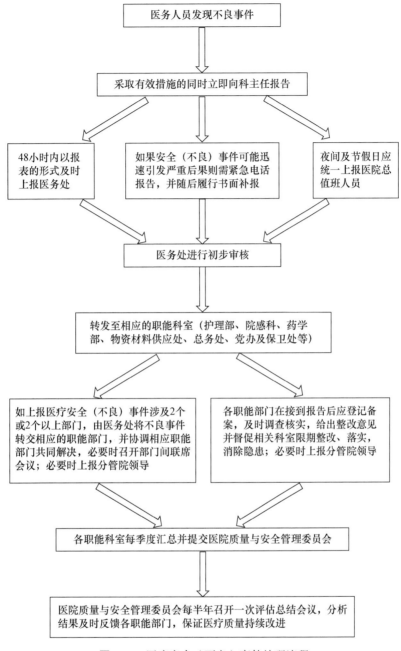

图 11-1　医疗安全（不良）事件处理流程

第三节　医疗质量缺陷管理

一、医疗质量缺陷的定义

医务人员在医疗活动中，因违反医疗卫生管理法律、行政法规、部门规章和诊疗护理规范而发生诊疗过失的行为。医疗过失造成的一切不良后果都属于医疗缺陷。医疗缺陷是

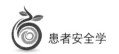

医疗问题、缺点、差错和事故的总称，多发生在检查、诊疗、用药、手术、抢救、医院感染、病历书写等环节上。

二、医疗质量缺陷的内容

重点突出医疗核心制度、围术期管理制度的落实和诊疗操作常规的执行情况，出现下列情况之一时，应记录当事人医疗缺陷1次。

（一）医疗核心制度

1. 三级查房制度　保证查房次数和查房质量。

（1）患者入院48小时内无主治医师查房记录。

（2）每周主任医师查房少于1次。

（3）病历中缺三级医师查房记录或记录不符合《病历书写规范》要求。

2. 首诊负责制　落实"首诊医师负责制"原则，按"科室流程规范"要求接诊并做到合理分流患者。

（1）首诊医师拒绝诊治患者或推诿患者或未进行必要的病历记录。

（2）如属他科疾病，首诊医师未安排患者转诊，或收治非本专业患者。

（3）对病情涉及多科的患者，首诊医生未按患者的主要病情收住相应的科室。

3. 会诊制度　保证会诊到达时限和会诊质量。

（1）"急会诊"在接到通知后10分钟内未到达。

（2）"一般会诊"在接到通知后24小时内未到达。

（3）会诊医师不具备规定的资格要求。

4. 死亡病例讨论制度　应在患者死亡1周内讨论，由科主任或委托的副主任医师以上职称者主持，并记录于病历中。

（1）死亡病例未讨论。

（2）讨论时间超过规定期限。

（3）病历中缺讨论记录。

5. 疑难危重病例讨论制度　疑难病例是指诊断不清或治疗效果不佳的特殊病例；造成或可能造成多器官功能异常危及患者生命的病例为危重病例。由科主任或委托的副主任医师以上职称者主持，按规定时限进行讨论并记录于病历中。

（1）7日内未进行科内会诊或科间会诊。

（2）病历中缺会诊讨论记录。

6. 值班制度、交接班制度　医师要严守工作岗位，有事外出要告知值班人员去向；科室要建立医师交接班记录本，每班有记录；危重患者要书面及床头交接班。

（1）危重患者未进行书面交接班。

（2）未坚守工作岗位，出现脱岗。

（3）有事外出未告知值班人员去向（包括住院总、二线班值班医师去他科会诊未告知值班护士）。

（4）交接班存在漏交或漏接情况。

7. 医嘱制度　所有针对患者的处理必须有医嘱，检查结果及时归入病历。

（1）有医嘱而无检查报告单。

（2）有检查报告单而无医嘱。

（二）围术期管理制度

1. 术前讨论制度　所有手术均应有术前讨论。新开展的手术，复杂、疑难、风险较大的手术（包括一级手术、二级手术），"二进宫"手术，应组织由病区主任或委托的科室副主任主持的术前讨论，并记录讨论意见及参加者姓名、职称、发言内容；新开展的手术，病情复杂、高风险的危重患者手术，重要脏器切除术，截肢，同一种病二次手术等，要填写"大手术审批报告单"。

（1）手术未进行术前讨论。

（2）病历中缺术前讨论记录。

（3）上述手术未填写"大手术审批报告单"报告医务处。

（4）预防性应用抗生素超出规定规格及时限要求。

2. 知情同意制度　患者知情同意书由术者或主管医师负责谈话及签字，医患双方应各有1人参加，新开展手术、大型手术、特定范围的手术由具备资格的上级医师、科主任负责谈话及签字，术中意外处理及术中改变术式由具备资格的医师负责谈话及签字。

（1）非规定人员与患方进行术前谈话及签字。

（2）未履行告知义务，在未征得患者及家属或其指定委托人同意的情况下进行手术或改变术式。

3. 术中及术后管理制度

（1）手术标本未进行常规病理检查，或考虑肿瘤标本但未进行手术中冷冻切片快速病理检查。

（2）术后未及时随访，术后24小时内无手术记录。

（3）术后3天内未每天记录病程。

（三）病历质量管理

1. 病历中存在下列情况之一属乙级病历，记各级医生缺陷1次。

（1）首页医疗信息未填写。

（2）传染病漏报。

（3）缺首次病程记录或首次病程记录中缺诊断依据或鉴别诊断、诊疗计划。

（4）危重病例缺副主任医师或以上职称人员查房记录。

（5）新开展的手术、一级手术缺科主任或授权的主任（副主任）医师签名确认。

（6）有明显涂改、在病历中摹仿他人或代替他人签名。

（7）缺有创检查（治疗）同意书或缺患者（近亲属）签名。

（8）缺对诊断和治疗起决定作用的辅助检查报告单。

（9）缺手术知情同意书或缺患者（近亲属）签名。

（10）缺麻醉知情同意书或缺患者（近亲属）签名。

（11）危重患者通知缺患者或授权人签名。

2. 病历中有下列情况之一即为丙级病历，记录各级医生缺陷3次。

（1）死亡病例缺死亡讨论。

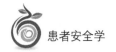

（2）归档病历缺出院记录或缺入院记录（实习生代写入院记录视为缺入院记录），或缺病程记录或缺医嘱单。

（3）手术病例缺术前小结或缺手术记录单，或缺麻醉记录单或缺手术安全核查记录，或缺手术清点记录。

（4）危重患者缺抢救记录。

（5）病历记录有误导致严重差错事故。

（四）医技质量管理

标本接送准确，及时发出报告，加强质控，严格审核。

1. 未在规定时间内发报告。

2. 出现漏诊或错误报告。

3. 误接标本、遗失标本、误送报告而未及时处理。

三、医疗质量缺陷管理体系

（一）组织管理

在医疗质量管理委员会的领导下，医务科、人事科、财务科负责实施。

1. 医疗质量管理委员会负责对全院医疗缺陷管理工作进行检查、指导，保证考核工作规范进行。

2. 各科室成立医疗护理质量管理小组，具体实施科室医疗缺陷管理措施；各临床、医技科室行政主任为科室医疗缺陷管理第一责任人。

3. 发生医疗缺陷后应立即组织补救，并报告相关主管部门，同时做好善后工作。

4. 已发生的医疗缺陷应由专家组成的鉴定小组、鉴定委员会鉴定，分析原因，明确责任，严肃处理。

5. 建立医疗缺陷管理档案，记录全院个人医疗缺陷和奖罚情况；严重差错、医疗事故和医疗纠纷应及时向上级卫生行政部门报告。

（二）管理模式

1. 制订标准，找出缺陷，严格处罚，减少缺陷，持续改进，以促进基础医疗质量的不断改进和提高。

2. 为充分发挥科主任在科室管理中的主观能动性，医疗缺陷管理采取明确定义、科室自查上报、医院抽查、专家核实制度。经核实的医疗缺陷，医务科书面提交科室，科主任负责督促整改。

四、医疗缺陷的监督管理办法

1. 要求科室管理小组每月按照医疗缺陷界定标准进行自查自报，便于科室早期、及时解决医疗缺陷，同时也便于医院能较好地做到一级反馈控制。自查病历的数量不少于本月科室出院人数的20%，自查情况详细记录到医疗差错记录本，责任到人。每月将自查结果上报给医务科。

2. 医疗环节质量管理　环节质量是医院质量管理的重要组成部分，主要通过两种形式来监控医疗质量环节缺陷。

（1）定期现场检查：医务处每月组织病案管理委员会进行病历及医疗质量的专项抽查（病历的抽查不少于科室在院病历的 15%），记录检查结果。

（2）不定期检查：针对科室上报的医疗缺陷登记表以及科室反映的医疗工作中存在的问题或困难，及时组织调查、沟通和协调，从而及时采取相应控制措施，预防医疗缺陷的发生。

3. 医疗终末质量管理 通过对出院病历质量检查来监控医疗终末质量。医务处组织检查小组，对所有归档病历、死亡病历进行专项检查。

4. 医疗投诉和纠纷管理 在日常医疗投诉和纠纷管理中严格执行医院文件的要求。

（1）对典型医疗纠纷或医疗缺陷的案例由医务处就案例组织医疗护理质量管理委员会专家讨论和分析。

（2）对重大医疗纠纷或重度医疗缺陷案例由医务处组织有关专家对案例进行分析及判定。

5. 建立医疗缺陷的质询制度，由医院医疗护理质量管理委员会对各科室的医疗缺陷提出质询。

6. 医疗质量管理委员会每月对发生医疗缺陷的科室下发《医疗缺陷整改通知书》，督促责任人、相关人员及科室共同对医疗缺陷进行分析，查找缺陷起因和危害，提出改进措施，汲取教训。

五、常用医疗质量管理工具简介

（一）PDCA 循环简介

PDCA 循环又称戴明循环（Deming cycle）。20 世纪 20 年代美国著名统计学家，有"统计质量控制之父"美名的沃特·阿曼德·休哈特（Walter A. Shewhart），率先提出"计划–执行–检查（plan-do-see）"的概念，后由美国质量管理专家戴明发展成为计划–执行–检查–处理（plan-do-check-action）的 PDCA 模式，又称为"戴明环"。PDCA 循环是计划、执行、检查、处理四个阶段的循环过程，是一种程序化、标准化、科学化的管理方式，是发现问题和解决问题的过程。PDCA 循环的步骤如下：

1. 计划阶段（P） 第一步，分析现状，找出存在的质量问题；第二步，分析产生质量问题的原因或影响因素；第三步，找出影响质量的主要因素；第四步，针对影响质量的主要原因研究对策，制订相应的管理或技术措施，提出改进的行动计划，并预测实际效果。解释问题的具体措施应具体而明确，回答 5W1H 内容，即原因（why）、事件（what）、地点（where）、时间（when）、人员（who）、方法（how）六个方面。

2. 实施阶段（D） 按照预定的质量计划、目标、措施及分工要求付诸实际行动，此为 PDCA 循环的第五步。

3. 检查阶段（C） 根据计划要求，对实际执行情况进行检查，将实际效果与预计目标进行对比分析，寻找和发现计划执行中的问题并进行改进。此为 PDCA 循环的第六步。

4. 处置阶段（A） 对检查结果进行分析、评价和总结。具体分为两个步骤进行：第七步，将成果和经验纳入有关标准和规范之中，巩固已取得的成绩，防止不良事件再次发

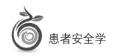

生；第八步，将没有解决的质量问题或新发现的质量问题转入下一个 PDCA 循环，为制订的下一轮计划提供资料。

以上四个阶段不是运行一次就结束，而是周而复始地进行，阶梯式地上升。原有的质量问题解决了，又会产生新的问题，问题不断产生又不断被解决，PDCA 循环不断地运转，也就是护理质量持续改进的过程。以此根据作为质量管理的基本方法，广泛应用于医疗和护理领域的各项工作中。

（二）根本原因分析方法简介

根本原因分析（root cause analysis，RCA）是一种回溯性失误分析方法。最早起源于美国，应用在航空安全、核工业等领域，之后广泛应用于各个行业。1997 年美国退伍军人事务部的患者安全促进机构开始在医疗界推进、发展此方法。该方法适用对象为突发的重大事故、长期出现的异常状态的原因分析。使用的目标是降低解决问题的成本；找出问题的根本原因；找到问题解决办法；制订预防措施。最常用的根本原因分析方法是事件-导致事件发生因素分析法。导致事件发生因素是指有效去除人为错误或设备失效等因素后，可减轻事件严重性或组织事件发生的一系列因素。根本原因则是指一个根本的随机因素，如果这个随机因素得到纠正或被剔除，将能预防类似情况再次发生。简言之，就是找出造成潜在执行偏差的最基本或有因果关系的程序，其基本概念是以系统改善为目的，着眼于整个系统及过程面的探究，而非个人执行上的咎责。RCA 的理论基础来自于 1990 年 J. Reason 提出的瑞士乳酪理论，即可以将系统看成是一个多层的瑞士乳酪，每一层乳酪代表一个环节，也就是一道防线，上面散布着大小不一的洞，表示该环节的漏洞（即潜在失误）。光线能够穿过多层乳酪上的洞，意味着在一系列潜在失误的共同作用下，最后导致不良事件的发生。Reason 指出，防线上的空洞可根据原因区分为前端诱发性失误和后端潜在性失误。前端诱发性失误主要发生于工作人员的不安全行为、仪器设备失常等状态，其错误容易被发现；后端潜在性失误归因于流程设计不当、管理错误、不正确的操作、组织问题等。潜在性失误相对于诱发性失误更能造成安全上的威胁。因此，发现并修复潜在状态失误，减少其存在于系统内的时间，更能有效地建立一个安全的环境，从而避免类似事件再次发生。因此 RCA 的核心理念为：分析整个系统及过程而非个人执行上的过错与责任，找出预防措施，制订可执行的计划，避免类似事件再次发生，从而在医院内营造一种良好的安全文化。

（三）品管圈的简介

医院的全面质量管理是一项非常长远及持续的活动，若没有一个规范及循序渐进的方法来支撑，常会导致质量管理活动的失败，影响医务人员的士气。因此，一个具有计划性、系统性、程序性，且拥有众多成功经验的质量管理方式，对于医院成功走向并实施全面质量管理以及医院安全具有重大的社会意义和管理意义。

品管圈（quality control circle，QCC）是由日本石川馨博士于 1962 年所创立的同一工作现场、工作性质相似的人员自发进行品质管理所形成的小组，这些小组作为全面质量管理环节的一环，在自我启发、相互启发的原则下，活用各种统计工具，以全员参与的方式不断进行维护改善自己工作现场的活动。通过轻松愉快的现场管理方式，使护理人员自发地参与管理活动，在工作中获得满足感与成就感。

品管圈活动的步骤繁复但却规范，基本步骤一般根据戴明环来进行，整个活动流程分为计划、实施、检查与处置四个程序，又细化为十大步骤（图 11-2）。

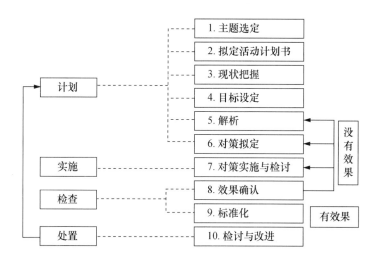

图 11-2　品管圈的十大步骤

（四）全面质量管理简介

20 世纪 50 年代末，美国通用电气公司的费根堡姆（Armand Vallin Feigenbaum）和质量管理专家朱兰（Joseph M. Juran）提出了全面质量管理（total quality management，TQM）的概念，认为"全面质量管理是为了能够在最经济的水平上，并考虑到充分满足客户要求的条件下进行服务和提供服务，把医疗机构各部门在研制质量、维持质量和提高质量的活动中构成一体的一种有效体系"。20 世纪 60 年代初，美国一些医疗机构根据行为管理科学的理论，在医疗机构的质量管理中开展了依靠员工"自我控制"的"无缺陷运动"；日本在工业医疗机构中开展质量管理小组活动，使全面质量管理活动迅速发展起来。全面质量管理的基本方法可以概况为一个过程、四个阶段、八个步骤、数理统计方法。全面质量管理是一个组织以质量为中心，以全员参与为基础，目的在于通过让患者满意和本组织所有成员及社会受益而达到长期成功的管理途径。

（五）追踪法

追踪法又翻译为追踪检查法、追踪方法学，是美国医院认证联合委员会国际部（Joint Commission International，JCI）在医院质量论证中常用的一种方法。尽管追踪法最初主要用于第三方评审机构对医疗机构进行评审，但是近年来越来越多的医院管理者借鉴追踪检查的方法进行医院管理与质量持续改进。

追踪法是一种过程管理方法，通过跟踪患者的就诊过程或医院某一系统的运行轨迹，评价医院管理系统及考核医院整体服务，促进医疗服务的持续改进。与传统检查方法相比，追踪法能使检查者更客观地评估医院日常功能运行情况和流程执行情况，同时能帮助检查者识别服务流程中影响医疗服务质量的缺陷及危害患者、家属及医务人员的潜在风险。

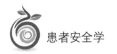

追踪法包括个案追踪和系统追踪 2 种类型。

1. 个案追踪是指追踪患者的就医过程，通过评价各个环节医疗活动是否满足了患者就医需要、各个环节服务质量及安全性是否为高标准，为患者提供最优质的医疗护理服务。

2. 系统追踪是建立在个案追踪基础之上的一种系统途径的评估方法，它通过整个医院的服务流程追踪一定数量的患者来评估系统的完整性。系统追踪分为药品管理、感染控制、改进患者安全与医疗质量、设施管理和安全系统 4 类。

（六）临床路径

临床路径是由临床医生、护士及支持临床医疗服务的各专业技术人员共同合作为服务对象制订的标准化诊疗护理工作模式，同时也是一种新的医疗护理管理模式。临床路径的实施过程是按照 PDCA 循环模式进行的，包括以下几个阶段：

1. 前期准备　成立临床路径实施小组；收集基础信息；分析和确定实施临床路径的病种或手术，选入原则为常见病、多发病和费用高、手术或处置方式差异小、诊断明确且需住院治疗的病种。

2. 制订临床路径　制订临床路径方法主要为专家制订法、循证法和数据分析法。制订过程中需要确定流程图、纳入标准、排除标准、临床监控指标与评估指标、变异分析等相关的标准，最终形成临床路径医生、护士和患者版本。各版本内容基本相同，但各有侧重，详略程度和使用范围也有所不同，这也可以增进医护人员与患者的沟通，有利于患者参与监控，保证临床路径措施的落实。

3. 实施临床路径　按照既定路径在临床医疗护理实践中落实相关措施。

4. 测评与持续改进　评估指标可分为以下 5 种：年度评估指标（平均住院天数及费用等）、质量评估指标（合并症与并发症、死亡率等）、差异度评估指标（医疗资源运用情况等）、临床成果评估指标（降低平均住院天数，降低每人次的住院费用，降低资源利用率等）及患者满意度评估指标（对医生护士的诊疗技术、等待时间、诊疗环境等）。根据 PDCA 循环的原理，定期解决实施过程中遇到的问题，并根据国内外最新进展，结合本医院的实际情况，及时对临床路径加以修改、补充和完善。

第四节　临床借鉴

一、案例描述

患者某某，男，61 岁，住院号：××××，当事医生：×××，事件地点：普外科病区。

事件经过：患者以"呕血半年"为主诉于 2017-05-28 入院，入院后完善检查，于 2017-06-01 在全麻下行"胃癌根治术"，2017-06-03 医生为患者换药时发现右下腹部腹腔引流管固定线松动，立即应用丝线加强固定后，患者无任何不适。

二、案例分析

1. 事件类型、分级及后果

事件	类型	分级	后果
事件1	导管操作事件	Ⅳ	及时发现，未造成不良后果

2. 原因分析（图11-3）

（1）人员因素：经治医生对引流管固定情况重视程度不够。

（2）制度因素：术后患者陪护较多，存在跟患者及家属术后沟通不到位、对引流管固定的重要性宣教力度不够的问题。

（3）环境因素：病区条件有限，额定床位不足，病室内有加床患者；患者术后家属陪护较多，对医疗秩序有影响，对医疗安全构成隐患；医务人员工作强度大，人员严重不足，工作时间过长，与患者沟通时间有限。

（4）其他因素：管床医生年资有限，对引流管固定的风险意识不足。

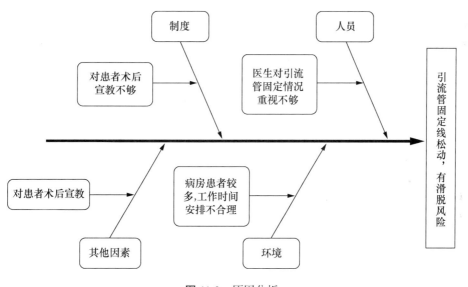

图 11-3　原因分析

3. 整改措施及落实情况　根据以上的原因分析，详细描述整改措施及其落实经过（图11-4）。

（1）人员因素：经治医生及上级医生加强对患者的风险情况评估，经常对引流管固定情况进行检查。

（2）制度因素：加强跟患者及家属术后沟通，严格落实沟通制度，对引流管固定的重要性要反复宣教。

（3）环境因素：改善病区条件，虽然额定床位不足，但应尽量创造条件，保证手术患者病房内减少加床数量，加快床位周转及床位使用率；和保卫科共同控制家属陪护人数，减少对医疗秩序的影响，排查对医疗安全可能构成的隐患；合理安排科室人员调配，合理安排工作时间，增加医务人员与患者沟通的时间。

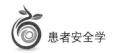
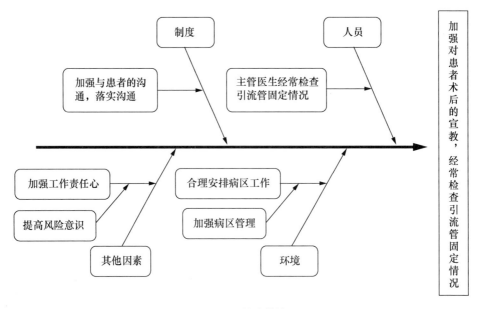

图 11-4 整改措施

（4）其他因素：对管床医生加强培训，提高风险意识，增强工作责任心。

三、建议方案

鼓励医疗不良事件无责上报，定期进行汇总、分析，了解科室诊疗活动中的薄弱环节，针对此次上报的不良事件进行充分的讨论，采取针对性措施，使患者引流管的固定与管理更加科学、合理、安全，避免医疗纠纷，促进患者的恢复。

普外科通过加强管理和各项规章制度的落实，切实降低科室不良事件发生率，减少医疗纠纷，确保患者安全。

参考文献

1. Lawati MHA，Dennis S，Short SD，*et al*. Patient safety and safety culture in primary health care：a systematic review. *BMC Fam Pract*，2018，19（1）：104.
2. Schwendimann R，Blatter C，Dhaini S，*et al*. The occurrence，types，consequences and preventability of in-hospital adverse events-a scoping review. *BMC Health Serv Res*，2018，18（1）：521.
3. 杨爱龙. 医疗安全管理中常见问题分析与对策研究. 世界最新医学信息文摘，2018，07：9-10.
4. 魏斌，田卓平. 医疗不良事件 SH9 分类法及其现实意义. 中国医院，2011，15（01）：44-45.
5. 苏凌璎. 三级综合医院医疗安全核心制度内涵变化与思考. 江苏卫生事业管理，2019，06：723-725.
6. 张艳丽，麻国强，赵骥，等. 我国医疗安全（不良）事件大数据分析及策略研究. 中国医院管理，2020，08：29-32.
7. 陈少雄，郑秀慧. 医疗安全不良事件的原因分析与管理对策. 中国现代医生，2018（15）：143-145.
8. 刘刚. 浅析医疗安全隐患成因及对策. 中国卫生产业，2018，17：101-103.
9. 于华. 分析医疗安全不良事件原因及其管理对策. 西藏科技，2020，09：64-67.
10. 赵海滨. 质量管理工具在医院管理中的应用. 中医药管理杂志，2017，22：64-66.

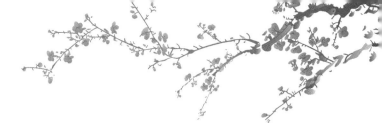

第十二章 医学装备及信息系统安全管理

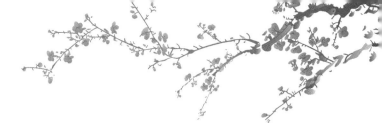

::: 学习目标 :::

知识目标

　　1. 掌握医学装备的概念；医学装备的管理理论；医学装备如何安全管理；临床中的医学装备管理制度。

　　2. 熟悉医学装备的各级质量控制，临床医学装备管理系统，临床医学装备使用制度。

能力目标

　　能在使用医学装备时正确运用相关知识，正确遵守相关使用守则，减少工作时医学装备意外的发生。

素质目标

　　通过学习医学装备各级质量控制目标，规范使用操作程序。工作认真、求实，避免在医疗工作时出现医学装备意外伤害。

第一节　医学装备概述

　　医学装备管理，是以研究医学装备的"一生"为对象，以寻求装备的寿命周期费用最经济为目的，动员全员参加讲究效率的综合管理。它是在现代科学管理理论的基础上，特别吸收了经济学、数学、工程学、电子计算机等学科的新成就而逐步建立起来的一门新的管理学科。

　　医学装备管理之所以是一门科学，是因为它和其他学科一样具有其客观规律性。

一、医学装备寿命周期管理

　　装备技术从需求评估（assess needs）研究、开发（research and development，R&D）、可行性分析（feasihiHty analysis）→作出决策→生产→市场→管理→采购→计划实施（开发、推广）→维修保养→评价→追踪评价→升级更新、延续（或报废、淘汰）→进入下一周期的滚动过程称为寿命周期（life cycle）。这就意味着医学装备管理是以医学装备的"一生"为对象、沿着生命周期的不同阶段展开的动员全员参加的一项系统工程。在不断实践中生成了两个重要管理体系，一是全程、全员、全方位管理；二是以寻求装备的寿命周期费用最经济为目的，讲究效率的综合管理，即寿命周期费用（life cycle cost，LCC）管理。

　　我国一些医院采用装备综合工程学和LCC对规划立项、采购、使用与保养维修、效益

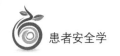
分析、耗材、档案、计量、数据信息等医学装备环节实施全程管理，取得了较好的效果。

二、医学装备项目管理

项目管理（project management，PM）是管理科学与工程学科的一个分支，是介于自然科学和社会科学之间的一门边缘学科。

项目即为完成某一特定事物（设计）所进行的有序的系列工作。医学装备项目管理就是从评估、装备、开发、应用、推广、评价等环节入手，以推动某个或某几个医学领域（学科）发展为目的（包括医学流程改革）所进行的有组织、有活动领域、有活动内容、有评价指标体系的实施过程。

（一）医学装备项目管理的基本内涵

尽管对项目管理的定义及基本架构有诸多阐述，但医学装备项目管理应具有以下基本内涵及特征。

1. 有明确的项目目标　医学装备项目管理的主要特征是驱动装备技术与医学发展间的相互作用，以学科为落脚点的医学领域建设，所追求的项目效应是在可能的项目投入（项目成本）和可行的时限内完成确定的人力资源开发、医疗保健综合指标等。在项目总目标下，可设置若干子项目和阶段性目标。项目管理与常规装备工作之间的明显区别就在于不仅仅是单纯采购、安装了设备，后者在具体的装备计划中叫作品目，不能盲目称之为项目。

2. 规范的项目活动领域　项目活动（实施）领域是项目组织架构及规模的体现，是实现技术装备由静态属性（物资）向动态属性（技术）转化的工作位点，该转化环节与相关的知识、组织管理系统、支持系统联动将符合卫生技术的定义。就学科建设而言，学科或学科群及相关的技术操作流程体系、支持体系等就是项目活动领域。鉴于技术装备项目具有一定的硬件及软件的性质，故也可把项目活动领域视作项目的软件对应部分，决不能习惯性地简单认为是设备安装的地点。项目活动领域是依据项目目标来确定的，但也要视项目资金的投入力度、运作成本、人力资源、项目单位的技术定位等因素来加以规范。

3. 充实的项目活动内容　项目活动内容是为实现项目目标所从事的操作过程，必须依据项目目标制订相关的技术路线。作为技术装备项目的项目内容是围绕技术装备的评估、装备、开发、应用、推广、评价等主线展开，但更多的注意力应放在与此相伴随的软件建设方面，切忌单纯提供了硬件就认为结束了大部分项目工作，要坚持完成项目中期乃至后期的项目活动。配置评估是技术装备项目活动的一项重要内容，这需要研究项目目标、领域、活动需求与技术装备间的界面效应，分解列出两者的功能配置阵列，评估功能利用效率，确定配置权重，拟合分析需求、配置等序贯方法来完成。

4. 科学的项目实施计划及评价指标体系　区别于常规品目装备管理，项目管理的实施计划应体现技术（装备）工程学观点，更着重于学科建设和技术装备双向指标的落实，为保证项目计划切实可行，总体计划和分布计划、实施步骤要尽可能细化、量化。因技术装备项目管理是以发展防治领域的综合效益为出发点，所以评价指标体系应当是综合性的，渗透卫生经济管理、综合效益评价、技术评价等内容。

（二）医学装备项目管理的操作体系

我国开展医学装备项目管理已获许多成功的实践。

1991年卫生部率先对部属医院实施"加强危重病医学装备"（1991—1993）项目，随后又实施了"加强临床检验学与临床病理学"（1994—1995）、"加强外科学技术"（1996—1997）、"加强口腔医学卫生技术流程"（1998—1999）、"加强急诊医学"（2000—2002）等项目。为推动临床医学学科建设、促进临床医学研究成果向医疗服务转化，卫生部从1996年至今连续滚动实施"卫生部直属医疗机构临床学科重点项目"；为促进基础医学实验教学改革，卫生部于1999年对部属11所院校实施"加强基础医学实验室建设与实验教学改革"项目。项目管理在增强医院以医疗服务质量和水平为标志的综合能力、促进临床学科发展、扶植相关新临床医学学科进步、带动医学模式和技术流程改革、优化医学装备技术资源配置等方面取得了显著成效；同时为深化卫生技术评价以及探索医学装备理论提供了一个可操作的运行载体。项目管理经验的推广产生了辐射、指导效应，越来越受到各级卫生事业管理部门和医疗卫生单位的重视，并扩展到医疗卫生管理的其他领域，带动了各省市医疗卫生管理部门和医学装备管理工作，与医院发展、学科建设结合开展医学装备项目管理取得了良好效果。

三、医学技术评估

医学技术评估（medical technology assessment，MTA）广义上称为卫生技术评估（healthcaie technology assessment，HTA），是为了适应医学技术特别是医学装备技术的迅猛发展，在20世纪70年代发展起来的。最初，美国在技术评价处（office of technology assessment，OTA）建立了HTA，随后一些发达国家如瑞典、法国、荷兰等相继建立起医学技术评估制度和相应机构。1985年国际卫生保健技术评估协会（the International Society of Technology Assessment in Healthcare，lSTAHC）正式成立，到1998年，已有来自40多个国家的1200个成员单位；1993年又建立了国际卫生技术评估机构网络（the International Network of Agencies for Health Technology Assessment，INAHTA）；1996年，成立了国际卫生技术评估协会（the International Health Technology Assessment，IHTA），总部设在加拿大。HTA的研究内容是从安全性、有效性、经济性（成果-效益/效果分析）、社会适应性（社会、伦理、道德：法律问题）四个方面对技术进行评估，HTA的目的是对技术的开发、应用、推广与淘汰实行政策干预提供依据。由于医学装备技术是医学技术中发展速度快、作用影响突显的领域，因而成为HTA研究的热点。在我国，1988年卫生部计财司、医政司委托上海医科大学陈洁教授等开展了"中国医疗仪器设备发展的政策研究"课题，对医学技术评估和政策研究进行了初步尝试。根据HTA结果，提出了5个观点：一是在购置或引进先进医学装备时应根据成本-效益原则进行充分论证；二是在国内建立医学装备资料信息库，以提供可靠的信息，指导基层医疗机构合理购置；三是配备医学装备应根据区域卫生规划中的卫生需求，合理分配装备的种类和数量，逐步建立和完善装备标准；四是医疗服务价格的制订应建立在装备利用的成本核算基础上，服务价格应基本符合服务成本；五是我国应积极开展医学技术评估工作，以促进卫生保健事业向着"低成本，适宜技术，高效益"的中国之路发展。

在我国开展医学装备技术评估的进程中，不断有介绍HTA在医学装备领域里的应用、意义、方法学、基本步骤等内容的报道；在HTA的实践研究方面多体现在医学装备技术的安全性和有效性评价、技术利用效率、成本及成本效益评价上，如医院大型医用设备利用效率现况分析，CT、MRI成本及效率服务分析，腹腔镜手术的安全性与有效性评价，终末期肾病

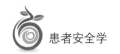

治疗的成本效果分析，ICU护理成本，MRI安全性有效性及成本与效益评价，伽马刀运行成本及效率，PET运行成本及服务效率分析，产前超声诊断的技术评估等；运用HTA成本分析的理念，研究建立了医学装备技术成本效益分析模型，并载入医院信息系统（hospital information system，HIS）平台。近年来，循证医学的发展也对HTA起到了协同作用。

四、循证医学

循证医学（evidence based medicine，EBM）是自20世纪70年代后期开始形成和发展的、派生于临床流行病学的一门新兴学科。20世纪80年代初期，以加拿大麦克马斯特大学（McMaster University）David L.Sackett为首的临床流行病学家，率先对住院医生举办了循证医学培训，开创了循证医学实践；20世纪90年代在国际医学领域达成共识。我国于1996年成立了中国循证医学中心（四川大学华西医院），开展循证医学知识的推广和普及工作，并成为国际Cochrane协作网成员之一，创办了《中国循证医学杂志》。EBM的含义是指慎重、准确和明智地应用当前所能获得的最好的研究依据，同时结合医生的个人专业技能和多年临床经验，考虑患者价值和愿望，将三者完美结合制订出患者的治疗措施。其核心思想是：在临床医疗实践中，对患者的医疗决策都应尽量以客观的科学研究结果为证据。EBM的出现使临床医学发生了巨大变化，逐步成为治疗疾病和医疗科学决策的最新思维方法和模式；同时，EBM在医疗卫生决策、卫生管理等方面也得以广泛应用。

医学装备的规划、采购、验收、建档、培训、交付使用、维护维修、使用管理、评估、撤出使用、报废等全程管理的每个环节也应基于相应的证据。另外，医学装备技术直接参与临床医学和预防医学流程（特别是提供循证数据的装备，如医学信号测量、实验室检验等），因此，在循证研究某些防治干预措施时必然涉及医学装备，以反馈指导制订相应的管理计划和持续改善质量管理，确保医学装备的安全、准确、有效和经济，进而提出医学装备循证管理的理念。

鉴于医学装备的认证管理和应用质量管理已经成为社会各界关注的焦点，循证医学也逐步在医学装备的安全性、有效性及其质量控制方面发挥作用。逐步建立医学装备循证管理体系对有效发挥医学装备保障作用是非常必要的。医学装备质量循证管理，并不意味着将循证医学简单地照搬于医学装备质量管理领域，而是基于标准、计量检测，充分收集和利用科学证据，按循证医学研究方法进行科学分析，提升医学装备管理质量。

目前，包括我国在内的一些国家或地区的组织机构、国际组织，如国际标准化组织（International Standards Organization，ISO）、国际电工委员会（Intenational Electro Technical Commisson，IEC）、欧盟（94/42/EEC）、美国食品药品监督管理委员会（Food and Drug Administration，FDA）、美国医疗机构认证联合委员会（Joint Commission on Accreditation of Healthcare Organizations，JCAHO）及国际部（JCI）、美国医学仪器促进协会（Association for the Advancement of Medical Instrumentation，AAMI）、美国国家质量保证委员会（National Committee for Quality Assurance，NCQA）等相继开展以证据为基础的医学装备市场准入、风险管理、临床评估研究、不良事件通报、召回、应用质量监测与控制及相关数据信息的采集分析等工作，也可以认为是循证管理理念的体现。

由此可见，循证医学贯穿于医学装备的认证、规划、配置、应用、计量、维护、报废等生命周期环节，有助于医学装备管理的科学发展，提高管理水平。

五、PDCA 循环管理

PDCA 循环是管理学中的一个通用模型，最早的构想是由休哈特（Walter A. Shewhart）于 1930 年提出，后来被美国质量管理专家威廉·爱德华兹·戴明（William Edwards Deming）博士在 1950 年再度整理挖掘，并广泛运用于持续改善产品质量的过程中，成为全面质量管理所推荐的科学程序。全面质量管理活动的全部过程是质量计划的制订和组织实施的过程，要求把各项工作按照设定的计划予以执行，再检查其结果，将成功的方案纳入标准，将不成功的方案留待下一个循环去解决。该过程按照 PDCA 循环周而复始地运转，又称"戴明环"。

PDCA 指四个阶段：

1. P（plan）　计划，包括方针和目标的确定以及活动计划的制订。要分析现状，发现问题，分析问题中各种影响因素及主要原因，针对主要原因采取解决的措施（例如，为什么要制订这个措施？达到什么目标？在何处执行？由谁负责完成？什么时间完成？怎样执行？等）。

2. D（do）　执行，具体运作，实现计划中的内容。

3. C（check）　检查，总结执行计划的结果，把执行结果与要求达到的目标进行对比，分清哪些对、哪些错，明确效果，找出问题。

4. A（action）　行动（或处置），对总结检查的结果进行处理，成功的经验加以肯定并适时推广、标准化，便于以后工作时遵循；对于失败的教训要总结，以免重现；对于没有解决的问题，应提交下一个 PDCA 循环去解决。

实施 PDCA 循环管理需要搜集大量的数据资料并综合运用各种管理技术和方法，有四个明显的特点：① PDCA 循环的四个过程不是运行一次就完结，而是一个前进的循环，一个循环结束了，解决了一部分问题，可能还有问题没有解决或者又出现了新的问题，再进行下一个 PDCA 循环，依此类推，不断循环。它存在于各级层面，使质量管理的车轮不断前进，质量水平不断提高。②类似行星轮系，一个单位或项目的整体运行体系与其内部各子体系的关系是大环带小环的有机逻辑组合体。③ PDCA 循环不是停留在一个水平上的循环，不断解决问题的过程就是水平逐步上升的过程。④ PDCA 循环应用了科学的统计观念和处理方法作为推动工作、发现问题和解决问题的有效工具。

有报道，对医学装备的配置论证、应用规范、检测维护与效果评价、改进方案等一系列质量控制过程实践 PDCA 循环管理，提高了医学装备质量，降低了医学装备安全事件的发生概率。

六、风险管理

由于医学装备在设计生产时可能存在的某些缺陷、市场前验证的局限性、使用环境问题或错误操作等因素，会导致不安全风险事件发生。20 世纪 60 年代，美国《时代周刊》报道：在美国每年有 1200 个电击死亡事故是由于医疗装备问题，20 世纪 90 年代，欧美国家在医学装备管理中引入了风险管理概念，即基于风险分析的医学装备管理；将风险定义为"在规定的使用条件下，对医疗技术用于解决特定的医疗问题相关人员所造成伤害的可能性程度"；并将风险归纳为三种类型，即物理风险（如电击、机械损伤、易燃易爆物

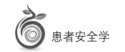
失控造成的损伤等）、临床风险（如操纵错误或不合理操作、技术应用不当等）、技术风险（如测量误差或性能指标的下降等），这些风险的表现形式反映出设备发生故障的信息，对风险进行评估量化就是抓住了装备维修和管理工作的主要矛盾。风险管理包括一套应付风险的政策和程序，也包括风险分析、风险评估和风险控制三方面的实务工作，为装备管理工作提供了理论依据。风险管理与安全及质量控制实践是密切相关的，在各国医学装备管理立法或管理文本中均将安全管理放在首位。美国于1990年专门制订了《医学装备安全法令》（Safe Medical Devices Act of 1990，SMDA'90），按医学装备的潜在风险进行分类也说明了此点；欧盟（92/42/EEC）分为四类（Ⅲ、Ⅱb、Ⅱa和Ⅰ/Ⅰs/Ⅰm）。我国卫生部发布的《医疗器械临床使用安全管理规范（试行）》则更进一步强化了风险管理。目前，风险管理的举措展现在市场准入、安全监测控制、不良事件产品召回三个环节。

另有研究报道，运用ABC（activity based classification）管理方法加强医学装备的采购、库房、档案、维修等管理，采取"5s"［整理（seiri），整顿（seiton），清洁（seiketsu），清扫（seiso），素养（shitsuke）］管理法改善库房管理质量，从物流学角度探索供应链管理，对提高新时期医学装备管理的水平起到积极的推动作用。

其他国家在装备管理上也有值得借鉴的管理理论和经验。如日本1950年推出的全面生产维护（total productive maintenance，TPM）制度，可概括为三全：全效率、全系统、全员参加，即全员参加的装备维护，涉及装备的计划、使用、保养。各个部门整个装备管理流程，从最高负责人到第一线使用人员共同参与，加强维修保养教育，把装备综合效率提高到最高。TPM最初主要用于产业领域，随后为其他领域借鉴。前苏联推行有计划的预防性维修和使用制度，即 π.π.P. 制度。第一个 π. 的含意为计划；第二个 π. 为预防性的；P. 的含意为修理。π.π.P. 制度的定义是：为防止意外损坏而按照预定的计划进行一系列预防性的修理、维护和管理的组织措施和技术措施。该管理模式延长了装备修理间隔期，降低了修理成本，提高了维修质量。

管理科学理论产生于管理实践。从科学技术发展的历史来看，一门新学科的形成与发展，都是先有实践，经过不断地研究、总结，把感性认识上升为理性认识，形成新的概念，推动理论的形成和发展，同时在理论的指导下，在实践中逐渐形成较为实用的方法和技术。一门新学科的形成与发展都要经历从诞生到发展成熟的过程，也还有一个被学术界和社会公认的过程。医学装备管理学作为一门新的学科，正处在初步形成的阶段，这是由我国卫生事业改革和发展的需要所决定的。我们在当前所面临的任务是共同努力，逐步完善具有中国特色的医学装备管理学。

第二节　医学装备的安全管理

医学装备是临床诊断、治疗的科学技术基础和重要资源。医学装备临床应用管理和质量保证是其整个寿命周期中最重要、延续时间最长、体现和产生价值的关键环节。医学装备的安全性、有效性、经济性关系着医疗质量和安全，关系着广大患者的医疗安全和生命健康，也关系到医院运营的效率、效益和广大医护人员自身的安全和利益。所以，医学装备应用管理是医院医学装备管理的重中之重，是医疗质量管理和医院运营管理的重要组成部分。医学装备应用管理是个系统工程，组织体系上涉及医院决策部门和管理层、临床科室、医技科室、实验室、医学装备管理部门和医学工程部门，管理体系上涉及医院战略、运营决策、医疗管理制度、经济管理制度、安全管理制度、医疗护理操作常规，技术体系上涉及采购、风险管理、技术评估、临床使用管理与规范化培训、计量检测、感染控制、维护保障和物流管理等方方面面。因此，医学装备管理需要医院建章立制，实行全面质量管理，建立人员准入、设备准入和过程控制的质量管理体系，并实行信息化管理。

一、医学装备临床安全管理

医疗安全是医疗质量管理的基础，医学装备临床安全是医疗质量管理的重要内容之一。随着生物医学工程技术的发展，医学装备在医院中的地位和作用日益突出，已成为医疗技术发展和进步的动力源泉，对医院医疗质量和技术水平的提高起了重要的推动作用。但医学装备的广泛应用也是一把"双刃剑"，在给医院带来技术进步和利益的同时，也带来了高昂的运营成本、一定的技术风险和安全隐患，如果处理不好，也会给医院带来经济和形象方面的巨大损失。

医学装备安全管理贯穿于医学装备的整个寿命周期，涉及生产者、使用单位、职能监督和行政管理部门。医院医学装备安全管理包括临床准入安全、临床使用安全和临床保障安全三个方面，涉及人员、设备和环境等要素，通常以风险管理为手段，对医学装备存在的潜在风险进行分析、评估和控制。

二、国内外医学装备安全管理现状

医学装备直接或间接作用于人体，对健康和生命安全有重大影响，所以，无论是国内还是国外，对其安全管理都很重视。

（一）美国医学装备安全管理情况

美国是世界上最早立法管理医学装备的国家，所以，美国对医学装备管理的方式、方法和标准、安全管理文化为全世界各国职能管理部门所认同和借鉴。美国医学装备管理的职能部门是 FDA。1976 年，美国国会通过《医疗器械修正案》（medical device amendments），授权 FDA 管理医疗设备，强化医疗器械上市前的监督管理，保护公众健康。1984 年，启动医疗器械不良事件监测制度。1990 年，美国正式颁布了《医疗器械安全法令》（the safe medical devices act），使医疗器械安全管理法制化。1996 年，FDA 发布《医疗器械报告规章》，要求厂商和用户及时报告医疗器械不良事件，强化上市后的监督。

目前，FDA 把 2000 多种医学装备分成三类进行市场准入监管。

1. Ⅰ类　一般性管理。对于危险性比较低的装置，只要能够遵守其制订的管理条例和生产规范即可，如外科普通手术器械、体温计、听诊器、血压计等属于此范畴，种类占 27% ～ 30%。

2. Ⅱ类　实施标准管理。除了遵守一般性管理外，还必须建立一整套企业生产标准，以确保装置的安全性和有效性，如心电图机、X 线机等，种类约占 65%。

3. Ⅲ类　售前批准管理。必须遵守Ⅰ类和Ⅱ类的管理条例，而且在出售前还要把各种证明安全性、有效性的数据和材料报送 FDA 评定，如起搏器、置入人体的材料和人工器

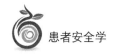
官等，占 5% ～ 8%。

可见，该分类是依据医学装备发生故障或失效对人体可能造成危害的程度来划分的。分类管理的好处是便于管理权限的划分，使各级管理部门职责明确，任务均衡，繁简适度，轻重缓急，有的放矢。通过上市前和上市后两个监管法规的建立，完善了医疗器械安全监控体系。

（二）国内医学装备安全管理情况

我国医学装备的安全管理也借鉴了 FDA 的管理办法。国家为了加强对医学装备的监督管理，保证医学装备的安全、有效，保障人体健康和生命安全，制订了《医疗器械监督管理条例》，并于 1999 年 12 月 28 日国务院第 24 次常务会议上通过，自 2000 年 4 月 1 日起施行。

最新管理条例于 2020 年 12 月 21 日经国务院第 119 次常务会议修订通过，自 2021 年 6 月 1 日起施行。《医疗器械监督管理条例》适用于在中华人民共和国境内从事医学装备的研制、生产、经营、使用和监督管理的单位或者个人，贯穿于医学装备的整个寿命周期，是国家目前对医学装备实施监督管理尤其是市场准入管理的法律依据。条例中规定医学装备实行分类管理和生产审查注册制度，分类方法与 FDA 相似。

第一类是指通过常规管理足以保证其安全性、有效性的医疗器械；第二类是指对其安全性、有效性应当加以控制的医疗器械；第三类是指置入人体，用于支持、维持生命，对人体具有潜在危险，对其安全性、有效性必须严格控制的医疗器械。厂家在生产二类、三类医疗器械时，应当通过临床验证，第三类医疗器械还要经国务院药品监督管理部门审查批准。

《医疗器械分类规则》已于 2000 年 2 月 17 日经国家药品监督管理局局务会审议通过，自 2000 年 4 月 10 日起施行。分类目录需要医疗器械生产、进口经销商和医院职能管理部门动态跟踪。

医疗器械使用管理主要是医院对医疗器械的合理有效使用管理；使用管理是保证健康和人身安全的一个重要环节。医院上级职能监督管理部门是卫生部和各级卫生行政管理机构，为了加强医疗器械的管理和有效使用，卫生部于 1995 年 7 月 7 日发布了《大型医用设备配置与应用管理暂行办法》，强调对大型设备实行二级管理和三证制度（即国家和地方两级管理，具备大型医用设备配置许可证、大型医用设备应用质量合格证、大型医用设备上岗人员技术合格证），对合理化大型设备的区域性布局和管理有促进作用。该办法在 2004 年进行了修订、发布，并于 2005 年 3 月 1 日起施行，同时 1995 年卫生部令第 43 号废止。1996 年 9 月 20 日，国家卫生部又发布《医疗卫生机构仪器设备管理办法》，1999 年 1 月又修订再版了 WS/T 118—1999《全国卫生行业医疗器械仪器设备（商品、物质）分类与代码》，对促进医学装备的管理程序化、标准化、科学化和法制化也有一定的指导作用。但各医院重视程度、宣传力度也不够，患者的常识和意识跟不上，所以急需建立健全医疗器械使用安全评价机制，建立安全评价和监测的政府或学术组织机构，作好医学装备售前、采购、售后评价、监测、使用标准化和指导工作。

近年来，随着医疗器械相关医疗责任事故的增多，医疗器械上市后的监督也越来越引起国家卫生行政部门和医院的重视。2004 年，国家食品药品监督管理局颁布了《器械不良事件管理办法》，并在全国范围内建立器械不良事件监测报告网络，弥补了市场准入监管的漏洞和不足；2008 年，国家食品药品监督管理局并入卫生部，同时卫生部成立了医疗质量安全监管司；2010 年 1 月 18 日，卫生部颁布了《医疗器械临床使用安全管理规范》，将医疗器械安全纳入医疗质量管理范畴，标志着国家医疗器械安全管理即将走向完善和成熟。

　　国家卫生部和总后卫生部对大型医用设备和高风险医疗器械采取强制性安全管理和性能质量的监测评价工作，有利于提高国内医疗器械质量安全水平，促进医学装备行业管理水平和技术进步，推动医疗设备维修、技术协作、临床使用安全与操作培训、效益研究、绩效考核、合理配置、调剂租赁、情报信息网建设等方面的法规制度的完善和微观管理，以及国内临床工程教育、考试标准和执业准入和技术准入制度建立等，这应该是今后中国医学装备协会和有关学会与其所属分会发展和工作的切入点。

三、医学装备风险分析

　　医学装备在临床使用过程中，之所以存在各种安全问题，是因为其存在各种静态和动态风险，通常这些风险是有规律可循的，换言之风险是可以进行分析和评价的，如果找到风险来源，分析清楚轻重缓急，就可以分级控制。为此国外提出了风险管理理论，包括风险分析、风险评估和风险控制三个组成部分。国际标准化组织（ISO）2003 年提出了 ISO 14971 医用装置风险管理指南，该指南要求引入风险分析、判断临界控制点、确定临界极限、建立监测程序、制订纠正措施、建立验证程序、形成记录和程序文件等，但该标准以定性分析为主，不便于医院对医学装备进行分级控制和管理。

（一）设计生产方面存在的缺陷

　　医疗器械在设计过程中，由于受技术条件、认知水平和工艺等因素限制，不同程度地存在着设计目的单纯、考虑单一、设计与临床实际不匹配、应用定位模糊等问题，造成难以回避的设计缺陷；同时，由于许多材料源自于工业，将不可避免地要面临着生物相容性、放射性、微生物污染、化学物质残留、降解等实际问题的考验；并且无论是材料选择，还是临床应用，在技术和使用环境方面的跨度都非常大；而人体自身也承受着多种内、外部环境的影响。更多的化学材料、对人体安全性的评价往往不是短时间内能够完成的。在生产过程中，需要完成和承担材料、元器件的筛选和检验，生产设备、工艺或装配过程的质量控制，生产与设计要求的一致性保证，环境条件控制，后处理及包装、储运等不可控因素引入的风险等，以及产品标签和使用说明书中可能存在错误或欠缺带来的风险等。因此，国家要求器械厂家在产品设计和生产过程中，要建立质量管理体系，对生产的各个环节和诸多要素都要加强质量控制和质量保证。

（二）上市前研究验证的局限性

　　医疗器械和药品一样，在上市前是由国家统一实行注册审批制度，对其安全性、有效性以及质量进行评价，以便尽可能克服设计和生产缺陷。其安全性评价包括物理评价、化学评价、生物学评价和临床评价。物理评价相对明确、客观、易于掌握与操作，化学评价一般体现在对材料中的残留单体、有害金属元素、各种添加剂等进行规范，理化评价存在的局限性需要通过生物和临床评价进行弥补。在生物学评价过程中，由于存在大量不可控制的因素，即使已经能够达到器官、组织、细胞甚至分子水平，但仍然有残留物或降解产物释放等无法确定和控制的现象存在。另外，由于动物实验模型与人体反应的差异，加之人体的个体差异，使生物学评价阶段的动物实验存在一定的局限性。所以，医疗器械必然要有临床评价阶段。国际标准化组织技术委员会（ISO/TC 210）把医疗器械的生物学评价

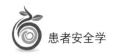

和临床评价分别定为"设计验证"和"设计确认"两个不同的阶段。受伦理、道德、法规、社会因素的限制，临床试验仍存在着一些缺陷、不足，主要体现在时间太短、例数太少、对象太窄、针对性太强，而且与临床应用容易脱节，临床定位也不够准确。

（三）临床使用过程中存在的风险

在器械临床应用过程中，一些风险性比较大的Ⅲ类器械和急救医疗设备，如人工心脏瓣膜、血管内支架和呼吸机等在使用过程中的临床风险相对高一些，这包括手术操作过程、与其他器械协同、应用人群特性、医生对新器械熟知程度或操作水平等。美国医疗产业促进会（Association for the Advancement of Medical Instrumentation，AAMI）指出，每年器械不良事件报告的8000多例中，有1/3属于使用问题。此外，一些医院还存在过度装备和设备滥用现象。例如近年来在放疗方面出现了伽马刀、X刀、诺力刀、赛博刀、中子刀、质子刀和重离子治疗等不少新技术，用于肿瘤常规放疗、三维适形放疗（普遍使用）或立体定向放疗。由于在技术上概念不清及经济利益的驱动，在一些单位和地区出现了伽马刀、X刀等立体定向放疗技术滥用的情况，不仅浪费了患者的大量资金，而且未达到治疗目的，甚至带来严重后果。所以，放射治疗技术的应用需要医院培养一批技术和临床经验丰富的放射肿瘤学专家来支撑。

（四）装备性能退化、故障或损坏

医疗设备安装或投入临床后，并不能一劳永逸，需要不断投入人力、物力资源，始终维持其运行环境条件，以保证其效能的发挥。前期采购投入只是冰山一角，如后期保障条件不到位，就会引起设备物理性能退化、故障或损坏。设备带病工作是风险的一大来源，尤其是无专职医学工程人员做设备质量控制工作的医院。设备带病工作既伤害了患者，也影响了医院的效益和声誉，所以，医疗设备的预防性维护、维修、计量与质量控制非常重要。医院需要一批高水平的医学工程人员，但近年来，医院医工部门萎缩，人员青黄不接。美国医院医工部门的保障活动完全围绕患者的安全进行，其采购、验收、预防性维护、检测、修理、校准等完全从临床风险的角度分析、计划和组织实施。从人员数量看，美国医院医学工程人员占其医疗卫生技术人员的15%～20%（临床工程师、物理师、放射工程师、信息工程师和技师），而国内三甲医院的比例不到1%～30%，差距明显。所以，先进医疗设备的大量运用和普及同样需要一批高水平的、临床工程经验丰富的医学工程师队伍来支撑。

四、医学装备风险评估

为了提高风险管理理论的实用价值，必须找到定量评估的方法。实际应用过程中，有了定量评估，就可根据风险分值（risk level，RL）进行分类分级控制，解决风险控制成本和效益的平衡问题。根据风险管理理论，Mike Capuane提出了医疗设备风险分析与评估六维度模型。该模型从设备属性、物理风险、设备特性、安全性能、致死状态和使用频度六个方面识别医疗环境下医疗设备的不安全因素并对其进行量化分析。

（一）应用类型

应用类型是指医学装备的临床用途以及和患者的相互作用关系。例如可依据风险从高到低将医疗设备分为生命支持类设备、治疗用设备、监护用设备、诊断用设备、较多与患者直接接触设备、使用但与患者无接触设备和与患者诊疗无关的设备 7 类，并给出经验分值。

1. 生命支持类设备　12 分，如呼吸机、心肺机。

2. 治疗用设备　6 分，如电刀、输液泵。

3. 监护用设备　5 分，如多功能监护仪、麻醉监护仪。

4. 诊断用设备　3 分，如心电图机、超声诊断仪。

5. 较多与患者直接接触设备　2 分，如 X 线机、CT 和 MR。

6. 使用但与患者无接触设备　1 分，如紫外线灯、无影灯、护士站设备。

7. 与患者诊疗无关的设备　0 分，如空调机、计算机、电风扇、微波炉。

（二）临床危害

临床危害指医疗设备一旦发生故障可能导致的结果，可以分为死亡、伤害、治疗差错、不舒适感、延误诊疗和不会产生影响六种情况。

1. 死亡　12 分，如呼吸机、起搏器。

2. 伤害　6 分，如血管造影机。

3. 治疗差错　3 分，如手术显微镜、监护仪。

4. 不舒适感　2 分，如电动床。

5. 延误诊疗　1 分，如 X 线机、B 超机。

6. 不产生任何影响　0 分，如实验室单纯用于研究的设备。

（三）设备特性

设备特性主要指设备的电气和机械特性，如电子类设备、机械类设备、有活动部件的设备、需要定期更换零部件的设备、有明显的使用人员干预的设备、存在系统性关联停机的设备和需要定期清洁的设备等。同一台设备可有多项选择，每选中一项增加 2 分，最高不超过 12 分，如有明显的使用人员干预则需要从总分里扣除 2 分。

（四）安全报警

安全报警是指医疗设备的安全保护、故障报警，及报警等级的设计及提示情况，可分为九种，分别是没有患者情况报警、没有故障报警、无声光报警、没有故障代码显示、没有连续的后备测试、没有机械安全保护、没有连续的操作警告、没有启动自检和没有手动自检等。每缺少一项累计 1 分，最高为 9 分。

（五）致死状态

致死状态指由设备故障可能引起的致死是直接的还是间接的：直接的 5 分；间接的 3 分；不发生为 0 分。

（六）使用频度

使用频度可分为高、较高、低和几乎不用几种情况。使用频度高 5 分；使用频度较高 4 分；使用频度低 2 分；使用频度很低 0 分。

有了六维度模型，便可将每一种医疗设备，从六个维度界定其特性，然后，对六个

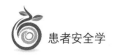

维度的分值求和，即获得该医疗设备的风险分值，该值可以作为风险等级评定和风险控制实施的依据。六维度医疗设备风险分析与评估模型给出了一种分析医疗设备风险的有效模式，其实每个维度的评分标准并非一成不变，而是可以根据医疗设备管理、维护、使用方面相关数据和经验对不同维度在风险中所占权重进行调整。依据上述评估方法对常见医疗设备进行初步评估，得出风险值高于 40 分的为高风险医疗设备，如呼吸机、麻醉机、除颤器、监护仪、加速器、起搏器、高频电刀、体外循环机、血透机、高压消毒锅等；风险值在 20 ~ 40 分为中风险医疗设备，如复苏器、导管机、各种影像诊断设备、非电生理类监护设备、生化与临检类设备等；风险值在 20 分以下的为低风险医疗设备，如无影灯、手术床和实验室非诊断类仪器以及计算机等（表 12-1）。风险分析的目的在于进行风险控制。风险分值不同，风险控制的等级和投入的资源成本也不一样，量化的结果便于医院根据轻重缓急，采取相应的安全和质量保证措施。

表 12-1　常见医疗设备风险分值

医疗设备名称	风险分值（RL）	定性表述
急救呼吸机、麻醉机、除颤监护仪、加速器、起搏器	RL ≥ 40	超高风险
心肺机、电刀、复苏器、监护仪、血液透析机、导管机	40 < RL ≤ 30	高风险
各种 X 线机、CT、MRI、ECT、PET	30 < RL ≤ 20	中风险
B 超机、肺功能检测仪、血气分析仪、多数生化和临检仪器	20 < RL ≤ 10	低风险
无影灯、手术床、实验室非诊断仪器	RL < 10	无风险

五、医学装备风险控制

医务工作者只有树立医学装备风险意识，才能够识别风险、认识风险，评估和控制风险，提高医疗安全意识，避免不必要的损失。

（一）树立医学装备风险意识

风险是一种客观存在，在现实环境中无处不在、无时不有，只是我们对它缺乏足够的认识和重视。在人员、设备和技术密集的医院，每一名医务工作者都应树立良好的风险意识，提高对风险的认知、评估和控制、规避能力，尤其是对医学装备风险的识别和规避能力，这有利于自己的职业安全。管理学上常讲，人的意识决定观念，观念决定行动，因此控制医学装备的风险，首先要从树立风险意识开始，并把它转化为一种理念、方法论和实际行动，才能控制和规避风险。

（二）将安全文化提升为质量文化

1. 安全文化　医学装备安全文化的概念产生于 20 世纪 80 年代的美国。当时全美医院因电击引起伤亡的事故较多，为此，人们开始鼓励医学工程人员进入医院，解决医院用电安全问题，由此揭开了医学工程学科在医院发展的序幕。医院的安全行动首先从医用电气安全开始，人们采取了一系列的管理和技术措施，降低医院宏电击和微电击的风险，收到显著的效果。目前，国际电工委员会推出的用电安全系列标准在全球被广泛采纳，经过几十年的努力，医用电安全问题终于从工程上得到了很好的解决，但保证安全仅仅是一个底线。进入 20 世纪 90 年代，人们发现如果仅考虑安全，那么规避风险就是首选，但这并不符合人们更高的价值追求，尤其是随着国际 ISO 9000 质量管理体系标准的推出，质量管理发展的标准化和国际化时代到来，人们不再拘泥于安全文化，而是把它作为质量管理的基础和起点，并基于全员、全要素和全过程的整体质量管理思想，将质量管理推向更新的高度，于是没有最好，只有更好的质量文化由此产生。可见，质量文化是质量管理的核心。所谓质量文化，是指组织和社会在长期的生产和服务活动中形成的一系列有关质量问题的意识、规范、价值取向、道德观念、信誉等。

2. 安全与质量的关系　安全有底线，没有安全，质量将成为奢谈；而质量没有尽头，仅有安全，质量水平也将徘徊不前。所以，质量文化的发展，是组织追求卓越的必然。然而，在我国构建类似于 ISO 9000 的质量管理体系的社会根基还很薄弱。因此，构建质量管理体系需要一个循序渐进的过程，需要强制甚至是高压推动，直至习惯养成。

（三）构建医学装备风险控制体系

医学装备风险分析与评估六维度模型的建立，很好地解决了医疗设备风险评估长期无法实现量化评估的难题，使医疗设备风险分析从定性走向定量。按六维度模型计算医疗设备的量化分值后，可以根据分值范围将其划分为高风险、中风险和低风险三个等级。例如可将风险分值在 35 ～ 55 的呼吸机、麻醉机、除颤器和高频电刀等列为高风险装备，风险分值在 15 ～ 35 的心电图机、验光仪、多功能监护和生化分析仪等可列为中风险装备，而风险分值在 15 以下的无影灯、手术床等则列为低风险装备。由此，可以根据风险等级建立一个医学装备三级质量控制目录，见表 12-2 至表 12-4。在医学装备的采购、使用和保障环节，医院可以针对不同的风险等级实施相应的风险控制和质量管理。

表 12-2　医疗装备三级质量控制目录（高风险医学装备）

医疗设备名称	风险等级	使用	保障
急救呼吸机、多功能呼吸机、除颤器、除颤起搏器、加速器 γ 刀 X 刀 麻醉机、麻醉工作站 导管机 体外循环系统 离心式血泵 高频电刀、氩气刀、电凝器 高压氧舱 体外起搏器 X 线机、DR、DSA、CR CT、PET-CT ECT、SPECT、PET 输液泵、注射泵 血滤机 超声碎石机、超声手术刀 高压消毒锅、消毒柜	高风险 实施一级质量控制 和临床准入制度	规范化管理、规范化使用：三级培训＋操作上岗制度＋用前检查	周期计量检定＋定期检测＋预防性维护＋修后检定

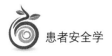

续表

医疗设备名称	风险等级	使用	保障
激光手术刀、介入激光治疗机			
MRI			
微波治疗仪			
射频治疗仪			
模拟定位机、CT 定位机			
婴儿箱			

表 12-3　医学装备三级质量控制目录（中风险医学装备）

医疗设备名称	风险等级	使用	保障
生化分析仪 流式细胞分析仪、血细胞计数器 酸度计 分光光度计 酶标分析仪、酶联检测仪 旋光仪 血液黏度计 血糖测定仪 尿液分析仪 多功能监护仪（心电、血氧、血压、 　体温、呼吸） 免疫分析仪、荧光免疫分析仪	中风险 实施二级质量控制	规范化管理、规范化 使用：三基培训＋用 前检查＋每日标定＋ 室间对比	定期检测＋预防 性维护 PM ＋修 后检定
心电图机、心电 Holter、平板 激光诊断设备 普通激光治疗仪 电刺激器、神经刺激器 玻璃水银体温计、电子体温计 水银式血压计、电子血压计 听力计 听觉诱发电位 B 型超声诊断仪、三维超声仪 肌电图机肺功能仪 肺活量计电磁流量计 脑血流图仪 胎儿监护仪 CO 培养箱 全部理疗类设备（声、热、磁、光、 　电、微波）浮标式氧吸入器 压力表、氧气压力表及减压器 医用压缩机 负压吸引器、负压表 中心负压系统 心肺复苏器 电子内镜	中风险 实施二级质量控制	规范化管理、规范化 使用：三基培训＋用 前检查	定期检测＋预防 性维护 PM ＋修 后检定

表 12-4　医学装备三级质量控制目录（低风险医学装备）

医疗设备名称	风险等级	使用	保障
无影灯、多功能手术床 实验室非诊断仪器 化学消毒、清洗设备 其他大批医用辅助设备	低风险 实施三级质量控制	用前检查	事后维修

　　构建医学装备风险控制体系是一项复杂的系统工程，其发展是一个循序渐进的过程，既需要医院领导高度重视，也需要全员参与并树立良好的质量意识、培养良好的质量习惯；同时，医院还要加大人力、物力和资金的投入，建设好医学工程部门。另外，还需要一个良好的外部环境，如行业管理部门的监管、国家医学计量组织的发展等，更需要各相关行业和学术团体间跨专业、跨学科密切合作。

六、医学装备电气安全

　　医学装备质量管理不仅仅是管理学本身的问题，还具有很强的技术性、经济性和社会性；尤其是加入世贸组织后医学装备技术支持面临着社会化、区域化，将迫使人们深入研究医学装备的维修策略和系统质量保障等问题，这些问题中首当其冲的是医院的用电安全。

（一）电气安全的重要性

　　医院用电的安全性检查计划始于 20 世纪 70 年代早期，它是根据这样一个前提提出的：严重的电击危险在医学装备直接作用于患者的任何时候都可能发生。据美国用电安全倡导者说："全美每年至少有 1200 人因触电而死，而有更多的人在医院非预期的电击事故中丧生或受伤。"虽然这种说法可能夸大了事实，但它促进了美国临床工程部门的建立和发展。

　　目前，由于医学装备生产管理的严格性和规范化，电安全特性大大提高，因此而引起的不良事件逐渐减少，但有电源医用装置在使用过程中，电安全特性会发生变化的，如高频电刀电流会在使用过程中逐渐增大，甚至会很快超过国家规定的安全界限。一旦这种事故发生，其责任就在从事设备管理和设备维修的工程技术人员身上，所以，通过对医学装备电气安全性的测试，并建立相关的制度或质量保证测试程序，可以发现设备的安全隐患，减少医疗风险。

（二）医用电气安全通用要求

　　国际电工委员会（IEC）早在 1988 年就起草了一项著名的有关医用电气设备的通用安全标准，为全世界医学装备行业所推崇。我国在 1995 年发布的国家标准（GB 9706.1-1995）"医用电气设备第一部分：安全通用要求"就等同于 IEC（601.1-1998），适用于"与某一专门供电网有不多于一个的连接，对医疗监视下的患者进行诊断、治疗或监护，与患者有身体的或电气的接触，和（或）向患者传送或从患者取得能量，和（或）检测这些所传送或取得能量的电气设备"。该标准是医院工程技术人员应该必备和熟练掌握的重要的安全知识和常识，对提高自身的用电安全意识和维修、测试有很大的帮助。鉴于医用电气

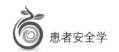

设备与患者、操作者及周围其他人之间存在特殊关系，该标准是设备在整个寿命周期内必须符合的安全基本要求，并且应该特别注意以下几个方面的问题：

1.患者或操作者不能觉察存在的某些潜在危险，如电离或高频辐射等。

2.患者可能由于生病、不省人事、被麻醉、不能活动等因素而无正常反应。

3.当患者皮肤因穿刺或接受治疗而使皮肤电阻变得很低时，患者皮肤对电流无正常的防护功能。

4.对患者生命的维持或替代可能取决于设备的可靠性。

5.患者同时与多台设备相连。

6.高功率设备和灵敏的小信号设备组合使用的情况。

7.通过与皮肤接触和（或）向内部器官插入探头，将电路直接应用于人体。

8.特别的环境条件，如手术室可能同时存在湿气、水分和（或）由空气、氧或氧化亚氮与麻醉剂、乙醇或清洁剂等易燃气体组合的混合气体，处理不当会引起烧伤、火灾，甚至有爆炸的危险。

对于这些应用场合或情形，无论是使用人员还是设备工程技术人员都应该引起足够的重视。使用和维护时应谨慎操作、严格遵守技术规范，防患于未然。国内已有通用电安全测试仪，医院可以购买后，建立测试实验室，开展测试活动或建立医院电安全保障措施、机制等，测试仪每年必须送检。

（三）医用电气安全专用要求

GB 9706.216-2021 医用电气设备 第 2-16 部分：血液透析、血液透析滤过液滤过设备的基本安全和基本性能专用要求

GB 9706.228-2020 医用电气设备 第 2-28 部分：医用诊断 X 射线管组件的基本安全和基本性能专用要求

GB 9706.4-2009 医用电气设备 第 2-2 部分：高频手术设备安全专用要求

GB 9706.5-2008 医用电气设备 第 2 部分：能量为 1 MeV 至 50 MeV 电子加速器安全专用要求

GB 9706.6-2007 医用电气设备 第 2 部分：微波治疗设备安全专用要求

GB 9706.7-2008 医用电气设备 第 2-5 部分：超声理疗设备安全专用要求

GB 9706.8-2009 医用电气设备 第 2-4 部分：心脏除颤器安全专用要求

GB 9706.9-2008 医用电气设备 第 2-37 部分：超声诊断和监护设备安全专用要求

GB 9706.103-2020 医用电气设备 第 1-3 部分：基本安全和基本性能的通用要求 并列标准：诊断 X 射线设备的辐射防护

GB 9706.11-1997 医用电气设备 第 2 部分：医用诊断 X 射线源组件和 X 射线管组件安全专用要求

GB 9706.12-1997 医用电气设备 第 1 部分：安全通用要求 三.并列标准 诊断 X 射线设备辐射防护通用要求

GB 9706.13-2008 医用电气设备 第 2 部分：自动控制式近距离治疗后装设备安全专用要求

GB 9706.14-2016 医用电气设备 第 2 部分 X 射线设备附属设备安全专用要求

与以上专用安全标准相对应的医学装备，不但要符合通用要求，还要符合专用要求，且专用要求优先于通用要求。如国际和国内通用安全标准规定：医学装备的对地最大漏电

流不能超过 100 mA，带有隔离保护的设备对地最大漏电流不能超过 20 μA，该项要求能保证在地线接触不良或出现断路故障时，设备本身的漏电流也不会对患者造成危险，而专用要求中对有导体与心脏直接接触的设备其最大漏电流不能超过 10 μA。

七、医学装备环境安全

医院放射设备应用早期，由于放射病的频繁发生和对健康的明显危害，放射防护问题很快就引起了重视。目前，国家放射防护方面的安全管理和防护安全标准、检测仪器和监测防护技术等不断完善，大大降低了放射危害和放射事故的发生率。近年来，电磁兼容性（electromagnetic compatibility，EMC）问题已逐渐成为国际和国内的一个技术热点，在医院，大量医用有源电子设备应用于临床，它们之间的电磁干扰（electromagnetic interfPrence，EMI）和电磁兼容问题也日益引起人们的重视。

（一）放射防护

医院放射诊断和治疗设备如普通放射类的 X 线机、血管机 DSA，放射断层类的 CT，核医学成像类的 SPECT、PET 和 γ 相机，放免类的 γ 计数仪、放免分析仪，放疗类的直线加速器、后装机、模拟定位系统和钴 -60 放射治疗机等是放射防护与安全管理的主要对象，占医院设备总值的 60% 以上。对这类设备国内外已有很成熟的防护标准和安全规范，不但要求生产厂家遵守这些规范，医院也要很好地学习和落实。国内制订的主要规范有：γ 射线卫生防护规定、医用治疗 X 线卫生防护规定、肿瘤放射治疗剂量学规定等。

1. γ 射线卫生防护规定　卫生部制订的 GBW-3-80 医用远距治疗 γ 线卫生防护规定共分六章 50 条，对放射防护方面的技术要求、检验方法、验收规则、防护设施、操作规则和管理办法等作了明确的规定和要求，适应于厂家、医院和监督管理部门。如对安装的规定：要求治疗室的设计，必须保证周围环境的安全；治疗室必须与控制室分开；治疗室应有足够的使用面积，一般应不小于 30 平方米；治疗室四周墙壁（多层建筑应包括天棚、地板等）应有足够的屏蔽防护厚度；凡有用线束投照方向的墙壁应按原射线屏蔽要求设计，其余方向可按漏射线及散射线屏蔽要求设计；凡是扩建、改建的 γ 线治疗室，在地址选择和建筑物防护设施等方面也都必须遵守本规定；建筑的设计应预先经当地放射卫生防护部门审查。对操作方面，要求放疗工作者必须经过放射卫生防护训练，掌握放射卫生防护知识，严格掌握适应证，正确合理使用 γ 线治疗；使用单位应设置专（兼）职人员，负责本单位的放射卫生防护工作。对检测方面，要求有用线束测量的总不确定度应小于 5%，防护监测的总不确定度应小于 30%。

2. 医用治疗 X 线卫生防护规定　卫生部制订的 GBW-2-80 国家标准医用治疗 X 线卫生防护规定适用于医用治疗 X 线卫生防护管理。规范条款与 GBW-3-80 类似，对治疗 X 线防护方面的技术要求、检验方法、验收规则、防护设施、操作规则和管理办法等作了明确的规定和要求，适应于厂家、医院和监督管理部门。

（1）安装质控方面规定：治疗室内有用线束投照方向的墙壁按原射线屏蔽要求设计，其余方向可按漏射线及散射线屏蔽要求设计；250 kV 以下的深部治疗 X 线机的治疗室，非有用线束投照方向墙壁的防护厚度以 2 mm 铅当量为宜；治疗室窗户必须合理设置，观察窗可设置在非有用线束投照方向的墙壁上，并具有同侧墙的屏蔽防护效果；必须在治疗室门外安设工作指示灯，并安装连锁装置，只有在门关闭后才能实现照射；X 线机安装

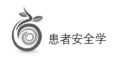

后，必须对 X 线输出量、线质、线束均匀性及稳定性等进行测量校准方可投入使用，使用过程中尚应定期检测，一般对 X 线输出量的检测至少每月一次。

（2）使用操作方面规定：X 线机操作人员必须严格遵守各项操作规程，定期检查 X 线机和防护设备的性能，发现问题，及时妥善处理后方可使用；按患者治疗具体情况，事先应认真确定和核对治疗方案，注意选取合适的照射方式和照射条件（包括 X 线管工作电压、电流，过滤条件、X 线管焦点与皮肤距离、照射野和照射时间等因素），并仔细定位，尽量使患者治疗部位的受照剂量控制在临床治疗需要的最小值，最大限度地减少不必要的照射；浅层治疗 X 线机的操作人员必须利用局部屏蔽或距离防护；临床需要工作人员在最高电压不超过 50 kV 的线管工作时，必须佩戴 X 线防护铅手套及不小于 0.25 mm 铅当量的围裙，并只能由操作设备的工作人员控制 X 线管的通电；使用单位应设置专（兼）职人员，负责本单位的放射卫生防护工作。

3. 肿瘤放射治疗剂量学的规定　肿瘤放射治疗剂量学的规定包括 150 ～ 400 kV X 线机产生的 X 射线、^{60}Co 和 ^{137}Cs 治疗机的 γ 线、加速器产生的 1 ～ 25 kV X 线和高能电子束的剂量测定方法，以及关于治疗计划、记录和病例剂量报告的一些规定。由于临床剂量测定仍以电离室为主要测量工具，且国家已建立照射量基准和部分地区的次级标准，因此，该规定的内容只适用于电离室测量的剂量情况。肿瘤放射治疗剂量学的标准和规范是放射医师和物理师应该掌握的重要知识。

（二）电磁兼容性

电子产品的电磁兼容性已成为衡量产品品质的一大重要指标。国际电磁兼容性标准研制比较权威的组织是 IEC 下属的半独立组织国际无线电干扰特别委员会（International Special Committee on Radio Interference，CISPR），该委员会制订的标准涉及通信广播、家用电器、电子仪器、供电、导航、工业、科研、医疗设备和信息技术设备等行业，我国现行的电磁兼容性（electromagnetic compatibility，EMC）标准大部分是等同或等效采用 IEC/CISPR 国际标准。

1. EMC 标准概述　我国现行电磁兼容性国家标准有 55 个，分为基础标准 5 个、通用标准 6 个、产品类标准（产品族）31 个和系统间标准 13 个，共四类，这些标准大部分都是强制性标准。其中基础和通用标准规定了电磁兼容术语、电磁兼容环境、电磁兼容设备和基本（通用）测量方法等，产品标准规定了不同类型产品的电磁兼容性指标和共同的测量方法，系统间标准规定了无线电系统和非无线电系统之间经过协调的电磁兼容要求。

2. EMC 测量设备　EMC 测量设备包括准峰值测量接收机、峰值测量接收机、平均值测量接收机、均方根值测量接收机（其工作频率为 9 ～ 1000 MHz；A 频段：9 ～ 150 kHz，B 频段：150 kHz ～ 30 MHz，C 频段：30 ～ 300 MHz，D 频段：300 ～ 1000 MHz）、频谱分析仪和扫描接收机（工作频率为 9 kHz ～ 1000 MHz 和 1 ～ 18 GHz）、音频干扰电压表，外加一些辅助设备如人工电源网络、电流探头和电压探头、吸收式功率钳、干扰分析仪和用于无线电辐射测量的各种天线。

3. 电磁辐射防护规定　为防止电磁辐射污染，保护环境、保障患者健康、促进伴有电磁辐射电子产品的正当发展，国家制订了 GB 8702-1988 电磁辐射防护规定，适用于境内产生电磁辐射污染的一切单位或个人、一切设施或设备。但本规定的防护限值不适用于为患者安排的医疗和诊断照射。电磁防护的基本限值：

职业照射：每 8 小时工作期间内，任意连续 6 分钟按全身平均的比吸收率（specific absorption rate，SAR）应小于 0.1 W/kg。

患者照射：一天 24 小时内，任意连续 6 分钟按全身平均的比吸收率应小于 0.02 W/kg。

医院应注意理疗设备的防护问题，因电磁理疗设备的电磁辐射能量大大超过规定的最大辐射限值，应对理疗设备的操作人员和管理人员实施电磁辐射防护训练。内容包括：电磁辐射的性质及其危害性；常用防护措施、用具以及使用方法；个人防护用具及使用方法；电磁辐射防护规定等。

4. 工、科、医（industrial scientific medical，ISM）射频设备使用频段按工业、科研、医疗、家用或类似用途的要求而设计，用以产生并在局部使用无线电频率能量的设备或装置称为工、科、医（ISM）射频设备，不包括用于通信领域的设备。分配给工、科、医设备的频段称为 ISM 频段，见表 12-5。

表 12-5　工、科、医设备使用频率

中心频率（MHz）	频率范围（MHz）	最大幅度限值
6.780	6.765 ～ 6.795	考虑中
13.560	13.553 ～ 13.567	不受限值
27.120	26.957 ～ 27.283	不受限值
40.680	40.660 ～ 40.700	不受限值
2450	2400 ～ 2500	不受限值
5800	5725 ～ 5875	不受限值
24 125	24 000 ～ 24 250	不受限值
61 250	61 000 ～ 61 500	考虑中
122 500	122 000 ～ 123 000	考虑中
245 000	244 000 ～ 246 000	考虑中

5. 电子测量仪器 EMC 试验规范　电子测量仪器电磁兼容性试验规范是电子测量仪器 EMC 设计的依据，目的是使这些仪器在一定的电磁环境中能兼容工作。该规范包括一组共 10 个标准：

GB 6833.1-1986 电子测量仪器电磁兼容性试验规范总则

CB 6833.2-1987 磁场敏感度试验

GB 6833.3-1987 静电放电敏感度试验

GB 6833.4-1987 电源瞬态敏感度试验

GB6833.5-1987 辐射敏感度试验

GB 6833.6-1987 传导敏感度试验

GB 6833.7-1987 非工作状态磁场干扰试验

CB 6833.8-1987 工作状态磁场干扰试验

GB 6833.9-1987 传导干扰试验

GB 6833.10-1987 辐射干扰试验

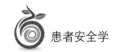

以上各试验规范规定了电子测量仪器电磁兼容性试验的具体要求和方法，因绝大部分有源医用诊断或治疗装置都属于电子测量仪器类，所以，其设计和出厂检验都要按上述要求和方法进行 EMC 测试。医院作为众多电子产品的用户，应该购买通过 EMC 测试的医疗产品，如果购入的电子产品在使用过程中发生电磁干扰（electromagnetic interference，EMI）问题或出现相关的事故，也应该请具有相关资格的实验室进行现场 EMC 测试。

八、医学计量的职能作用

现代自然科学体系中，计量学是工程与技术基础科学下的二级学科，是研究有关测量理论和测量技术实践的一门科学，其范围涉及非常广泛的科技、生产、商贸和生活领域。20 世纪 90 年代以来，随着高新技术的迅猛发展和经济全球化，计量这门古老的科学又焕发出了青春活力，不仅突破了传统的单纯物理量测量的范围，还扩展到了化学量、工程量乃至生理量和心理量测量的研究范畴，同时在管理学领域也发挥着重要作用。

计量学与医学相结合，便产生了医学计量。医学计量是以传统的计量管理和计量测试技术为基础，结合医学领域广泛使用的物理、化学参数及相关医疗设备建立起来的一种专用于医学的计量保障体系，包括所建立的多层次的管理机构、技术机构和医学测量基准、标准和检定装置及管理制度和实验室认可标准等。前文提到的性能检查、通用和专用电气安全测试、仪器的性能测试等质量保障所需要的检定装置、测量标准或基准、测试仪器的计量特性，是由计量体系的量值的上下级间的传递和溯源来严格保证的，计量是计量学的简称，是保证测量的量值准确、单位和数学表达统一的科学。可以说医学计量就是医学装备质量保障的坚实的技术基础，是质量保障的前提和后盾，医疗装备在其整个寿命周期内都离不开计量。

因此，医学工程部门建立以计量为基础的质量保障体系，并借鉴计量的质量管理和技术管理手段、质量体系及计量法制上的保障性，从质量和安全的视角看待临床工程管理、操作培训、例行检查和预防性维护、修理等技术行为，会产生一个全新的管理模式和工作指导思想。

第三节　医学装备信息安全系统

一、概述

信息管理系统是 20 世纪 40 年代后期发展起来的。自 1946 年世界上第一台计算机出现起，几十年来信息管理工作发生了巨大的、革命性的变化。20 世纪 50 年代，信息管理工作主要侧重于人在管理中的作用，形成以行为管理为核心的信息管理阶段。20 世纪 60 年代，决策科学的兴起和迅速发展，使信息在决策中的作用越来越突出，逐步形成决策管理为核心的管理阶段。20 世纪 70 年代以后，信息服务业和信息产业蓬勃发展，主要是开发利用丰富的信息资源，建立容量巨大的信息数据库，并开展国际性的联机检索，广泛地为各行各业服务。

在医院的现代化建设中，逐步建立了医院信息管理系统。它们是一个利用计算机和网络通信技术，对医院信息进行收集、处理、分析和应用的系统，为医院各部门提供患者医疗信息、行政管理信息、财务信息等，并且具有卫生统计、信息存储、信息处理和医院局域网与广域网之间的数据通信能力，能够满足各方面的需求。自 20 世纪 90 年代医院信息管理系统开始全面得到应用以来，经过几十年的运行，已经逐步实现了全面数字化医院的建设阶段；从而进一步整合了各种数字化应用系统，诞生了包括医院建筑用电、医疗装备、移动设备在内的一体化解决方案。信息管理系统将医院不同的系统通过统一的数据中心和综合信息平台实现集成，以形成具有信息融合、资源共享、业务支撑和优化管理等综合功能的一体化集成系统。医院的整合平台构建完成后，将形成医院的数据中心，实现医院建筑设备和医疗设施的统一管理，实现医院管理信息和医疗业务信息的统一管理。

成熟的医院信息管理系统已经由传统的事物管理型转向决策管理型。它不仅仅是单纯的计算机信息管理网络系统，也是人机结合的辅助决策管理系统，是医院实施科学管理的重要支撑条件。为医院管理层提供了医疗质量评价、医务人员工作效率、卫生资源使用效率、医疗活动运作成本核算等医院运营辅助决策的重要依据。该系统不仅仅完成信息的收集、检索、汇总等初步处理过程，并打印出管理层需要的各种报表，而且能够完成信息的二次开发，即在各种信息收集的基础上，利用数据库技术，对信息进行深加工，作出对现在工作的评估和对未来工作的预测，这大大提高了管理层的决策能力。信息管理系统已经成为医院管理的生命线。

二、医学装备信息的内容

医学装备是医院进行正常医疗活动的重要物质条件。各级卫生行政管理部门对医学装备都制订了完整的管理办法和管理制度，医学装备管理部门则按照这些管理办法和制度对医学装备进行管理。在医学装备管理的全过程中会接触和产生大量的信息，包括规划计划、选型论证、安装验收、使用保管、计量维修、档案资料、统计报表、检查考核、事故处理、调剂报废及经费管理、效益评估等。这些信息都是医学装备管理工作中需要进行决策时的重要依据，也是对医学装备进行有效调控的基础数据。

根据卫健委颁布的管理办法和管理制度，医学装备的全过程管理分为前期管理、中期管理和后期管理三个阶段，每个阶段所包含的信息内容各有不同。

（一）医学装备前期管理中的有关信息

1. 计划信息　长期规划、当前购置计划，财务预算计划、资金来源等。

2. 合同信息　合同号码、批准证号、装备名称、规格型号、生产厂家、数量价格、技术指标、功能特点、配件种类、消耗材料、化学试剂、资料图纸、订货日期、到货日期、电话传真等。

3. 管理信息　审批程序、审批权限、固定资产管理手续、财务手续等。

4. 进口信息　外商名称、注册证号、代理授权证书、招标程序、专家论证、外贸合同、付款方式、运输方式、运费保险等。

5. 到货信息　报关免税、商检索赔、单据验收、安装调试等。

（二）医学装备中期管理中的有关信息

1. 出入库信息　建账建卡、建数据库、使用分类代码等。

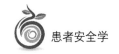

2. 使用信息　项目内容、使用制度、操作规程、使用部件、性能状态、开关时间、人次数量、标本数量等。

3. 档案信息　申购资料、订货卡片、合同发票、货单运单、进口批文、使用手册、维修手册、故障记录、维修记录、计量记录等。

4. 计量信息　人员状况、送检免检、强制检测等。

5. 维修信息　装备名称、损坏部位、调换零件、工时费用等。

6. 考核信息　计划执行、库房管理、档案资料、效益评估、维护保养、使用维修、调剂报废等。

7. 效益信息　诊疗人次、科研成果、培养人才、课题数量、教学任务、收入支出、开发服务等。

（三）医学装备后期管理中的有关信息

1. 调剂信息　条件标准、审批权限、调剂原则、保管维护等。
2. 报废信息　条件标准、审批权限、资产处置、财务处理等。

第四节　医学装备信息安全管理

一、信息管理系统

信息管理系统是综合了经济管理理论、运筹学、统计学和计算机科学的系统性边缘科学，随着管理科学和技术科学的发展而形成。它有三个构成要素：系统的观点、数学的方法和计算机的应用，这也是管理现代化的标志。

医学装备信息管理系统与其他信息管理系统一样也是一个由人、计算机等组成的进行信息收集、传递、存储、加工和使用的系统，它将组织理论、会计学、统计学、数学模型及经济学等多种学科理论同时展示在计算机硬件和软件之中，建立起一个可以进行全面管理的、以计算机为基础的信息系统，具有预测、控制和决策功能，并将电子数据处理与经济管理模型结合起来，为各级领导提供辅助决策的依据。以下我们将详细介绍一个医学装备计算机辅助管理软件系统。

二、医学装备信息系统

建立医学装备信息管理系统，就是要对所需要的信息进行一系列的加工活动。通常可以分为收集、传递、贮存、交换、检索、处理和转换共七个部分。

（一）信息的收集

是指原始信息的收集，要求全面合理、详尽可靠，并保持信息的连续性。收集信息一般采用两种方法：具体的业务方法和系统方法。业务方法的程序是：摸清业务要求→明确调查目的→拟定调查内容→开展正式调查；系统方法的程序是：了解系统总目标→确定数据总模式→制订调查内容→开展正式调查→检查校验→进行结构安排→贮存入库。

（二）信息的传递

信息传递的通路是由信源-信道-信宿三部分组成。信源是信息的发出者、传递的起点；信道是信息传递的通道，包括信息传递的媒质和传递方法；信宿是信息传递的终点，作用是接收信息和利用信息。

（三）信息的贮存

经过加工整理后的信息，一部分经过使用后贮存于计算机内，一部分不经过使用直接贮存。信息贮存的目的是有效地加以利用，并有助于提高经济、技术和行政的管理水平。贮存的信息通常是最有价值的信息，它能起到咨询、参谋和顾问作用。

（四）信息的交换

信息交换是人类知识积累的重要方法，人们通过信息交换而获得新的信息，使研究不断深入，认识不断深化，产生新的信息组合，进而形成新概念。

（五）信息的检索

信息检索就是利用手工或计算机，从资料、档案、图书或计算机数据库中，找出所需要的信息资料。

（六）信息的处理

对信息加工的过程称为信息处理。信息处理通常采用的是数字信号处理法。它是用计算机对数字或符号序列表示的信号进行处理，由预先编制的程序来实现。

（七）信息的转换

信息的转换是信息处理的高级形式，是将信息从一种形态转换为另一种形态。以自然界客观物质为信源产生的自然信息可以转换为以人脑为信源产生的语言、文字、图像、图表等人工信息形式，也可以转换为计算机的代码，以及广播、电视、电信的信号；而代码和信号又可以转换为语言、文字、图像和图表等。

三、信息管理系统现代化

信息管理系统的技术是目前最现代化的技术，包括信息资源管理手段的现代化和信息工作管理手段的现代化。

信息资源管理手段的现代化是指运用以计算机为中心的现代信息技术手段，实现信息采集、存储、处理、检索、传递与服务的现代化。除了计算机技术手段外，还包括光学技术、声像技术、通信技术与网络技术。

信息工作管理手段的现代化是指现代技术及其设备在信息管理过程中的应用，包括计划规划、协调控制、工作评价、人员分析、经费管理、经营决策等。

（一）信息管理系统的技术

硬件、软件和通信是信息管理系统技术中的主要元素。

硬件是指包括计算机在内的电子设备和机械设备；软件是所有程序的集合。硬件和软件共同构成计算机系统。一台计算机与其他计算机之间相互传送数据和信息，称为通信。

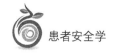

计算机硬件是指输入、处理、存取及传送数据和信息的设备，包括中央处理器、输入设备、输出设备和外部储存设备等。

计算机软件是指所有程序的结合。软件又分为系统软件及应用软件两部分。系统软件是管理计算机和协作用户操作、提供方便的程序，它包括操作系统、各种语言的编译和诊断程序及其他服务程序等；应用软件是根据不同用户需求而编制的专用程序，如用于数据库管理的程序等。

计算机通信技术是指计算机在不同区域之间传送数据和信息。目前计算机通讯网络已经能够把不同类型、不同大小的计算机分层次组织起来，建立分布式计算机系统。大型机、中型机和微机分层次连接；数据库信息分层次管理；各层次资源共享。

（二）数据的存储与管理

信息管理系统是利用计算机的硬件和软件存储、处理和管理大量数据。

1. 数据的概念　数据由符号组成，是记录、表示、描述实体的。实体的每种属性在信息系统中用一个数据项表示，数据项是数据存储的基本单元，每一组数据称作一条记录，而数据文件的组合称作数据库。

2. 数据的物理模型和逻辑模型　数据模型主要是定义数据是如何组织和相互联系的。物理模型反映数据是如何有效地进行物理存储和抽取；逻辑模型是从用户的观点出发，从使用的角度来描写数据。

（三）文件系统

在文件系统中数据是以文件的形式组织存储，数据文件通过高级语言编写的应用程序建立、修改和使用。数据文件分为顺序文件、索引文件和相对文件。

1. 数据库系统　数据库是将大量关联数据动态地有组织地存储起来，由数据库管理系统统一管理，它提供了一种有效的共享数据的方法。数据库系统是一个很复杂的系统，它的结构分为用户级、概念级和物理级；它的逻辑模型分为层次型、网络型和相关型。目前常用的数据库就是相关型数据库。

2. 数据处理过程　用计算机进行数据处理的内容有事物处理、产生报告、查询处理和人机交互等多种活动。事物处理是指信息最基本的处理，用计算机进行事物处理是为了提高速度和效率。事物处理的一般过程是输入数据、有效性检验、更新主文件。报告查询是指提供信息的方式和查询计算机数据库。报告又分为常规报告和实时报告。人机交互系统主要用于计划、分析、决策。用户提供数据，计算机按模型进行计算，取得结果。

四、信息管理系统结构

按照不同的观点把大系统分为不同的小系统，就会得到不同的系统结构。信息管理系统可以分为以下四种结构：

1. 管理层次　分为三个层次：计划层、管理层、执行层。不同管理层次需要的信息不同。

2. 功能结构　一个企业的管理功能分为市场管理、生产管理和财务管理。信息管理系统也要分为三块。

3.软件结构信息管理系统　是以数据库为核心的，管理人员使用数据库完成各种功能的管理。

4.硬件结构管理信息系统的硬件结构　分为手动操作系统、机械操作系统和电子操作系统。电子系统包括电话、电传、传真、电视和计算机，其中计算机是系统的核心部分。

五、信息管理系统开发

每一个信息管理系统都有一个生命周期，一般包括规划、设计、运行和维护几个阶段，然后又被新的信息管理系统代替。

1.规划　实现一个新的信息管理系统需要大量的时间、资源和经费，因此必须进行充分的规划和论证。

2.设计　在系统分析的基础上提出设计方案，确定系统的功能与目标。

3.维护　信息系统的维护就是要减少各种错误，改善服务。包括日常维护、紧急维护和系统改进。

4.评价　系统评价是信息管理系统的最后一个阶段，评价内容包括价值评价、技术评价、运行评价和经济评价。

第五节　医学装备的使用与管理

医学装备的使用管理是临床科室和医学装备管理部门的共同任务，需要临床和医学装备管理部门之间密切联系与沟通，医学装备管理部门要吸收先进的管理思想，树立学科意识，与临床医疗、科研和教学相结合，借助于标准化手段实施现代化管理。装备的应用管理包括重点进行设备使用周期内的质量监督和控制、使用作业的标准化和建立记录制度、预防性维护、保养和检修、使用信息的统计分析和动态信息管理等。

一、医学装备寿命周期

医学装备从购置、使用到最终报废之间的时间叫装备的寿命周期（life circle）。寿命周期可分为若干阶段。

（一）寿命周期的阶段划分

1.概念和定义阶段　在此阶段将装备或产品需求确定下来。产品的寿命周期费用和可信性是在此阶段奠定的。该阶段的主要任务是提出正确的产品可信性需求，进行技术上的可行性分析和技术方案的研究，乃至未来的技术保障需求等。

2.设计和开发阶段　在概念阶段形成明确需求的基础，形成装备的硬件和软件形式的原型机或实验样机。硬件要编制详细的生产规范，编制使用说明书、维修说明书和技术报告等产品支持文件；软件要编制企业标准或技术规范、使用与维护说明等。

3.生产阶段　生产医学装备、复制软件及组装产品，并保持产品的可靠性。生产过程中应严格遵循质量保证体系规定的作业程序，以保证产品的技术性能不低于企业标准规定的水平。

4.安装阶段　质量标准经检测或检验达到生产标准要求的注册产品在交付医院后，大

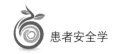

型设备还要进行现场安装，厂家应提供验收检验或测试的程序及指南，并验证或说明与产品标准和设计目标的一致性，提供操作说明书、维修说明等技术文件。

5. 运行和维护阶段

（1）提供临床操作培训和指导考核。

（2）临床维护和医学装备管理部门维修培训考核。

（3）进行通用电安全测试和注意事项的总结提炼，尤其是风险高的医学装备。

（4）常用维修配件和耗材的定购渠道通畅；单台或重点环节的设备最好手头有现成的备件，各医院可以根据自己的情况制订备件标准。

（5）使用科室应进行用前、用中、用后的检查和测试；同时医学装备管理部门要进行包括计量检定、测试、巡检、预防性维护、修理等技术行为和管理行为的系统质量保障，也可以建立经有关部门认证的质量保证体系，使作业技术更加规范化、制度化、信息化，达到较高层次的管理水平。

6. 处理阶段　产品已达到使用寿命（或经济寿命）或无使用价值，使其退役、处理、销毁或安全地储存起来（如后装机放射源）。

（二）决定寿命周期的因素

医用材料和装备都具有各自的寿命周期特征。从寿命周期比较短的一次性耗材到寿命周期比较长的大型医用设备，在管理上要采用不同的方式，耗材可以采用封闭式的物流管理；高风险的设备要建立质量保障体系；大型设备除了保障体系外，还要采用一定经济手段进行调解和管理。决定寿命周期长短的因素不是单一的，往往受物理、技术、经济和安全性等多方面的综合影响。

1. 物理因素　材料的物理特性决定其用途和物理上的寿命周期。通常耗材的寿命周期比较短，大多数都是一次性用品，短时间内使用完即可处理，如一次性注射器、输液器等。

电子元器件、机械零部件、组件和电极、传感器等机电一体化的医学装备，其寿命由电子元件的失效、机械磨损、材料老化、金属疲劳等物理因素决定。故障率是决定装备使用寿命周期的重要因素。

2. 技术因素　由于电子技术和计算机与网络通信等信息技术的发展，使技术因素成为当今决定产品寿命周期的重要因素，用户更新产品的速度往往跟不上厂家淘汰落后技术开发新技术产品的速度，因为用户购买产品后，还是以物理和经济因素为主决定设备的寿命周期。受技术影响最大的产品就是计算机和以计算机为核心的医学装备，如 CT、MR 等医学影像诊断设备；其次是受传感器技术、试剂盒和基因芯片诊断技术影响的生化检验设备。

技术因素是决定医学装备有效性的重要因素，也是装备管理的一个客观性要素，是设备更新时应考虑的要素之一。

3. 经济因素　在医疗体制改革和医疗保险制度建立以后，经济实力是决定医院规模和发展的要素，也是衡量装备管理水平的指标。综合核算能够带来正效益的设备就可以继续使用；因维持费用过高、诊治效率低下、安全因素或技术过时等因素给医院带来负的经济效益的设备就要提前结束其物理上的寿命周期，尽快报废。

4. 安全因素　安全因素与生活水平和健康需求相关。随着医护人员和患者安全意识的增强，有缺陷或有严重安全隐患不能排除的设备就要提前更新、立即报废。需要无菌保证的耗材和具有时限的设备耗材如果过了规定的安全期限，强检医学装备、试剂制品和质控液等超过有效期，也要禁止使用。医院要靠完善的管理制度和质量保障体系保证患者和医护人员的安全。所以，安全管理是医学装备管理部门的重要工作，包括电气安全和设备的性能安全，在这方面应该遵循国家职能管理部门的政策、法规，跟踪国家强制性标准、企业标准或公认的质量检测标准，并借助于计量和质量管理标准认证等手段构筑自己的质量安全保障体系，及时淘汰无安全保障的设备。

二、装备临床使用管理

临床使用管理处于装备寿命周期的第五阶段，也是装备实现其使用价值的最重要阶段。装备不会自动实现价值，实现价值要靠有效的运作和管理，既有宏观上的管理，也有微观上的管理。本节从微观管理的角度出发，重点论述医学装备在使用过程中的质量控制问题，包括用前、用中和用后的管理和质量控制。这需要借助于管理制度、技术培训、技术规范和质量记录来推动实施。

（一）使用管理制度

装备的临床使用管理如果没有严格的制度作保障是不可能管好的。医院应该依托医疗管理和设备管理两个部门共同研究和制订有关装备使用方面的管理制度，并建立监督、检查和奖惩机制。医院制度应明确规定医学装备使用前要进行例行检查、使用过程中要注意管理和维护、用后要保养和对废物进行处理的总的原则，各科室要根据这一总原则编写本科室各类设备的作业技术规范及说明，然后上报上述两个部门审核和院领导审批、备案并学习和贯彻执行；规范修改时要遵循同样的程序。国外大中型医院的临床技师、物理师和工程师已成为医疗卫生技术人员的一部分，使用和管理着拥有很高技术含量的医疗设备，为推动医院的医疗水平、提高医疗质量发挥着重要作用。

临床使用管理制度应该包括以下要素和要求。

1. 医学装备临床准入方面的程序和技术要求。

2. 医学装备临床科室的管理职责。

3. 使用科室医学装备分管主任和设备管理员的职责。

4. 医学装备使用人员资格及操作培训、考核与上岗证等方面的要求。

5. 医学装备规范化使用程序及操作要领方面的要求。

6. 医学装备操作使用记录和关键参数记入病历方面的要求。

7. 医学装备使用前、使用中和使用后维护管理方面的要求。

8. 医学装备损坏、配置不全或存在安全隐患不得继续使用的要求。

9. 医学装备定期检测、保养及其质量状态标识方面的要求等。

根据现代管理理论，制度能否有效实施，要看监督和检查是否严格，奖惩机制能否落到实处。在传统的管理不能有效实施的情况下，借助于标准化手段往往能够收到良好效果。

据美国1986年Ceneral Accounting Office的文献显示，82%与医学装备相关的不良事件或医疗事故是由医护人员发现的。从中我们可以看出，使用医疗设备的医护人员在设备的质量监督和管理中发挥着重要作用。医护人员一经发现设备故障或其他可能的问题，应

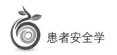

立即向医学装备管理部门报告，并由工程人员对问题、故障作出判断或维修。这种事后处理问题的方式不符合当今质量管理的潮流，需要引入风险管理的理论指导临床使用和预防性维护工作，并使全员树立风险意识，提高质量管理水平和医疗水平。

总之，装备的临床使用管理有很强的技术性、经济性和风险性，需要多方面的理论知识和医院多部门的支持与配合。医院只有从整体管理上明确医学装备各部门的分工和具体职责，并通过计划、执行、检查和改善过程管理手段来强化医学装备的使用管理，才能有效提高安全性、有效性和经济效益。

（二）使用记录制度

医学装备临床使用记录的规范化问题极其重要，因为记录是医学装备使用安全和质量的客观证据，是医学诊断、治疗的基础和法律依据，也是医院设备运营信息管理的基础，统计、分析、决策的依据。卫生行政管理部门曾要求 1 万元以上的设备，要建立《设备使用管理登记本》，并随设备发放到科室，作为规范科室设备管理的一种标志手段；内容包括设备登记卡片、操作规程、注意事项、维护保养简要说明。核准使用人员、管理人员和设备质量登记表、年完好率、使用率统计表和维护保养、故障情况及相关事项的登记表等。内容很全面，登记本填写文字的作业量很大，需要工程师和临床使用人员共同填写，设备少的部门好执行，多的部门有管理难度，而且其使用记录信息项目不全（不同类别的设备应有不同的使用记录形式），使用人员往往不能够及时填写，即使填写了也可能是事后补填，提供的管理信息可用性差，失去管理的意义。所以，更重要的是使设备履历本的电子表格化、信息化，并与患者病历、化验单、诊断报告和收费记录等关联起来，自动地形成设备使用记录，这样才更具可行性和容易达到管理目标。卫生部颁布的《医疗器械临床使用安全管理规范（试行）》中的第二十一条规定"临床使用的大型医用设备、置入与介入类医疗器械名称、关键性技术参数及唯一性标识信息应当记录到病历中"。这标志着医疗器械作为临床一种重要的基础平台和技术手段，其基本信息和参数将成为医疗文书中不可或缺的重要信息。纳入病历管理也就意味着医疗器械安全和质量管理必将纳入医院医疗质量管理的范畴。随着人们意识水平的提高，相关的安全法规还将进一步严格和完善；该内容将在后面的使用动态管理信息系统里作进一步说明。

（三）使用维护制度

临床科室对其使用的医学装备除了要强化自身使用管理和维护外，还应该建立与医学装备保障部门协作和密切联系的定期维护、检测制度，以确保临床使用的设备安全、可靠，性能指标符合说明书或临床需求。周期的确定一般依据风险分析与评估获得风险分值计算。以呼吸机和监护仪的分析为例，说明预防性维修（preventive maintenance，PM）周期或间隔期的计算和调整方法。根据上一节风险评估的结果，已知呼吸机的 RL = 45，监护仪 RL = 30，基于风险评估的预防性维修经验公式（经过大量数据的统计分析得到的）如下：

$$\text{PM freq} = \text{RL}/15 \text{（次／年）} \qquad\qquad \text{公式 1}$$
$$\text{PM inter} = 12/\text{PM Freq.} = 180/\text{RL} \text{（月／次）} \qquad \text{公式 2}$$

其中 PM freq 为年预维护频率，PM inter 为预维护间期。

用公式计算 PM 间隔，呼吸机的年预维护频率（PM freq）为 3～4 次／年，监护仪为

2 次 / 年，维护间期分别为 3 ～ 4 个月和 6 个月。此计算结果可以作为设备运行维护阶段制订预防性维护或计量巡检计划的时间基础，实际应用时还应根据某类或某台设备的平均无故障时间进行调整。根据计算可知，对呼吸机每年进行 3 ～ 4 次预防性维护即可，这与我们多年的维修统计情况相一致，但如果某台呼吸机 1 年发生了 6 次事后维修（科室电话请修）的情况，则该台呼吸机 PM freq 应改为 6 次 / 年。

可见，引入风险管理的理念和管理模式，可以使临床和医学装备管理部门在设备的使用与维护管理阶段提高对风险或故障的预见性和处理问题的主动性。临床使用人员根据 PM 间期能够调整设备的使用时间，作出临床日常维护以外的周期性重大维护、检测和维修计划，并能够及时要求医学装备管理人员到现场检测和维修。如果本科室有工程技术人员和测试设备，也可以科内完成，还可以请院内外工程技术人员共同完成。

三、临床培训管理

医学装备使用与患者的正确诊断、有效治疗乃至生命安全密切相关。医学装备是医护人员手中的武器，医学技术就是人与武器装备的有机结合，其操作的安全性和规范性来自于规范的培训、考核与操作技术准入。

（一）临床培训制度

1. 培训的重要性 20 世纪 90 年代，电子和传感器技术日臻完善，计算机软硬件、通信及信息技术日新月异，医学装备技术迅猛发展。目前，医学装备固定资产过亿元的医院不胜枚举，有的甚至超过 5 亿元人民币。装备的增加过于迅速，加上管理和质量保障制度的不健全，致使临床使用问题突显出来。医疗器械不良反应事件全球协调行动力量（globalharmonization task force，GHTF）文件指出：医疗器械不良事件中，60% ～ 70% 是由于使用错误造成的，这种错误被称为错误使用、操作失误或人为错误，也就是说医院医疗质量和安全因设备因素而存在很大的风险和隐患；如不重视，在医疗保险制度建立和新的医疗事故处理中医院将处于被动局面。

设备的价值是在医、护、技等使用人员的手中实现，器械不良事件或事故等也是在他们手中发生，所以，操作设备是存在医疗风险的，尤其是生命支持类设备。由于我国医学教育模式的缺陷，致使一些医护医技人员对现代工程技术和医学装备原理缺乏本质了解，不能很好地驾驭设备。所以，有关设备的临床培训几乎成了医护医技人员重新获得所需工程知识的唯一途径。

2. 建立技术培训制度 医院对有关医疗的培训很重视，也很规范，但对设备管理方面的培训往往不够重视和规范，没有形成常规和制度，对培训的方式和途径仅理解为外商或厂家培训。

3. 培训考核管理办法 培训考核管理办法应该由卫健委组织各专业学会的临床专家、医学工程专家和管理专家共同讨论、研究制订、审核批准、发布实施。目前，在国家没有临床使用培训考核管理办法的情况下，一些医院已经做了许多工作，制订了培训考核管理办法，可以相互借鉴参考。

（二）操作技术规范

医学装备使用《操作技术规范》包括具体的作业程序、文件和记录，要求简洁明了、

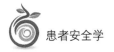

可操作性强。一些技术规范是设备使用岗位技能培训的主要依据（也可作为实习教材）。编写规范时需要针对不同类别的设备具体分析，其信息来源主要有厂家的说明书、技术手册、维修手册，国家强制性标准、行业标准、产品注册标准，第三方的质量检测报告、检定规程，也可由专业学术团体制订或专家推荐等。由于临床医护人员对机器的使用往往只重视操作方法或使用技术本身，而忽略使用前后和使用过程中的一些检查、维护和安全问题，所以借助于这些标准化手段，可以克服传统习惯和惰性问题，提高医疗服务及设备使用和管理的质量水平，提高工作效率和工作的可继承性。

医学装备《操作技术规范》编写完成后，应在科室内学习和试运行一个月以上，再报医疗和医学装备管理管理部门审核、批准和备案；如有重要修改，修改后仍需要试运行和审批、备案。

1. 通用的技术规范及设备使用前、使用中、使用后的基本要求

（1）使用前的例行检查：在美国，医院的临床工程师或技术人员工作通常非常辛苦。对医院重点环节的全部设备，如手术室、ICU、急诊科的设备，在临床使用前，他们需要提前进入现场，进行性能测试和检查确认，以保证设备使用前的完好。国内医院目前没有这方面的制度和要求，应引起重视，尽早建立和完善。

（2）使用中的管理和维护：医疗设备使用中的管理和维护是临床使用管理的核心，包括制订具体操作步骤、操作方法、注意事项、如何出具诊断或治疗报告、填写使用记录等。

对于临床治疗设备，尤其是呼吸机、麻醉机、电刀和碎石机等风险值高、使用持续时间长的国家医疗器械分类管理目录中的二类或三类设备，其使用过程中的管理非常重要。和例行检查一样，需要具体问题具体分析，分类制订使用过程中的作业和维护管理规范。尤其要强调操作人员作好使用记录，项目内容包括使用目的、日期、时间、功能、参数设置、用前用后状态、配件是否齐全及说明、消耗品用量、操作人员等。特殊的设备还应该有特殊的记录项目，这些记录是装备应用管理的重要基础。

呼吸机是一种有时需要长时间持续使用的医疗设备，在使用过程中医生不可能一直守候在现场，所以，需要医护人员定时对患者进行细心观察、护理、作血气分析，定时根据血气分析结果调整呼吸机的参数。精心管理和维护机器，对报警原因进行分析并及时排除：包括输入能源报警、控制回路报警和输出参数报警的分析及处理，可以参考厂家的用户手册或专家推荐的方法进行再提炼和总结，然后打印出来，作为学习资料或新手培训和处理应急事件的依据。

对于生化诊断类仪器，除了重视操作技术外，还要控制和监测使用环境，使其与定标时的环境条件一致或保持相对稳定，减小所出具实验结果的偏差。图像类诊断设备在使用过程中应防止患者运动形成伪影。电生理诊断类设备在使用过程中除了注意用电安全、严谨操作外，还应特别防止电磁干扰。放射、核素类设备要非常注意对患者非照射部位的防护。这些规范的形成、制度化和遵守执行也需要一个长期的发展和认识过程。

2. 装备使用后的保养和消毒　使用后的维护保养对延长机器的寿命周期，保证其性能和可靠性是必要的。消毒方法应符合医院感染控制的有关要求。

医学装备用后的保养包括如何使系统或整机复位、断水、断电、整理、维护或存放外部探头、传感器或贵重的易损件等，需要具体机器具体对待。对于呼吸机，无论开机使用时间长短，都要进行管路的消毒和预防性维护，包括机器内外回路的拆卸、清洗、消毒，

回路的重新安装、检查和整机或系统的消耗品的定期更换，还要关断气源，如果氧气源不关断，可能会因氧气流到氧电池回路而加快氧传感器的消耗；放疗和图像设备用后每周定期进行一次预防性维护甚至是检修是必要的；钴-60 等放射源用后回位和 2 个人检查确认签字制度必须推行并定期监督检查；生化类仪器用后检查其电极和专用电解液，这是常识，尤其是在较长的假期期间、机器长期闲置时更重要。用后保养要做好保养记录，保养记录也是信息管理的内容之一。

四、使用管理信息系统

医学装备使用的动态管理系统应该是医院信息系统的一个拓展模块。目前医院信息网络系统已成为现代医学研究和临床医疗、保健、教学必不可少的技术支撑和基础设施，极大提高了医院各部门的工作效率和质量，给医院经营管理带来了极大便利。但目前大多数信息系统仍然是基于事务性的管理，如物品的出入库、患者的出入院、挂号、电子病历和财务等，这对于寿命周期比较长的医疗设备来说，仅是账目管理是很不够的，要真正用好医疗设备还需要获取很多动态信息。为此，学者们提出了医学装备使用的动态管理系统。

所谓的使用动态管理系统应该是医院信息系统和医疗设备信息管理系统的一个子系统，它是基于风险管理、数学模型和质量保障体系的思想提出的，是医疗设备运行和维护阶段的一种实时监测和动态统计分析系统。它不仅需要医院从管理制度甚至是体制上作出调整，也需要临床医护人员、IT 人员、生物医学工程技术人员、财务和管理专家的参与和合作，共同创造出一种基于信息网络的新型管理模式。由于本书的其他章节已专门介绍了医疗设备信息管理系统，所以本节仅从使用管理的角度谈一谈该子系统的设想和规划：是一个超前的设计。

（一）系统的组成

该系统管理的对象是分布在医院各个科室的医疗设备，可以在传统的医疗设备账目管理系统的基础上扩充，增加质量管理的项目指标（用前例行检查、预防性维护、测试、修理、计量、保障停机时间、质量状态等）、经济管理的项目指标（预期使用寿命、折旧率、日运行消耗、日开机小时数、日诊治患者数、日收费情况等）和风险管理的项目指标（风险类型、风险分值、风险保障措施、保障系数等），并通过对这些全面的、系统的数据、指标等输入信息的综合分析，建立数学评估模型，输出诸如预防性维护间期（PM inter）、计量测试周期、效益状况等二维信息和本身固有的一维信息给维修管理、计量管理、库房管理、采购管理等各基层部门的决策者，形成管理决策和工作任务，然后分配、执行、检查、跟踪验证、记录，并将记录再输入计算机，以修正模型和形成电子档案（设备电子化履历表）。图 12-1 是系统流程图。

1. 信息源项目尽可能地多、规范，必要时引入代码、名词和术语。

2. 为了减少信息输入的工作量，仍然要把原有的医学装备管理信息系统作为基础，新增加了技术保障信息和临床使用信息的输入；难点是临床使用信息的输入，必须有医院制度和收费核算系统的支持。采用计算机网络通信技术或远程监听技术自动获取信息，可以减少手工输入量。

3. 库包括信息库、决策库和决策数学模型，经过理论准备、统计分析、决策、实践验

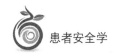

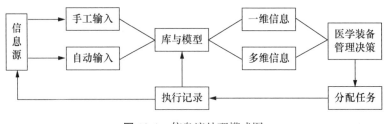

图 12-1　信息流处理模式图

证和不断的修正，库的信息量和决策模型将越来越丰富，并与实际情况相吻合，可用性也越来越强。

4. 系统的价值在于它的功能和最终所提供的信息量，其目的之一是汇总各方面的信息，进行基本的账目管理、库存管理，提高办公自动化程度和减少脑力劳动量。能够输出不同时段的流水账（分账、总账）等简单的一元信息（经过加、减运算或乘、除一个系数的运算形式得到的一个自变量的信息），这些是一维信息，运行比较好的传统账目数据库就能提供这种信息。显然这对于高层次的医学装备的管理来说是不够的，如果将风险管理、系统质量保障、标准化、实验室认证和服务质量认证等引入医学装备管理和医学装备信息建设之中，深入临床，提高服务意识和理论技术水平并且有所创新，尤其是在信息管理上下大工夫，可以使系统能够提供由两个或两个以上的变量经过正确的理论决策模型推导的输出信息，即多维信息。多维信息对管理决策具有重大价值，如风险分值、预维修间期、平均停机维护时间和设备能工作时间等。多维信息具有很强的实时性，受政策、体制、临床和医学装备管理部门自身领导和员工个人素质等多方面因素的影响，所以，包括设备使用管理等医学装备管理部门的信息建设要借助于现代宽带网络、数据通信和媒体技术，依赖于内部、外部的信息源和人员力量才能建设好。

5. 医学装备管理部门正确的管理决策首先取决于领导、员工的价值取向及对自身工作性质的认识与对待工作的态度，其次取决于数据库输出的决策信息，最后才是医院管理者的个人意志。管理水平低下的医学装备管理部门，往往是院领导的个人意志甚至是医学装备管理部门领导的个人意志决定一切，所以，信息建设（包括引进、移植外部成熟的装备管理系统）是否能够发挥其价值，领导的意志是关键，但信息建设反过来也会促使领导意志更加开明、开放。

6. 有了正确的决策，在向各部门分配执行时，还要看部门队伍的素质建设，素质跟上了，管理的作用才能发挥出来。这些部门中，比较关键的是技术支持部门，通常是维修部门。以维修为主的技术支持和协调是盘活整个医学装备管理部门队伍的基础，其任务的形成既有常规的、基本的，也有很多临时的、突发的，所以，任务的来源并不是唯一的，但也是有依据的，不能主观臆断。

7. 任务执行过程中，做好记录工作是执行任务的重要内容之一。执行记录往往是评价工作的基础和证据，记录在任务形成时就开始产生，执行过程中增加，执行后如涉及其他部门的，需要对方签字确认。其他确认形式包括事实确认、领导直接确认等。

8. 执行记录作为信息源又重新输入系统，一方面可以作为管理的信息提供给领导，另一方面用来修正系统的评估数学模型，这样周而复始地提高系统的可用性和智能化程度。这需要多方面高素质的人员参加和共同努力，并且要与管理制度和工作流程或作业过程相结合，边用边建设、边增加、边修改、边提高。特别强调的是这绝非几个计算机编程人员和信息录入员所能完成的，没有思想的信息系统是没有生命力的，所以该系统的实现有难度，尤其是系统规划上的难度；然而一旦实现，应该是现代化管理和信息建设的理想模式。

（二）输入输出信息

系统的输入信息包括静态信息和动态信息。静态信息输入管理容易一些，大部分都是常规的，只要信息化建设的程度比较高，那么在事务性的工作和管理过程中，就能够同时录入，如出入库和收费、发药等；而设备的临床开机、使用、维修、质量状况等动态信息没有和医院信息管理系统相融合，其作业和管理过程也没有计算机化，而且，这些信息每天都是变化的，仅靠几个管理人员收集整理是不可能的，因为信息量太大、工作量也太大，如果分阶段地让各部门填报表，数据的真实性值得怀疑；而且，信息输入要求各相关部门在工作管理上要计算机化，在患者的病历中和收费系统中有设备、耗材的使用记录、维修、计量等工作信息甚至是科室的维修申请等记录，所有各方的信息通过日常的工作程序就能保障其输入和汇集到装备管理系统中，这样才能解决动态信息的输入问题。

1.静态信息　静态信息的内容比较少，主要包括使用单位（科室）、设备分类号、院内设备编号、出厂序列号、计量编号（可以统一成一个流水号，如设备条形码，但设备自身的出厂编号或序列号是不能少的）、设备原值（记录当时成交支付的币种和汇率，不要用乘积代替该字段）、管理类别（依据风险水平、重要性、价值等因素综合考虑划分）、仪器名称、型号、原理、主要技术指标、厂家、代理商、申请表、合同书、安装报告、前期管理的时间属性（各种作业的日期）等项目内容。

2.动态信息　动态信息的内容比较多，主要包括使用记录、质量管理、经济管理和风险管理等项目内容。

（1）使用记录：院内设备号、每日开机时间、诊治人数、诊断阳性率、治疗成功率、功能利用率、当时的操作人员、科室设备管理人员、有无不良事件及报告。

（2）质量管理的项目内容：用前例行检查、使用中的维护管理、使用后的保养、医学装备管理部门预防性维护执行记录（任务来源、更换的消耗品、发现的问题）、测试（自测还是分包）、修理（维修的性质、维修作业人员、内修外修、起止日期、次数、级别、配件、费用、结果、修后计量与否、故障原因、处理意见等）、计量记录（日期、检定证书号、检定员和结论）、不能工作时间（检查、维修、计量、缺乏耗材或故障等原因造成的不可用状态）和医学装备的整体质量状态、各科室设备质量状态以及具体到某一台设备的质量情况等。

（3）经济管理的项目内容：预期使用寿命、折旧率、日运行消耗（折旧分摊、人员工时费、用电量、用水量，用房面积、月消耗）、日开机小时数、日诊治患者数、诊治小时数、日收费等。

（4）风险管理的项目内容：风险类型、风险分值、风险应急保障措施、保障系数、错误使用记录和不良事件的发生情况等。

（5）损坏记录：日期及损坏情况、原因、肇事人、科室、损坏性质、承办人、处理意见等内容。

实验室的设备除了常规的管理项目外，还应有承担课题的名称、用途、完成情况（成

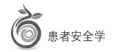

果、论文）等记录。

总之，要给医院内的主要诊治设备设计一个科学的电子履历，记载多方面的记录。记录信息要简明扼要，便于统计、分析和计算，避免重复记录、重复计算或用错模型。

（三）决策数学模型

模型的建立需要有一个提炼、分析和验证的过程。可以借鉴国外的或其他成熟领域的设备管理经验，根据长期管理目标的需求，提出一些决策指标，通过全面的信息汇集、数据统计分析、推理、综合得到许多数学模型，然后通过多轮的信息输入和输出验证模型，筛选出可用的模型并加以实践。目前，已有一些有用的模型，如风险管理中根据设备属性、技术属性和使用频度等六个变量综合评估出来的设备风险分值（risk level，RL）；在 RL 的基础上计算出预防性维护间期（preventive maintenance，PM）和计量测试周期（product verification，PV）；一年中因常规检查、保养、维修、测试、缺乏耗材和配件或故障等原因造成的设备不可用状态所占用的时间或设备平均不能工作时间，有时也叫年停机维护时间，通常用天数表示，如果用 365 天减去年停机维护时间再乘以 24，即能得到以小时为单位的设备能工作时间（U_t），通常用小时数来表示，这种表示会给应用带来很大方便。模型的应用决策价值以某医院院内所建的一个急救设备管理租赁中心的数据为例来说明。中心对呼吸机、监护仪和输液泵等急救和生命支持设备统一调配，实施专业化管理和维护，进行消毒、测试、调校和培训等，从而保证了临床借用设备的质量，提高了安全性和可靠性，保证附件齐全。以呼吸机的使用情况进行统计分析，结果见表 12-6。

表 12-6　呼吸机使用情况五年统计分析结果

统计年份	呼吸机（台）	能工作时间 U_t（h）	实际工作时间 T_o（h）	使用效率 T_o/U_t（%）
2005	19	164 160	73 971	45
2006	21	181 440	92 535	51
2007	21	181 440	119 749	66
2008	33	285 120	145 411	51
2009	40	345 600	179 712	52

表中能工作时间（U_t）是指设备能够向临床租借的时间，不包括维护、修理和测试或配套不全等原因造成的年平均停机维护时间的大小可以反映呼吸机的整体性能状态及医学工程人员的技术水平，该院呼吸机的 U_t ＝ 5 天 /（台·年）。单台年度统计 U_t 为 24 小时乘以 360 天，多台统计再乘以总台数。实际工作时间（T_o）是指临床向"中心"租借设备的时间，也是设备计价计算科室成本的时间。实际工作时间与机器能工作时间的比值 T_o/U_t 可以简单、直观地反映中心内某类设备的使用效率。从表中还能看出，随着该中心的发展和临床对此依赖程度的提高，其装备设备的使用效率也随之提高。当 T_o/U_t 大于 60% 时，临床科室租借设备时租不到的机会明显增加，通过增加配置数量后的前后对比，确认 T_o/U_t 保持在 50% 左右较为适宜。因此，使用效率的大小和 T_o/U_t 的百分比值是后续调整医学装备质量和数量的客观依据。

（四）管理决策与输出修正

一维信息只能说明现象，不能说明本质，而在设备管理的决策过程中，需要对各种现象进行综合分析，究其本质。传统的信息系统对账目的管理十分有用，但对领导科学决策和管理帮助不大。领导需要从整体上观察和研究影响工作效率、工作质量、费用、经济收益的因素，掌握设备运行维护阶段的整体和科室局部质量状况、风险的大小与分布、人员工作量的动态分析与调配等。显然这需要使用基于数学模型的管理数据库，因为它能够提供前文提到的一些模型结果和数据，并能经过很快的实践反馈，得出模型输出数据和根据数据进行决策的临界值或范围。如前文提到的当 T_o/U_t 大于 60% 时，临床科室来中心租借设备而租不到的概率明显增加，这时就要增加设备。增加多少台呢？实际确认 T_o/U_t 保持在 50% 左右较为适宜，那么使 60% 降到 50% 的分母增加的小时数除以一台机器年平均能工作小时数并取整数，就是应该购买的台数 N。已知原来的台数 N_0，则可以用下面的公式表示：

$$N = \text{in}N_0 \qquad\qquad 公式 3$$

所以，模型的好坏对于能否较快地得出规律，使管理人员提前决策，改进工作质量和制订质量目标，推出重大举措，实施科学管理非常重要。同时需要指出的是决策的数据指标也不是一成不变的，需要在实践中不断调整，如同工程领域里的自动控制系统一样，需要通过实测反馈不断调整和跟踪目标。如预维修间期 PM，根据风险分析可知，一般多功能监护仪的 RL 为 30 分，那么其 PM 为 6 个月，平均一年 2 次预维修；如果某台监护仪一年发生了 3 次事后维修，那么该台机器的 PM 就调整为 3 次 / 年，相当于决策执行时已对该模型的输出进行了微调。

思考题

1. 什么是医学装备的管理周期？

2. 医学装备可以分为哪几种类型？

3. 医学装备会给患者带来哪些不利的影响？

参考文献

1. 唐柯. 呼吸机的问题隐患及其维护保养. 中国卫生产业，2018，15（36）：172-173. DOI:10.16659/j.cnki.1672-5654.2018.36.172.

2. 时礼峰. 呼吸机常见故障及维修方法. 医疗装备，2018，31（2）：145-146.

3. 医疗设备操作规程不"规范"现状及探讨. 中华医学会医学工程学分会第十五次全国学术年会论文汇编，2015：420.

4. 杨明，李泽，吴迪，郭蕾. 平战结合医疗设备操作标准与规范的应用. 解放军医院管理杂志，2015，22（7）：618-619.

5. 李爱军，张吉琼. 医疗设备应用安全控制问题及对策探讨. 中国医疗设备，2013，28（6）：99-101.

6. 周代全，黎川，戴明德，梁勇. 双源螺旋 CT 冠状动脉成像技术操作规范探讨. 医疗卫生装备，2010，31（4）：415-417.

7. 戚跃勇，邹利光，陈轶，等. 头颈部 64 排螺旋 CTA 的操作规范研究. 医疗卫生装备，2010，31（4）：262-263.

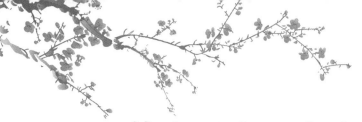

第十三章　患者安全展望

第一节　患者安全国内外研究进展

　　2004年，世界卫生组织宣布正式成立患者安全联盟，目的是呼吁各成员、民间组织、专家、医疗工作者共同合作努力，建立和完善患者安全管理体系。在美国等发达国家均已建立了由政府部门主导、专业机构为技术支撑的患者安全质量管理体系，比较有代表性的有：隶属美国卫生与福利部的美国国际医疗卫生机构认证联合委员会（Joint Commission on Accreditation of Healthcare Organizations，JCAHO）等。JCAHO主管的警讯事件数据库及美国疾病控制预防中心（Centers for Disease Control and Prevention，CDC）主管的国家医疗安全网（National Health Safety Network，NHSN）为强制性医疗安全报告系统，通过对数据库数据做根本原因分析，为医疗机构提高医疗质量提供相关信息。2005年美国国会颁布了《患者安全与质量改进法案》（Patient Safety and Quality Improvement Act），支持成立患者安全组织，鼓励案例上报和信息共享。2008年美国卫生部颁布了《患者安全法规2009》（Patient Safety Regulation of 2009），提出不良事件上报协作框架，建立预警干预系统。这些机构的成立、法律法规的颁布，都促进了在临床实践中注重患者安全的细节，减少治疗过程中的医疗事故，确保患者安全。2005年，我国卫生部在全国组织以患者为中心的"医院管理质量年活动"，提出将持续改进医疗服务质量，把患者安全作为医院医疗质量评价的重要指标。2009年，卫生部加强药品质量管理，规范输血管理，引入JCI医院管理考核指标和ISO国际认证作为质量管理标准，细化诊疗流程。2011年，卫生系统逐步完善医疗管理条例，出版《中国医院协会医院评价指标和质量评价指标》和《通科评价标准与质量评价指标》。2015年国家卫计委医疗管理服务指导中心与中国医院协会开展了患者安全典型案例的推选活动，同年12月在北京召开"2015年中国患者安全大会"，大会宣布成立中国患者安全联盟，为开展患者安全教育、设立安全培训教育基地奠定了基础。

一、患者安全国内研究现状

冯磊等通过文献分析发现，安全管理、护理、患者安全文化等领域的关注度较高，但缺乏对患者安全结果评价的关注，反映出国内患者安全理论研究仍局限于传统责任导向的思路。患者安全领域研究内容分化明显，研究的问题越来越深入、越细化，如护理安全、医疗安全、老年患者、护士、内镜、重症监护病房、跌倒等问题。2017 年"患者参与患者安全"被纳入患者安全目标，患者参与患者安全的研究成为热点，今后患者安全的研究可以从患者参与患者安全方向深入，从而指导实践。我国患者安全的研究领域热点可归纳为患者安全与医疗安全、护理安全、老年患者安全。

（一）患者安全与医疗安全

近年来，在医疗机构安全管理的理论研究与实践领域，医疗安全与患者安全均是最热门的核心内容，二者分别代表安全管理文化中两个不同的观念，但二者在定义和内容上存在较强的相似性和交叉性。系统梳理文献发现，国内学者对医疗安全与患者安全的研究主要突出在立法规制和安全文化两个方面。

1. 立法规制 学界有关医疗安全立法研究的必要性几乎已经达成共识，但在如何提升权利保障的实效性、系统性方面，如何细致而明确地规定患者安全制度研究力度不够。有关医疗安全的法律法规的研究中，患者安全相关制度仅作为医疗安全相关法律法规被提及，说明有关患者安全专门政策法规的构建尚未引起学界重视。2007 年我国政府在全球患者安全倡议活动启动仪式上郑重承诺：致力于保障患者安全。国家卫健委先后以医院质量管理年、医疗质量万里行、医药卫生体制改革、优质护理服务、抗菌药物专项整治、三好一满意、等级医院评审评价等专项活动为契机，将患者安全融入医疗管理的各个环节，不断加强医疗行为的规范化管理，保障患者安全。2018 年 4 月，国家卫健委印发了《关于进一步加强患者安全管理工作的通知》，是在国家层面强调全面加强患者安全的第一份文件，将患者安全纳入医疗质量管理和医疗机构管理的整体规划中，在我国的患者安全建设的道路上具有里程碑式的意义。2006 年中国医院协会在卫生部指导下，结合我国国情，在参照国外实践经验的基础之上，首次推出《2007 年患者安全目标》，此后连续修订和完善各年度的患者安全目标，着力构建最基本的患者安全体系，为我国患者安全指明了方向。协会在全国不良事件上报系统的维护与分析、开展患者安全教育与研究、召开中国患者安全大会、成立中国患者安全联盟和推动中国医院评审评价等方面也做了许多工作，有效地推动了患者安全工作的开展。各医院和患者安全专家在推行患者安全方面都进行着深入研究和经验总结，为推进我国患者安全工作起到了重要的作用。

2. 安全文化 我国患者安全文化研究开始较晚，但近几年发展较为迅速。目前，我国的患者安全文化在研究数量上仅次于美国，患者安全文化测评工具研究日趋成熟。但通过循证分析发现，我国患者安全文化研究在地域上主要集中于北京、上海、广州和东部沿海区域，超过 50% 的省市尚未开展此类研究，且 84% 的研究对象为护理人员；在深度上，我国 96% 的文献均为横断面调查和现状调查，角度较为单一，缺少干预研究和对照研究。研究表明，对错误的非惩罚性反应这一维度在所有文献里都为待改进领域，表明目前患者安全文化的研究并未取得重大突破。

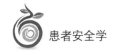

（二）护理安全

研究表明，护士作为临床变革的一线提供者和主要参与者，有独特的机会来促进和维持良好的患者安全结局，其在促进安全用药、药品不良反应、促进患者参与患者安全等方面具有重要作用。国内已有多篇文献对护理安全进行了研究，主要是探寻护理不良事件的多发类型及各类影响因素，结果显示，最常发生的护理不良事件包括：患者身份识别差错、给药差错、预防跌倒、压疮、非计划性拔管等护理安全事件，其中提高患者身份识别的准确性，提高用药安全性，防范与减少患者跌倒、压疮事件等意外伤害也是 2019 版《患者安全目标》的内容。目前，国内护理安全文献在组织制度构建、完善临床事件分析、评估标准、护理经验与技术相互转化等方面的研究各具特色，部分研究理论成果应用于实践中已经取得了较好的效果，如跌倒、压疮相关风险评估量表、预防压疮用具的研制等取得了令人满意的效果。关键词聚类标签结果显示，我国在护理安全效果的指标体系方面尚未进行深入探讨，未来的研究方向应在借鉴国外相关经验的同时，结合国内实际情况，着力于护理安全效果评价与指标体系方面的研究。

（三）老年患者安全

2010—2019 年，国内老年患者安全领域聚焦于老年患者跌倒、坠床、用药错误等以患者为中心的问题，以提高住院老年患者护理质量为目标。近年来对老年患者安全问题及其影响因素的研究已有不少，但集中于总结一些影响老年患者安全的危险因素如医源性因素、环境因素、管理因素，然后制订管理制度与干预措施，从老年患者自身来研究安全问题较少。

二、相关国家患者安全管理现状

（一）英国患者安全管理现状

英国卫生部关于不良事件的相关调查发布后，患者安全受到了空前重视。20 世纪 90 年代英国在西南地区组织了对急性病综合医院的组织评审方案，对社区医院则实施医院评审方案，其中重要的一项就是对住院患者安全性的评估。2001 年，英国卫生部建立了星级医院评审体系，由卫生审计和检查委员会负责对医院进行星级评审，主要利用卫生部发布的标准，从患者的角度独立评估医院绩效。具体的评价指标体系分为 4 类，有 9 个关键指标，包括关注患者的指标、关注临床的指标、关注容量和能力的指标，其中重要的一类是关注患者的指标。星级医院评审活动注重对医院患者安全项目的评估，在一定程度上规范并提升了医疗机构患者安全管理。

2001 年 7 月，英国成立国家患者安全机构，专门负责收集、分析全国医疗不良事件，并负责在全国范围内推广建立医疗不良事件主动通报系统。英国医疗不良事件自愿报告系统具有非惩罚性、保密性、独立性、时效性、专家分析等特点，充分体现了医疗安全管理中科学性和人性化的特点。目前，英国已经建立了患者安全质量管理系统。

（二）澳大利亚患者安全管理现状

目前，澳大利亚负责患者安全管理的组织主要有澳大利亚卫生保健服务标准理事会、卫生保健与质量委员会、澳大利亚健康照护安全与质量委员会等。2000 年 1 月成立的卫生保健安全与质量委员会，主要任务是通过建立无障碍医疗不良事件报告系统，监督医院和医护人员采取有效措施将医疗意外伤害发生率降到最低点，并消除医疗环境安全隐患。澳大利亚健康照护安全与质量委员会也有相应的医疗不良事件通报系统，旨在协助排除有碍医疗安全环境建立的障碍。

澳大利亚卫生保健服务标准理事会、澳大利亚皇家通科医学院和澳大利亚质量委员会均制订了医疗服务标准和评估程序，开展评估和质量改进项目，目的是通过对医疗机构服务质量的评估认证，改善医疗服务中不合理的地方；通过完善医疗系统和流程，以提高服务质量、保障患者安全。这些组织的评估活动为全澳医疗机构患者安全管理提供了指导。

（三）日本患者安全管理现状

20 世纪 80 年代，日本医师协会和厚生省先后成立了医院质量评审研究会，出台了医院自我评价体系，指导医院质量管理。1997 年日本卫生部门制订了日本医院评审标准，正式开展医疗质量评审工作，医院评审标准的内容主要包括六个方面，其中诊疗质量的保证、护理服务的适宜性和有效性中都规定了如何通过改进医疗护理服务，最大限度地保障患者安全，使患者满意。此外，日本设立专门的医疗事故调查委员会，负责全日医疗事故的收集分析，为更好地防范差错提供依据。日本医疗事故调查委员会还首次提出了 SHEL 事故分析法，用于医疗事故分析。此处的 SHEL 分别代表软件部分（包括医疗护理人员的业务素质和能力）、硬件部分（指医疗护理人员工作的场所）、临床环境和相关人员及当事人的情况。SHEL 事故分析法的提出极大丰富了医疗事故分析体系。

第二节　患者安全文化研究进展

一、患者安全文化概述

患者安全文化是指医疗机构为实现患者安全而形成的员工共同的态度、信念、价值观及行为方式，是患者安全的行动依据和内在动力。传统观念认为犯错是可耻的，犯错者应受到责备、批评，甚至处罚。但是在开展患者安全干预研究时必须遵循的关键原则之一就是：人都会犯错，应将重点放在系统和程序的改进方面，而不是责备或惩罚个人，即非惩罚性原则，以鼓励一线医务人员主动报告医疗安全（不良）事件。只有通过领导层到员工的全面参与，建立学习型组织，鼓励非惩罚性不良事件上报，规划及推动各项安全活动的开展，逐步形成患者安全文化，才能确保人员安全、环境安全、医疗质量安全，从而保证患者安全。

患者安全文化最早由 Singer 等于 2003 年提出，通常认为它是医院安全文化的一部分，员工通过共享的信念、态度、价值观及行为方式等影响他们对患者安全的态度和行为，从而确保患者安全；也可将其理解为希波格拉底的格言"无损于患者为先"，将安全整合到组织的每一个单元、注入每一项操作规范之中，从而将安全提升到最优先地位的一种行为。虽然目前学者们仍对患者安全文化的要素存在争议，但普遍认为患者安全文化是由领导者因素、团队协作、循证医学、有效沟通、学习型组织、公正合理和以患者为中心 7 个要素组成。

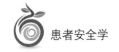

二、患者安全文化涉及的内容

美国国际医疗卫生机构认证联合委员会美国卫生保健研究和质量机构（AHRQ）在其开发的组织安全文化的调查问卷中明确定义患者安全文化包括10项内容：①管理者有关促进患者安全的期望和行为；②组织层面的学习；③部门内部的团队合作；④开放性的沟通；⑤有关医疗差错的反馈和沟通；⑥对医疗差错的非惩罚性反应；⑦人员配备；⑧对患者安全的管理支持；⑨跨部门的团队合作；⑩交接班和转诊。

患者安全文化作为组织整体文化的一部分，是医疗机构组织环境的核心机制。一所医疗机构患者安全文化氛围越浓，患者安全就越能得到有效保障。

三、患者安全文化现状

（一）国外患者安全文化研究现状

自2007年起，美国国际医疗卫生机构认证联合委员会（Joint Commission on Accreditation of Healthcare Organization，JCAHO）要求所有参加评审的医院必须进行年度医院患者安全文化自我评测。欧美一些国对患者安全文化的调查已成为了评价医院服务质量的指标。文献回顾发现，目前欧美等发达国家已使用患者安全文化量表在各类医疗机构的医务人员中大规模展开测评，且研究集中于领导者巡视、安全文化相关培训等干预措施对安全文化的改进作用。目前，对错误非惩罚性反应、医院管理支持、人员配置、交接班和转科、科室之间团队合作、感知管理为国外大多数医疗机构的待改进领域，且急诊、ICU等高危科室的安全文化水平明显低于其他科室。这表明国外患者安全文化水平还需要大幅改进。

（二）国内患者安全文化研究进展

步入21世纪，安全成为我国医疗系统质量的首要目标和最基本的要求。虽然我国对患者安全文化的研究开始较晚，但近几年发展较为迅速。目前，在数量上我国的患者安全文化相关研究仅次于美国，且患者安全文化测评工具也在不断引进并汉化中。但通过循证分析发现，我国患者安全文化研究在地域上主要集中于北上广和东部沿海区域，超过50%的省市尚未开展此类研究，且84%的研究对象为护理人员；在深度上，我国96%的文献均为横断面调查和现状调查，角度较为单一，缺少干预研究和对照研究（上文已提到）；在量表上，尚缺乏在我国国情及不同环境下使用的安全文化测评工具，导致各医院数据之间缺乏可比性。对错误的非惩罚性反应、不良事件报告频率、人员配置、沟通的公开性、科室间协作为国内医院的待改进领域，其中对错误的非惩罚性反应这一维度在所有文献里都为待改进领域，这表明我国在患者安全文化建设过程中，有许多观点和行为还处于传统的苛责文化中。患者安全文化已在发达国家广泛开展，但国内外对错误的非惩罚性反应、不良事件报告频率等维度上都有待改进。这说明目前患者安全文化的建设并未取得重大突破，导致不良事件发生率仍居高不下。

2014年，中国医院协会正式将构建患者安全文化列为患者安全十大目标之一。2017年，中国医院大会倡导"以患者为中心，营造非指责文化，鼓励对患者安全事件进行通报"的透明和学习文化，期盼构建医护安全、社会安全的安全文化。2018年，国家卫生健康委员会发布了《关于进一步加强患者安全管理工作的通知》，要求医疗机构将构建患者安全文化纳入医院发展建设总体目标，营造积极的患者安全文化氛围，将患者安全理念融入医务人员日常行为，自觉执行各项核心制度和操作规程。同年又发布了《关于印发医疗安全核心制度要点的通知》，要求加强对医务人员的培训、教育和考核，将核心制度真正融于诊疗活动中，形成患者安全文化氛围，筑牢医疗安全底线。

1. 理论研究进展　虽然我国对患者安全文化的研究相对于美国开始得比较晚而且也不成熟，但是随着近年我国患者安全问题的越发突出，国内学者也慢慢地开始研究结合中国现状的安全文化理论。韩光曙、王秀芳等介绍了医院安全文化的意义和作用，叙述性地分析了医患双方的关系，提出了医院安全文化的六个基本构成要素；余震分析了关于医院安全管理的新理论；但是关于安全文化的调查并没有出现，直到 2008 年陈芳蕾等研究了医院护理人员及患者安全文化的评价。陈芳蕾、周立参考国外文献编写了问卷初稿，编制出适用于医院护理人员的患者安全文化测评问卷，研究结果表明员工对文化的理解水平与工作绩效呈正相关，具有安全意识的文化氛围来源于医护人员的工作态度，安全测评越多，医护人员对患者安全问题的态度改善越大，文化测评有效性越明显。刘义兰等采用自行设计的问卷，调查护理人员对医院安全文化状况的评价，提出护理管理者应该创建一种无惩罚的环境，使护理人员敢于报告自己或他人的差错；同时要建立相应的机制，注重对非差错事件的资料收集，建立对安全事件分析和利用的有效管理机制。李漓引用了国外的HSOPS 量表对护理人员的安全文化进行了调查，得出不同科室、工作岗位及是否与患者直接联系者部分条目得分差异有统计学意义；提高患者安全文化需要有针对性地采取措施。

2. 国内患者安全文化测评工具　近年来，国内医院管理者和专家学者越来越认识到构建患者安全文化的重要性，积极探索研制适合我国国情的患者安全文化测评工具。2008年，刘义兰等自行研制了医院患者安全文化测评量表，调查护理人员的安全文化现状。2009 年，陈方蕾等引入安全态度问卷（safety attitude questionnaire，SAQ），研制了中文版安全态度调查问卷，并调查护理人员的安全态度。但受调查人群限制，量表的应用相对局限。同年，郭霞和许璧瑜也分别通过汉化调适医疗机构患者安全氛围调查表（patient safety climate in healthcare organizaiton，PSCHO）和医院患者安全文化调查问卷（hospital survey on patient safety culture，HSOPSC），形成了符合我国文化和现状背景的中文版量表。2013 年，黄光琴借鉴 ICU 患者安全文化测评量表（safety attitudes questionnaire ICU，SAQ ICU）版本形成国内首个 ICU 患者安全文化测评量表。2016 年，肖清平等引进护理院患者安全文化测评量表，形成中文版，为我国护理院开展患者安全研究提供了有效的测评工具。2017 年，廖婧延将 PSCHO 汉化，并运用形成的测评量表调查医院患者安全文化现状。同年，肖瑶汉化 HSOPSC，开展现状调查。

（三）加强医院安全文化建设措施

1. 主动推动患者安全文化建设　领导层优先考虑患者安全，并付诸实际行动，是营造患者安全文化的重要组成部分。领导层要不断更新患者安全管理理念，主动克服传统的个人问责制度，积极推崇不责备文化。鼓励医务人员公开讨论错误，促进员工之间沟通，运用团队策略与培训工具，加强医务人员的团队合作与沟通，解决实际问题。同时，在患者安全管理中领导层要发挥主导作用，采取积极、有效的管理对策，提升医院患者安全文化水平，包括预防员工职业倦怠、开展精益管理、改善员工心理安全状况，及将发展患者安

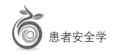

全文化作为领导层的管理目标，纳入评估和考核中。

2.简化工作流程，规范规章制度　医疗错误的发生受较多因素的影响，因此有必要简化和规范医院的工作流程和规章制度，让医院的每一项工作都具备简单且规范的操作流程和制度约束，减少因烦琐的流程而导致操作步骤的重叠。同时加强医院信息化和网络化的建设，提高工作效率，减少工作中因交接环节问题产生的医疗错误。

3.建立医疗机构的安全文化测评机制　在国内，患者安全越来越受到重视，各医院都采取一定的措施来促进患者安全，而评价安全文化本身就是促进安全的一种措施。我国目前安全文化的测评工具大部分都是引进外国的调查问卷，对医院安全文化的测评模式也没有形成；并且医院安全文化的形成是一个漫长的过程，这就需要医院建立安全文化的测评机制，在每一次的安全文化测评中发现问题，并有针对性地采取改进措施，做到有目的、有阶段地培养安全文化。

4.加强安全文化相关性研究　拓展安全文化外延。国内患者安全文化研究起步较晚，对患者安全文化的研究缺乏系统设计，难以形成综合效用。加强患者安全文化相关性研究，积极研究探讨医院医务人员工作绩效、员工满意度、医疗质量、员工幸福感之间的相关性，为下一步制订患者安全文化规章制度提供有效的科学依据。

5.建立非惩罚性医疗不良事件上报系统　良好的患者安全通报与反馈系统能够有效防范同样的错误再次发生。虽然我国目前倡导的是非惩罚性的安全文化，但是在医院的实际工作当中仍落实不到位。医疗错误产生后，医务人员为避免遭受惩罚而选择隐瞒失误，这极不益于医疗失误的纠正。建立非惩罚性的医疗不良事件上报系统，可以鼓励医疗错误的上报；而且针对医疗错误进行分析，利于发现医院管理中存在的问题，从错误中汲取教训，让医院工作人员以此为鉴，促进形成—学习型的组织。

6.鼓励患者主动参与患者安全管理　以患者及其家庭为中心是医疗机构规范运行的核心理念之一。一项针对 3 万多例患者的研究表明，患者参与能动性评分低的人群比患者参与能动性评分高的人群，其医疗费用平均高出 8% ～ 21%。因此，医务人员要以保证患者安全为一切决策的前提，认可并激励以患者为中心并依靠家庭支持的诊疗护理模式，邀请患者及家属积极参与诊疗和护理的各个环节，主动公开诊疗过程。患者和家属要密切配合医护人员，主动完成身份识别，参与用药查对，学习了解疾病护理和药物运用等相关知识，提高治疗护理的依从性，保证诊疗安全。

（四）安全文化培育成功案例

在我国，医疗安全事故时有发生，许多医院也针对自身的问题作了相关的研究，取得了不错的效果。

典型案例一：2008 年黄竹梅等在针对解放军第 37 医院的研究中加大对安全文化建设的投入力度，把安全工作和医院战备、训练、日常医疗工作和生活等方面结合起来，相互渗透，相互促进，形成了党委统一领导、主官总管、主管主抓、职能部门分管、部门齐抓共管的模式，将安全文化融入服务中去。经过一段时间的实践证明，该医院医疗服务质量和安全管理水平都有了明显提高，连续 5 年被上级机关表彰为"安全工作先进单位"，医院建设继续保持了协调发展、整体推进的良好态势。

典型案例二：2010 年兰州军区乌鲁木齐总医院消毒供应中心针对本医院消毒人员文

化素质低的情况，采取将消毒人员"送出去"和"引进来"的方式，提高医院消毒人员的综合素质，并加强对员工安全文化素质的宣传和教育，规范消毒流程和制度，在科室制订5个"三互小组"等措施来加强医院的安全文化培育。通过这些措施，使全体员工加深了对建立和实施质量体系的认识，明确了质量管理的目的、意义和方法，做到人人关心安全、人人关心质量，全员参与、逐级控制，以细、精、实、严的态度抓好全程质量管理。实践证明，该医院未再发生任何质量问题，科室的满意度也得到了提高。

典型案例三：2012年深圳市龙岗中心医院通过由护士长带领护士学习法律法规和护理规章制度、建立护理的预防机制、完善手术室的护理日常事务管理、加强监督等一系列措施，加强手术室护理人员的安全文化观念，大大减少了手术室医疗差错的发生，患者术后的满意度也有提高。

四、患者安全文化研究方向

国内对于患者安全文化的研究虽然取得了一定成绩，但仍然存在一定的缺陷。不论是安全文化的理论研究还是安全文化测评工具，都没有形成较完备的系统结构。多数医院针对安全文化的研究也只是针对本医院的情况提出的操作性措施，整个卫生服务机构没有形成一个完整的安全文化建设模式。在安全文化测评工具的研究上也仅仅借鉴并修改了国外的调查量表，国内安全文化的测评机制发展相当缓慢。由于各国文化传统的差异，导致引进的调查量表可能无法准确测试国内安全文化的现状和问题。另外，安全文化的建设实践与安全文化的理论研究也相互脱节，国内目前医疗事故还是以惩罚机制为主，遇到医疗安全事故还是采用对个人进行惩罚的方式，对安全文化的宣传也单纯地以制订制度规章的形式为主。因此，针对患者安全文化的研究还有一系列的问题需要解决。相信随着研究的不断进行，对安全文化建设重要性的认识也会不断加深，未来可借鉴发达国家和地区的先进经验，寻求一条适合中国文化及背景的安全文化建设道路。

（一）中国香港地区患者安全文化

我国香港医院管理局近年来大力推行建立患者安全文化"四步曲"，即首先不要造成伤害、两大支柱、三个层面协同推进素质改善、四种安全文化。

1.首先不要造成伤害　我国香港医院管理局近年来大力宣扬首先不要造成伤害（first do no harm）的理念，这一点是患者安全文化的根基和关键，要求医务人员在开展一切诊疗活动时首先要从安全角度出发，不可对患者造成额外的医源性伤害。

2.政策与策略　我国香港医院管理局和下属医院一直严格执行各项患者安全目标的要求，力争充分保障患者安全。患者安全目标的内容较多，涉及患者诊疗过程的多个环节，且各个环节分属不同部门负责，如医务、护理、感控、药学、检验、总务、健康教育等，这就导致各部门在落实患者安全目标的过程中容易出现交叉或疏漏。我国香港地区医院都非常重视患者安全目标在日常运行中的贯彻和落实，很多医院都设有独立的患者安全部门，负责监督和落实与患者安全有关的各项工作。

3.三个层面协同推进素质改善

（1）领导层：我国香港地区医院领导层都高度重视患者安全工作，追求高标准的质量与安全要求，在日常工作中强化对患者安全工作的"高层巡视"，以提高全员的患者安

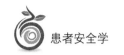

意识。医院领导层在患者安全工作方面要科学决策，找出威胁患者安全的主要因素和潜在隐患，从而制定切实有效保障患者安全的政策和规定，例如不良事件报告制度、手术安全核查制度、患者身份识别制度、医嘱查对制度、手卫生制度、合理用药制度、危急值报告制度等，并且在日常工作中坚决贯彻落实；同时要在全院范围内通过各种形式的患者安全活动，交流和学习患者安全知识，营造和鼓励保障患者安全的文化氛围。

（2）管理层：我国香港地区医院管理层具体负责推进患者安全工作，并为此提供 3P 和 3T。3P：policy（政策）、procedures（程序）、practices（实施），即制定政策、拟定程序、贯彻实施；3T：tools（工具）、techniques（技巧）、training（培训），即提供工具、掌握技巧、广泛培训。管理层在贯彻落实领导层的决策时，必须采取正确的方法做事，这就需要管理层加强对科学管理方法的学习和应用，如 PDCA 循环法、全面质量管理根因分析法、失效模式分析法、品管圈等，而不是依靠过往经验和主观意识去工作。现代医院管理模式正在向职业化、专业化方向发展，医院管理层只有掌握了这些科学管理方法，并且在管理实践中加以应用，才能确保患者安全工作不出偏差，取得实效。

（3）基层：我国香港地区医院基层医务人员全员参与患者安全工作，能够充分认识到日常工作中可能给患者造成的风险，在发生不良事件时及时报告，以降低医源性事故的发生率，持续改进患者安全工作。基层要把事做正确。广大一线医务人员是保障患者安全的前沿阵地和战斗堡垒，是医院做好患者安全工作的坚实基础。各级各类医务人员必须坚决执行各项规章制度、规范诊疗行为、实施临床路径和单病种管理、合理用药与检查、强化感染控制观念、注意职业防护、强化急救和应急处置能力，把每一项工作做对了，才能从根本上保障患者的安全。

（4）协同工作：持续改进上述三个层面必须协同工作，持续改进，以推动患者安全水平的不断提升。持续改进是重点。无论是领导层、管理层还是执行层，在工作中都必须关注和强化持续改进。要遵循 PDCA 的原则，定期对患者安全工作进行总结和回顾，查找工作中存在的问题和缺陷，制订优化措施和改进计划，在下一阶段工作中持续改进，如此往复，循环上升，从而不断提高患者安全水平。

4. 四种患者安全文化　我国香港地区医院对于患者安全文化所包含的呈报文化、公开公平公正文化、学习与分享文化、沟通与灵活文化四个方面都有明确的要求和落实举措，这四个方面协调运作，共同构成了患者安全文化的内涵。

（1）呈报文化：其具体表现形式就是医疗不良事件报告制度。每一位医务人员都应该从保护患者安全的角度出发，主动报告自己在日常工作中发现的各种安全隐患和不良事件，避免一些医疗差错和事故的发生。不良事件报告系统的建立和完善，表明医学发展进入了理性思考阶段，其最终目的是要发现、分析整个医疗服务系统中存在的不安全问题，特别要找出那些容易因个人差错而影响全局的不良因素。我国香港地区医院几乎都有医疗差错和不良事件内部报告系统，而且医务人员也非常重视不良事件的上报工作。

（2）公开公平公正文化：在患者就医的过程中，医院应该充分尊重患者的知情权，按要求公开医院的相关诊疗信息，为患者提供必要的帮助，并及时征得患者的同意和配合。对待患者要一视同仁，要尽最大努力去帮助每一位患者，让他们都能够得到安全、及时、有效的医疗服务。在处理医患矛盾时，医院也应该本着公正的态度，认真查找发生问题的原因，正视自身存在的缺陷和不足，不可偏袒医务人员而让患者的利益受损。我国香港地区政府和医院所奉行的原则是："不让一位患者因经济问题而得不到适当的医疗照顾。"以普通住院患者为例，每人每天只需支付100港币，即可享受所有的医疗护理照顾，包括检查、治疗、饮食等，药物也只需支付成本费用。政府承担了百姓就医90%以上的医疗费用，从而真正体现了"人人享有医疗保障"的公平文化。同时，即使发生了一些医疗纠纷，医院和医务人员也会第一时间与患者家属见面，详细告知事件经过并商讨解决办法，力争获得家属的理解和配合。我国内地医院由于受到各种社会环境因素的制约，医务人员在工作中很难做到公开、公平、公正。工作量大、患者诉求多、舆论导向偏差、社会保障制度缺失等都是影响医务人员正常有序开展工作的原因。我们要致力于合理配置医疗资源，不断完善医疗保障制度，建立规范有序的就医秩序，从而充分保障患者的利益。

（3）学习与分享文化：医院鼓励医务人员不断学习最新的医疗咨讯和患者安全知识，并且通过各种形式与他人分享，从而共同为患者安全出力。我国香港地区医院经常组织医务人员召开工作讨论会，而且形式多样，如学习沙龙、集思会等，医务人员会主动交流在工作中遇到的问题，共同讨论解决的办法，或者分享一些有益的经验，从而帮助大家。

（4）沟通与灵活文化：医务人员要加强与患者的沟通与交流。我国香港地区医院的医生非常重视与患者的交流与沟通，并且掌握比较好的沟通技巧，能够采取适当方式和通俗语言与患者交流病情，从而取得患者的理解与配合。

值得注意的是，以上这四种文化其实都是在提倡一种精神——肯言精神，即主动分享精神。医务人员要积极主动地把与患者安全相关的知识，以及不利于患者安全的风险和隐患给大家分享，让更多人了解，从而为患者安全筑起广泛而牢固的防线。医院可以通过知识讲座、经验介绍会以及互动知识茶座等形式为医务人员提供分享与交流平台。

（二）我国台湾地区患者安全文化

注重系统改善，打造不惩罚个人的患者安全文化。医院努力营造一种"不惩罚个人"的文化氛围，认为惩罚个人无法提升安全。在人为错误背后潜藏着系统错误，只有通过系统思维与流程改善，才能真正提升安全。因此对于个人疏忽导致的问题，院方以沟通教育为主，并关注是否由压力、疲劳、饥饿、疾病、时间不足导致，或是工作环境设计不良、不符合人体工学、作业程序不良等原因；同时大力提倡患者参与患者安全，加强对患者的安全教育。

（三）澳门患者安全文化

1.用药安全

（1）病房内设置自动摆药柜。摆药柜外侧面有电子显示屏和按键以及操作步骤，药物治疗护士将每日请领药物按照名称进行编辑，以代码的形式输入已设定的管理系统。药物的名称、剂量、浓度及数量采用清晰醒目的电子标识，提醒药物治疗护士及时补充基数药物。

（2）摆药柜设定使用权限，开启药柜时输入密码或者采用指纹识别，正确输入代码后药物会自动弹出。自动摆药柜的使用提升了药品管理的安全系数；操作简便智能，减轻护士的体能消耗，提高临床工作效率，符合现代化医院的要求。

（3）静脉使用液体按区域放置，标签由医院专属部门统一制作，字体一致，采用统

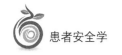

一规格和材质，粘贴牢固，不易破损脱落。对于易混淆药品，标识清晰明亮的颜色，便于区分。

（4）需要冷藏的贵重药物，由药物治疗护士到药品库找指定专人领取，双方核对无误并签字。药品运送过程中要始终放置于带有冰袋的专用药箱内，避免碰撞震荡，及时存放于2℃～8℃冰箱中保存并登记。

2. 感控预防

（1）在候诊区内和病区门口，配备成人款及儿童款一次性防护口罩和快速手消毒啫喱，方便就诊患者或探视亲属使用。

（2）落实并督促在院患者的手卫生，病区每例患者的餐桌上都有明显的温馨提示：用餐前请洁手。加强患者家属的管理，减少、控制探视人数及陪伴人员，避免交叉感染，并在醒目位置贴有标识，提示探视家属注意手卫生。

（3）一次性无菌物品外包装上都有条形码，内有可变色的消毒灭菌指示卡。

（4）物品的数量、质量、使用情况、耗损及报废都可以根据流程追根溯源，将反馈意见汇总后录入系统中，整理分析每个环节存在的纰漏并提出改进措施。

3. 保护隐私　患者的隐私得到最大程度的尊重与保护，也是安全感的一种表现。在很多国家和地区对于保护患者隐私都有明文规定，甚至写入法律条文中。保护患者隐私，不仅是责任，更是法律要求。

（1）晨间查房或为患者做任何操作前，要做到详尽解释，并征得患者的同意，拉上隔帘遮蔽。交谈时音量适中，语调温和，不给予过多的心理暗示；谈话内容仅限于病情，不涉及个人隐私。

（2）不在公共场合（电梯内、楼道内、护士站等）谈论患者的病情，并在显著位置张贴标识提示。

（3）各病区和门诊单元配备碎纸机，所有记录患者信息的废纸（挂号单、病历纸等）要经碎纸机处理后再统一回收。

（4）在病房拍照时要避开患者及任何有关患者信息的文件，用于授课的幻灯片中要对患者的照片和个人信息进行特殊处理；转运患者时，病历由专人携带交给医护人员。中国澳门特别行政区卫生局规定，患者因病情需要借阅病历去其他地区治疗，个人需要向澳门特别行政区卫生行政部门提交申请。基于以上几点，患者的隐私和权力得到了应有的保障。

（四）美国关于患者安全文化的相关研究

美国学者将患者安全文化定义为：个人或团队以共同的信仰和价值为基础的文化，以态度、知觉、能力将患者伤害降至最低的行为模式，以及一个组织对健康和安全管理风格和熟练程度的结果。

1. 美国患者安全文化相关概念模型

（1）安全文化金字塔概念模型：在美国，患者安全文化是安全文化的一部分，对于患者安全文化的研究当然可以适用安全文化的相关理论，所以安全文化金字塔模型的应用就显得尤为重要。安全文化金字塔概念模型由美国学者 Pa-tankar 和 Sabin（2010）提出，用于描述四个堆叠层级之间动态平衡的状态。安全文化概念的呈现形式是一种二维金字塔模型，包括纵向和横向两个维度。模型的纵向维度展现的是安全文化金字塔的四个层级：安全绩效、安全氛围、安全策略、安全价值观。现有的文献表明，这四个层级相互关联、互相影响。模型的横向维度展现的安全文化在安全文化统一体中的现实状态，可以从问责层面和学习层面描述安全文化统一体。安全文化金字塔能够帮助我们描述安全绩效、安全氛围、安全策略和安全价值观是如何组合起来形成安全文化的暂时状态的。

（2）安全文化金字塔纵向和横向维度：安全文化金字塔包括纵向和横向两个维度，具体到医疗行业中，从纵向维度来看，金字塔的顶端是医疗安全绩效（行为），紧接着依次是医疗安全氛围、医疗安全策略，最低端是医疗安全价值观。医疗安全绩效位于安全文化金字塔的尖端，医疗事故、事故征候、医疗差错以及各种安全或不安全的个体行为，都属于医疗行业安全文化金字塔的安全绩效层级。医疗安全氛围，即医护工作者对安全的态度和观点；医疗安全策略，是一个囊括医疗机构、治疗策略、程序、惯例及领导影响力的涵盖性术语；医疗安全价值观，就是要必须赋予安全永恒的价值，意味着医疗机构需要坚持正确的安全绩效，保证安全要比利润具有更优先的地位。通过这些纵向分析，可对发生的安全事故进行系统的描述和分析。从横向维度来看，医疗行业安全文化的状态可以通过两个等级尺度加以归类：问责层面和学习层面。问责层面的四个显著安全文化状态如下：隐瞒文化、责罚文化、报告文化、公正文化。同理，学习层面上的显著状态包括未能学习、间歇学习或孤立学习、持续学习，及变革性学习。因此，针对安全文化金字塔的每一层级可以确定其在问责等级和学习等级上具体的安全文化状态。将安全文化金字塔模型作为一种通用的理论背景，对于评估安全文化现状、制订相应干预措施和衡量医疗行业安全文化变化具有重要意义。

2. 对患者安全文化进行专门性研究　有关患者安全议题的研究和讨论向来是世界各国医疗行业研究的重要方向。在美国，1997 年成立了国家病患安全基金会（The National Patient Safety Foundation），以改善医疗系统的安全状况。1999 年成立国家病患安全中心（The National Center for Patient Safety），以建立和维护病患安全文化。还有医疗改善协会（The Institute for Healthcare Improvement），先后开展了"100 000 生命活动"和"5 000 000 生命活动"，提高了国家和国际范围内的医疗安全意识，同时推动了降低医疗差错的强劲势头。具体到各家医院，例如，在一家医院产科部建立有效的产科风险管理（managing obstetric risk efficiency，MOREOB），是为产科部门看护人员和管理人员设计的旨在提高其工作表现和职业技能的、广泛的、为期三年的病患安全项目。还有 Ascension 医疗机构正致力于制订高可靠性医疗体系的无损伤医治的举措。美国在全国范围内已开始展开各种系统化的努力，并且公众已经普遍意识到改善患者安全的必要性。

3. 搭建美国患者安全文化交流平台　在美国，正逐步建立医疗安全管理体系，搭建不责罚文化平台，对于医疗事故的发生，医疗工作者也不再极力为自己隐瞒，而是逐级报告，采取积极的应对措施，构建信任-上报-改进良性循环。医患双方都在践行患者安全价值观，推进朝向积极方向的安全文化变革，让患者安全文化在医患双方的合作中逐步提高。同时，美国一些医院的院务主任以及众多的资深医生、外科医生、护士已经采取积极的行动学习安全绩效指标、策略和最佳实践方法的最新发展状况。在医疗机构中搭建培训平台，对其进行专业的患者安全培训，这种培训对于防范医院不安全事件的发生具有积极意义。美国医疗机构认证联合委员会每年设定具体的病患安全和质量目标，这些目标成为

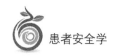

其所认证的医院所使用的患者安全目标。JCAHO 于 2005 年设立促进患者安全的目标，包含改善患者辨认的正确性、改善医护人员之间沟通的有效性、改善用药的安全性、减少照护所致感染的风险、确保患者持续性照护的正确性以及减少跌倒意外等议题。例如，梅奥医院对医疗技术管理也极为重视，目的就是为了保证患者的生活质量及其安全。卫生护理在技术上很复杂，服务对象会很自然地寻求某些细节来帮助他们对功能性做出判断，服务无形性加上复杂性使服务对象加强了"细节警报"；另一方面则进一步强调了一种服务的重要性、多样性和亲密度等特性。

五、经验与启示

（一）更新医院管理理念，构建医院安全文化氛围

医院安全管理成功的关键在于全院员工对以患者安全为中心这一点已达成共识。积极的安全文化接受人因失误的必然性，主动寻找医疗流程中潜在的危机，从过去的惩罚个人转变为以患者安全为中心的学习模式。通过改善医疗流程的缺陷，阻断可能构成患者利益损害的路径。

（二）建立不良事件上报系统及错误反馈机制

研究发现，已发生的医疗损害只是所有医院错误事件中的"冰山一角"，其背后必然存在多个疏漏或者潜在的隐患。避免重大伤害事件的发生，必须对医疗行为的整个环节进行监控，建立不良事件报告系统。该系统的建立和运行正成为医疗风险监管和医疗质量持续改进的必然趋势。在我国，2002 年，国家食品药品监督管理局启动医疗器械不良事件监测试点工作；2007 年，中国医院协会启动患者安全（不良事件）自愿报告系统，鼓励自愿、匿名、非惩罚性上报方式；2011 年，原卫生部颁布《医疗质量安全事件报告暂行规定》。上述内容结合，共同搭建了我国医院不良事件上报的总体平台。医院管理者要倡导建立不良事件报告制度，不良事件的大数据分析为良好的循证医学奠定了基础。通过对上报的案例进行根本原因分析，抓住共性事件，提出标准化改进流程，对可能造成的医疗风险进行评估，达到提高医疗质量、减少损害发生的目的。

（三）构建高危因子风险预警系统并加强干预控制工作

患者安全管理要在重视终末质量管理的基础上重视环节质量管理，尤其关注严重或重复发生的指标，如医院感染、各种因素导致的死亡、非计划再住院、非计划二次手术、药物不良反应、患者投诉等；并加强患者危急值监测，如抗生素不正当使用监测、违规用药监测、传染病监测、压疮风险监测、跌倒等意外伤害监测；重视不良事件的预防，提高服务质量，建立规范化操作流程，做到在不良事件发生前及时发现流程漏洞，尽早处理，避免患者受到伤害。

（四）落实医院规章制度，保障患者安全

认真执行医院的各项操作规程和核心制度是落实医疗安全的重要保障。建立全面的患者识别制度，包括急诊分诊制度管理和腕带识别制度，提高医务人员对患者身份识别的准确性；严格执行手术核查制度和手术分级管理制度，各医院必须制订明确的检查步骤和监管方法；建立有效沟通，正确执行医嘱，提高用药安全；严格手卫生管理制度，预防医院

感染。

（五）鼓励患者参与，促进医患关系和谐发展

医护人员鼓励患者对医疗缺陷进行监督，参与辨识和核查程序，通过医患合作，增强医患互信意识，调动患者积极性，促进医患之间的有效沟通。建立危重患者沟通谈话制度，丰富患者的安全知识，开展安全教育，让患者及家属参与医疗决策，重视患者主体地位，实现以患者为中心的医疗服务理念。

安全文化改变需要医院领导的驱动，医院领导层应深入探索医院安全管理工作和日常工作的联系，积极开展多样性活动，加强医院成员间的交流，培养团队合作精神；建立非惩罚环境是安全文化的核心，在处理医疗差错时，应注重从系统角度加以剖析，强调以改善系统作为防范医疗差错、保障患者安全的策略；合理的人员配置是高质量工作的前提，医院应不断完善排班制度，合理化连续工作制度，在人力资源按需分配的同时做到保障医务人员精力充沛。

第三节　患者安全信息化管理

医疗质量与安全管理一直是医院工作的核心内容，信息化的建设和完善有助于推动医疗质量的规范化、精细化和科学化管理。《医疗质量管理办法》明确指出，医院应采用质量管理团队模式，成立医疗质量管理工作小组（简称质控小组）负责科室医疗质量与安全的管理及相关工作。《"健康中国2030"规划纲要》提出，要"建设医疗质量管理与控制信息化平台，实现全行业全方位精准、实时管理与控制，持续改进医疗质量和医疗安全"。

美国医学研究所曾发布一份题为"人皆犯错"（"To Err is Human"）的报告，披露了美国10年前每年有多达98 000人死于医疗差错。同期，加拿大、英国、澳大利亚和丹麦也发表了与美国类似的数据。这份报告不仅震惊了美国，更引起WHO及世界各国对患者安全的高度重视，众声疾呼构建一个更加安全的医疗服务体系。近年来，医患矛盾在我国一直是社会各界关注的热点。医患矛盾的根源很多，其中患者无法确信自身安全得到保障是重要的原因之一。医患关系紧张成为风口浪尖上的话题，医院和医疗行业从业人员也成为舆论关注的焦点。

一、患者安全面临的挑战

原卫生部连续4年在全国各级医疗机构推行"以患者为中心、以提高医疗质量为主题"的医院管理年活动，把建立医患沟通制度作为重要内容之一，并于2013年下发了《患者安全十大目标》，希望通过医疗质量的提升和医患沟通管道的建立，遏制医患矛盾升级。国内患者安全目前存在诸多挑战，具体体现在精细化管理支撑不足、诊疗行为无法有效监管、患者参与度不足和隐私安全4个维度。正视这些挑战将是改善医疗质量、保障患者安全的第一步。

（一）精细化管理支撑不足

1.缺乏执行查对制度，无法保证医务人员对患者身份识别的准确性。患者从入院到

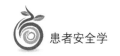

出院需要执行多项诊疗活动，而各项诊疗活动中对患者身份的确认多以床号和病历号作为识别依据进行人工确认，关键流程识别措施不够科学和完整，患者身份识别存在纰漏和隐患。

2.不能有效执行手术安全核查制度和流程，存在手术患者、手术部位及术式错误，缺乏完善的手术前确认制度与程序，虽有相应的交接表，但无法保证准确无误。术中缺乏整体全面的患者信息展现，从而造成错误部位、错误患者、实施错误手术等医疗事故。

3.临床实验室危急值报告滞后。危急值报告主要是针对急诊科、手术室和各类重症监护病房的急、重症患者。危急值的报告将会对危重症患者进行精细化的监管，严格控制院内死亡率。目前，危急值的上报在大部分医院都较为滞后。

4.不良医疗安全事件报告存在体制障碍。医疗不良事件报告对于发现不良因素、防范医疗事故、保证医疗安全、促进医学发展和保障患者安全都是有益的，但受限于现有体制和社会环境的影响，医院缺乏主动上报不良事件的动力。

5.新生儿抱错、丢失现象频发。社会上出现了很多新生儿被抱错，甚至丢失的事件，酿成了很多家庭的悲剧。对于新生儿抱错、丢失，医院难辞其咎，如何防止此类事件的发生也变得异常重要。很多医院采用了如新生儿挂牌、母婴同房等措施，但是没有从根本上解决此类问题，反而由此带来了一些医院感染等的衍生问题。

（二）诊疗行为无法有效监管

1.不能有效监管医务人员之间沟通的程序和执行医嘱的程序　医护人员在进行离线或特殊场景的协作诊疗活动时，存在口头或者电话通知医嘱的情况，这样无法及时获取完整、准确的医疗记录，同时也增加了医嘱正确执行的不可确定性。

2.无法严格监管医院感染控制规范　医院感染是危害患者安全的重要途径。医护人员在执行诊疗活动时落实手部卫生规范、使用无菌医疗器械以及术后医疗废弃物的处理等环节都缺乏具体的监控方法和工具。

3.用药安全规范执行难度大，监管困难　用药安全关系着患者的生命。在医院范围内，涉及病区药柜管理、高危药品管理、药品配伍禁忌管理、重点药物使用之后的观察、不良药物反应后的咨询指导都是用药安全的保障，而这部分内容的管理存在规范执行难度大、监管困难的问题。

4.护理规范实施细节监督困难　患者在院内的就诊过程中，常会发生跌倒、压疮等问题，由此引发了患者及家属对医院的不满。这些问题一方面源于医院的基础设施，另一方面可以通过对医院人力危机值的监控和护理人员操作规划的监督来减少和规避，但对大部分医院来说，这些环节都是盲点。

（三）患者参与度不足

患者不能及时、方便参与医疗安全。患者缺乏统一的电子病历和健康档案的调阅入口，在诊疗活动中大部分都是被动参与。在接受手术、介入或有创操作前告知风险，患者参与手术部位确认，药物治疗的不良反应告知，用药时查对，向患者或家属告知真实病情信息，心理疏导等环节中，缺乏让患者主动参与诊疗活动的工具和方法。

（四）隐私安全

患者存在隐私安全隐患。随着信息的爆炸式发展，信息安全问题引发的隐私泄露也逐渐引起社会重视。基于医疗信息的敏感性，医院不可避免地要面临患者隐私安全问题。

二、患者安全医院信息化应对

随着信息技术的不断发展，医院信息化的应用遍布医院从停车场到手术室的各个角落。医院的信息化管理不但应提升医院管理的水平、优化医院管理流程、提高管理工作效率，也应保障医疗服务的质量、应对患者安全的挑战。

（一）全过程信息化支撑精细化管理

1. 通过电子患者唯一身份标识和全移动保障执行零差错　电子身份标识是患者在医院的唯一身份标识，载体表现为门诊的就诊卡和住院的腕带。通过唯一身份标识和移动医护终端，医护人员可以对患者的身份进行人工与计算机双重管理。对于门诊患者实施门诊就诊卡管理，患者在挂号、就诊、检查、取药与交费等环节，工作人员可以通过读卡器准确识别患者身份。对于住院患者，则实施腕带条码标识。当病患在办理住院手续时，自动生成与门诊卡相同、具备患者身份的条码腕带。工作人员可以通过移动终端进行条码识别，患者的全部诊疗活动都需要进行条码身份验证，在提高效率的同时避免医疗差错的出现。

2. 通过数字化手术室监督手术安全核查制度及流程　高效手术安排调度需要信息化的手段作为支撑。通过预制订手术执行方案，将手术所有的执行环节通过信息系统和无菌触摸终端进行环节核对。精细化管理术前准备的全流程，才能真正做到术前准备无遗漏。采集数据的环节全是成本，展现数据的环节全是效益。手术室是医院的心脏，是最需要患者所有医疗相关信息直观展现的场所，但手术室的信息化水平却普遍较低。通过将先进的信息化和多媒体技术运用到手术室，使得所有手术相关人员都能够实时获得全部与患者相关的信息，则可最大限度地避免术中的低级错误。

3. 通过移动综合管理进行危急值实时管理　急、重症患者的危急值指标主要包括血钙、血钾、血糖、血气分析、血小板计数、白细胞计数、凝血酶原时间和活性部分凝血活酶时间等。通过系统将急、重症患者的危险值第一时间通过手机应用程序或者短信推送给责任医生和主管领导，以便及时应对。让患者得到最佳处置的同时，也可大大降低在院死亡率。

4. 通过电子病历及质控系统提升医疗安全　电子病历的价值不仅方便了医生的工作，更应该体现在保障医疗质量和监管医疗行为方面。在医院内部，通过电子病历的质量控制和评级，建立不可篡改的机制，让所有医疗行为都处在监督之下。在区域范围内，通过区域卫生信息平台的建设阶段，加大推广电子病历的互联互通的应用，让整个行业互相监督。当然，不良医疗事件的上报并不能简单通过信息化来解决，唯有在医疗体制改革的基础上，才能真正让不良医疗事件无可遁形。

5. 通过射频识别进行婴儿防盗　射频识别是一种非接触式的自动识别技术，识别系统由阅读器和电子标签组成，通过射频信号自动识别目标对象并获取相关数据，识别工作无须人工干预。根据识别设备即可及时跟踪婴儿的位置，进行实时监控。传感器可以做成多样式，与相关设备仪器一起使用，一旦非法移动就会报警，从而实时监控新生儿状况。

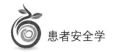

（二）信息化支撑诊疗行为全监管

1. 通过闭环医嘱和移动终端实现监督医嘱执行　在整个医疗过程中，对医嘱从下达、校对到执行和执行结果，实行全程监控，从而有效监控医疗过程。主要通过电子医嘱系统、自动识别技术、移动医疗等，做到信息化匹配患者身份、可追溯执行后记录和避免误操作。移动终端在业务系统中的应用将会大大增加医护人员工作的灵活性和及时性，提升医疗质量和保障患者安全。

2. 引入大数据和物联网技术，减轻医院感染　传统的医院感染仅能起到事后上报的功能，在信息化高度发达的今天，通过大数据的分析和展现，对潜在医院感染的环节进行预测，在感染出现之前，就将问题解决，才是信息化引入的真正价值。准确的预测源于海量的基础数据和行之有效的操作规范。对医护人员是否严格落实手卫生等规范，可以邀请患者及家属对医护人员进行监督，并据此展开绩效考核。规范化地管理易感染物资，可在很大程度上减少医院感染的发生。在医疗废物和无菌设备的管理过程中，通过引入物联网技术，对特殊物资进行流程的量化管理。每个环节节点的处理时间、处理方式等都必须严格按照既定要求执行，并记录所有处理信息，进行全程跟踪。

3. 信息化管理药品的储存、使用和效果跟踪　病区药柜的管理，不仅在物理存放上要规范，而且在入、出、存和使用流程上也要通过信息化进行规范化管理和监督。高危药品的管理方面，重点在于将使用跟踪和效果观察准确、及时地上报相关主管人员。合理使用药品是保障患者安全的基石，合理用药系统能在处方和医嘱的入口处进行主动提醒，从源头上规避配伍禁忌。如果发生了药物不良反应，要及时进行指导，并将指导意见和后续情况记录到电子病历中。通过信息化支持，规范药品管理、辅助合理用药和不良反应持续跟踪这 3 个环节，保障实现用药安全。

4. 通过绩效考核和护理精细化管理实现护理监控　在院患者发生跌倒和压疮的问题，排除患者本身的因素之外，反映出的是医院护患比的不合理和护理精细化考核的不到位。没有信息化手段，医院的管理者根本无法精确评估护士的工作量，更不会对医院的人力危急值进行及时响应，带来的结果就是医护人员高负荷运转、患者安全得不到保障等一系列问题。将护理工作的内容量化，再通过信息化手段的支撑，将护士所做的所有护理工作都进行记录，结合考核指标进行绩效考核。从医院管理层面，规定在岗护患比的红线，并通过移动管理手段，对各业务科室的在岗护患比进行实时监控。对于护理工作严重超负荷的情况，医院管理者可以根据信息系统分析出的人力危急值，及时进行人员补充，从而保障患者的护理服务质量。

5. 通过全自助、全预约和健康管理鼓励患者参与　患者无法确信自身安全得到保障是当前医患矛盾的主要原因之一。只有患者了解了疾病的基本常识，并参与了诊疗活动的决策，医患关系和患者安全才能从根源上得到保障。怎样通过信息化让患者参与到诊疗活动中来？基本常识科普和医护满意度调查是两个切入点，再借助于自助和预约平台，将患者引到诊疗活动中来。患者在预约平台上挂号的同时，可以了解到病情的基本医疗方法、检查项目和资费情况。就诊后，可以对就诊的每一个环节进行满意度评价，并且可以根据自己的健康档案进行健康管理，更进一步地促进自身安全。对于医院的员工而言，患者具体到每一个环节的满意度评价是其绩效考核的关键指标，这样会让医院的员工更注重服务质量，从而提升患者满意度和保障患者安全。

6. 内监外防保障患者隐私安全 信息化可以帮助医疗机构有效保障患者安全，因此信息化自身的安全性就更加重要。自"棱镜门"事件之后，越来越多的人开始关注网络信息安全这个话题。就医院信息特有的敏感性而言，医疗机构内部和外部都存在安全的风险。数据库审计、网络安全隔离和预防病毒等手段在很大程度上保障了医院数据和患者隐私的安全性。数据库审计能够实时记录数据库活动，通过对用户访问数据库行为的记录、分析和汇报，帮助用户事后生成分析报告、事故追根溯源。对数据库操作进行计算机术语细粒度模型审计的合规性管理，加强内、外部数据库网络行为记录，提高数据资产安全，并对数据库遭受到的风险行为进行警告，对攻击行为进行阻断。另外，通过使用网络病毒杀毒软件、网络安全隔离、内容过滤、解决服务器系统漏洞、解决网络安全缺陷及漏洞等方法，阻断来自于网络的安全隐患，从而保护患者隐私。

（三）患者安全信息化面临的挑战

1. 在网络化的临床环境中确保软件的安全 无论单一医疗（internet technology）供应商提供的产品有多全面，总会有新的医疗 IT 功能技术出现（例如，运行在手持智能手机上的应用程序或作为 web 应用程序）。开发、实现、修补和更新的整个过程应是无误的。目前，医疗 IT 行业还没有为孤立的、自包含的系统开发出故障安全软件设计、开发或测试方法，更不用说大规模互联系统了，这些系统将需要在 EHR、组织、社区和最终国家之间实现患者数据的无缝共享。

2. 开发主动的模型、方法和工具来进行风险评估 目前对风险的严重程度和可能性的估计通常是基于临床工作人员或专家的回顾性事件报告。在这类事件的数据中存在众所周知的偏差和漏报，使它们成为不可靠的频率估计基础。因此，需要新的、积极的、数据驱动的模型、方法和工具来评估这些事件的严重性和频率，使我们能够了解潜在的风险。此外，需要确保医疗保健组织和医疗保健 IT 制造商的员工"具备承担分配给他们的临床风险管理任务所需的知识、经验和能力"，将有助于优先发展补偿控制，以防止或至少减少这些错误发生的可能性。由于一些错误可以在电子病历等数字系统中自动检测出来，因此对于许多问题，更可靠的频率估计成为可能。

3. 实现一种明确的患者识别方法 患者最大的安全风险之一是在 ERH、组织、社区、国家内部和国家之间进行患者的精确匹配。一些国家采用了独特的患者标识符（例如爱尔兰、北欧国家、澳大利亚、新西兰和英国）。可能的选择包括：①还没有这样做的国家组织，分配唯一的编号，然后要求其使用；②在这些国家，一个唯一的编号在政治上是不可接受的，可利用一个或多个生物标识符（如指纹、手掌静脉、虹膜、视网膜扫描或 DNA）；③建立一套共同的识别特征和概率统计方法，将姓氏、名字、出生日期、性别、邮政编码和完整的街道地址等结合起来。

4. 开发和实施决策支持以提高安全性 目前基于计算机的临床决策支持系统主要依赖于对临床医生的"警告"和"提醒"，而这些经常被忽视。在某些情况下，计算机甚至推荐一些临床医生不推荐遵循的东西，从而导致另一种错误。由于对计算机中不完整临床知识的依赖，以及对具体临床背景和临床医生思维过程的不完整理解，计算机临床决策系统在准确和及时获取患者数据方面存在局限性，发出的警报往往与临床无关。以上的问题都需

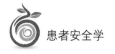

要探索。

5.确定并实现安全管理 IT 系统转换的实践　从开始的系统实现，从内部开发的 EHR 到商用现货 EHR 的转换，或者从一个商用 EHR 到另一个商用 EHR 的转换，甚至是现有 EHR 的重大升级，都会引入安全风险。管理不同类型的系统转换［包括部分实现（混合记录系统）、记录迁移、软件更新和停机时间］的最佳实践是什么？应进行何种异常检测？处理和回应用户报告的问题的角色是什么？当大多数医疗保健系统完全依赖其医疗 IT 系统，而新一代员工从未在没有医疗 IT 的情况下工作时，员工如何处理好 IT 系统意外停机预案？我们从几十年的保健服务研究中了解到，即使准则和最佳做法是明确和现成的，执行它们本身仍然是一项重大挑战。

6.建立文化和法律框架 / 安全港，允许共享关于危险和不良事件的信息　绝大多数与 EHR 相关的患者安全担忧，广义定义为"患者发生的不良事件，未发生的近距离漏失，或增加安全事件可能性的不安全条件"，都没有被识别，更不用说报道。如果收集足够的数据来识别常见的故障模式并估计将来发生类似事件的可能性，这种情况就必须改变。我们建议建立一个强制性的、无过失的、国家或国际卫生 IT 报告系统，在专业人员或专家的帮助下收集和调查严重的患者安全问题。此外，必须开始探索方法，汇集现有的注册信息如设备故障和危险、病历审查、用户投诉、法医调查等，来帮助我们深刻了解医疗保健问题的性质、原因、后果、结果。我们已经看到了分析患者安全事件报告的大型数据库以识别健康 IT 安全风险的优点。

7.为患者开发模型和方法　随着医疗产品使用，消费者及其护理人员开始在管理其健康信息方面发挥更大的作用，他们在检测、减少与 IT 相关的错误方面发挥了什么作用？例如，患者可以向临床医生报告诊断错误，或者遇到的医嘱错误。在活动跟踪和个人 / 共享健康记录出现的情况下，他们是否会被期望扮演不同的角色，并为自己的医疗保健承担更多责任？取得进展记录和其他临床数据带来了一种新的透明度，并将需要一种文化上的转变，而这种转变本身就是要克服的一个实质性的"非技术"障碍。

信息化技术革新的步伐很快，也正在改变着我们的生活方式。随着医院信息化建设的不断推进，医护人员和患者的交流模式也在发生着变化，信息化已经不仅仅是为了提高医疗效率和保障医疗质量，更是在给患者提供又好又安全的客户体验。

 思考题

1.患者安全国内外研究现状如何？

2.患者安全文化的经验与启示有哪些？

参考文献

1.郭宏晶，张岚.国外患者安全屏障系统研究进展及对我国的启示.护理管理杂志，2010，10（5）：340-342.

2.韩鹏，陈英耀.国外患者安全研究新进展及对我国的启示.中国卫生质量管理，2007，（3）：84-86.

3.舒琴，陈东风，班博，等.国内外患者安全文化测评及安全文化构建策略分析.中国医院，2015，19（4）：43-45.

4.哈维超，顾民.香港患者安全管理模式文化的启示与思考.南京医科大学学报（社会科学版），2014，

14（2）：143-146.

5. 吴晓艳，陶蓉.我国台湾地区医院质量管理的借鉴与思考.中国医院，2018，22（3）：42-43.

6. 曾文，黄富意.澳门临床护士对患者安全的态度与行为的相关性分析.护理管理杂志，2014，14（5）：317-319.

7. 刘玉娥，张平，邓爱辉.患者安全文化及其不良事件报告研究进展.当代护士（专科版），2011，（2）：12-14.

8. 李威，孙同波，张雪，等.美国患者安全文化研究及其对我国的启示.中国医学伦理学，2017，30（12）：1492-1495.

9. 陈方蕾，周立.美国、英国、加拿大、新西兰患者安全管理经验及其对我国的启示.护理研究，2008，（2）：181-182.

10. 夏成凤，周山，马燕兰.国内患者安全文化的研究现状与进展.武警医学，2013，24（9）：817-819.

11. 王芳，方洁，孙琳，等.国内外患者安全文化研究进展.东南国防医药，2019，21（5）：501-506.

12. 陈晓华.患者安全防控信息化预警体系建设.江苏卫生事业管理，2021，32（10）：1284-1287.

13. 肖明朝.患者安全与信息化.重庆医学，2014，43（31）：4129-4130.

14. Sittig DF，Wright A，Coiera E，*et al*. Current challenges in health information technology-related patient safety. *Health Informatics J*，2020，26（1）：181-189.